中国心胸血管麻醉学会推荐读物

# 心脏麻醉学核心问题

## Core Topics in Cardiac Anaesthesia

### 第 3 版

中国心胸血管麻醉学会推荐读物

# 心脏麻醉学核心问题

## Core Topics in Cardiac Anaesthesia

## 第 3 版

原　著　Joseph Arrowsmith
　　　　Andrew Roscoe
　　　　Jonathan Mackay

主　译　王　晟
　　　　卢家凯

北京大学医学出版社

XINZANG MAZUIXUE HEXIN WENTI（DI 3 BAN）

图书在版编目（CIP）数据

心脏麻醉学核心问题：第 3 版 /（英）约瑟夫·阿罗史密斯（Joseph Arrowsmith），（新加坡）安德鲁·罗斯科（Andrew Roscoe），（英）乔纳森·麦凯（Jonathan Mackay）原著；王晟，卢家凯主译. —北京：北京大学医学出版社，2024.1
书名原文：Core Topics in Cardiac Anaesthesia，third edition
ISBN 978-7-5659-3009-6

Ⅰ. ①心… Ⅱ. ①约… ②安… ③乔… ④王… ⑤卢 Ⅲ. ①心脏外科手术 - 麻醉学 - 问题解答 Ⅳ. ① R654.2-44 ② R614-44

中国国家版本馆 CIP 数据核字（2023）第 192907 号

**心脏麻醉学核心问题（第 3 版）**

主　译：王　晟　卢家凯

出版发行：北京大学医学出版社

地　　址：（100191）北京市海淀区学院路 38 号　北京大学医学部院内

电　　话：发行部 010-82802230；图书邮购 010-82802495

网　　址：http://www.pumpress.com.cn

E - m a i l：booksale@bjmu.edu.cn

印　　刷：北京金康利印刷有限公司

经　　销：新华书店

责任编辑：袁朝阳　何渼波　　责任校对：靳新强　　责任印制：李　啸

开　　本：889 mm×1194 mm　1/16　印张：16.25　字数：510 千字

版　　次：2024 年 1 月第 1 版　2024 年 1 月第 1 次印刷

书　　号：ISBN 978-7-5659-3009-6

定　　价：180.00 元

版权所有，违者必究

（凡属质量问题请与本社发行部联系退换）

献给 J-P

# 译校者名单

**主　译**　王　晟（首都医科大学附属北京安贞医院）

　　　　　卢家凯（首都医科大学附属北京安贞医院）

**审校者**（按姓名汉语拼音排序）

　　　　　敖虎山（中国医学科学院阜外医院）

　　　　　程卫平（首都医科大学附属北京安贞医院）

　　　　　郭克芳（复旦大学附属中山医院）

　　　　　王　锷（中南大学附属湘雅医院）

　　　　　吴安石（首都医科大学附属北京朝阳医院）

　　　　　薛富善（首都医科大学附属北京友谊医院）

　　　　　晏馥霞（中国医学科学院阜外医院）

　　　　　于　晖（北京医院）

　　　　　张马忠（上海交通大学医学院附属上海儿童医学中心）

　　　　　朱　涛（四川大学华西医院）

**译　者**（按姓名汉语拼音排序）

　　　　　白　洁（上海交通大学医学院附属上海儿童医学中心）

　　　　　曹忠明（广东省人民医院）

　　　　　程　贻（首都医科大学附属北京友谊医院）

　　　　　丁　洁（中国医学科学院阜外医院）

　　　　　董秀华（首都医科大学附属北京安贞医院）

　　　　　段雪飞（广东省人民医院）

　　　　　郭镜飞（中国医学科学院阜外医院）

　　　　　何　裔（四川大学华西医院）

　　　　　胡　艳（复旦大学附属中山医院）

　　　　　金　沐（首都医科大学附属北京友谊医院）

　　　　　康　娜（首都医科大学附属北京朝阳医院）

　　　　　李雪杰（四川大学华西医院）

李轶楠（中国医学科学院阜外医院）

李于鑫（复旦大学附属中山医院）

林多茂（首都医科大学附属北京安贞医院）

林培荣（首都医科大学附属北京安贞医院）

凌晓敏（复旦大学附属中山医院）

卢桉宜（广东省中医院）

鲁　超（广东省人民医院）

潘韫丹（中南大学附属湘雅医院）

彭　玲（四川大学华西医院）

任　云（复旦大学附属中山医院）

孙　瑛（上海交通大学医学院附属上海儿童医学中心）

王佳琬（首都医科大学附属北京朝阳医院）

韦锦锋（广东省人民医院）

魏昌伟（首都医科大学附属北京朝阳医院）

吴启超（复旦大学附属中山医院）

徐金东（广东省人民医院）

许芳婷（中南大学附属湘雅医院）

张　重（中南大学附属湘雅医院）

张登文（广东省人民医院）

赵硕芳（广东省人民医院）

朱　琛（首都医科大学附属北京友谊医院）

策　划　赵　楠

统　筹　黄大海

# 主译简介

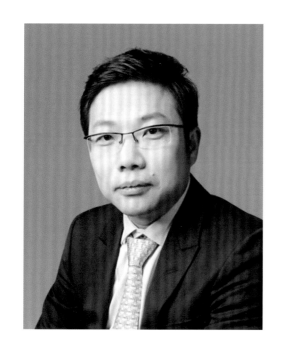

　　**王晟**，医学博士，主任医师，教授，博士生导师，首都医科大学附属北京安贞医院麻醉中心党支部书记，行政主任。第十届国家卫生健康突出贡献中青年专家。担任亚洲心胸血管麻醉学会理事，第一、二届中国心胸血管麻醉学会副会长兼第三届心血管麻醉分会主任委员，中华医学会麻醉学分会第十三届青年委员会副主任委员、第十四届心胸麻醉学组副组长，国家心血管病中心专家委员会麻醉专业委员会副主任委员，中国中西医结合学会麻醉专业委员会常务委员。承担国家级、省部级课题十余项，发表论文 80 余篇，主编主译多部麻醉专业书籍。

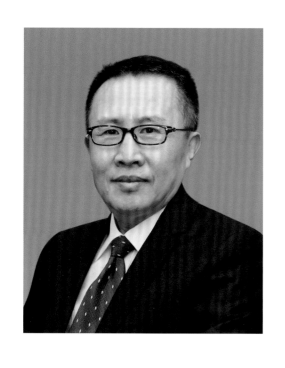

　　**卢家凯**，医学博士，主任医师，教授，博士生导师。担任国家心脏病中心专家委员会麻醉专业委员会委员，中国中西医结合学会围手术期专业委员会委员，中国心胸血管麻醉学会心血管麻醉分会副主任委员，北京中西医结合学会麻醉与镇痛专业委员会副主任委员，中国研究型医院学会孕产期母儿心脏病专业委员会高级顾问，首都医科大学麻醉学系系务委员会委员，亚洲心脏瓣膜病学部中国分部委员、中国分部心脏瓣膜病介入治疗技术学术委员会常务委员，北京市产科质量控制专家组成员，北京市朝阳区卫生健康委员会第六届妇幼保健技术专家团队麻醉组副组长。曾任北京医学会麻醉学分会第六、十、十一届委员会委员，第十二届委员会资深委员，首届心胸麻醉学组组长。

# 译者前言

《心脏麻醉学核心问题》（第3版）是心脏麻醉学领域目前较少见的实用参考书。本书内容相对简洁，但几乎涵盖了麻醉医师临床实践中关注的各个方面，包括临床实践基础要素和领域最新发展，适用于有一定心脏麻醉学基础的专业人员，可作为临床实践的专业参考书。在编写形式上，本书应用了较多的图、表和文本框，将复杂内容进行了简化处理，内容全面，表述简洁，便于读者阅读和学习。

本书的校者和译者均在相关领域有着丰富的临床麻醉经验，并对学科进展有较多认知，这些对于准确翻译、呈现专业内容并体现原著的编写风格至关重要。

感谢审校和翻译的所有专家。感谢北京大学医学出版社的大力支持。

虽然校者和译者已尽心竭力，但本书难免有不完善之处，请各位读者不吝指正。

# 原著者名单

**Yasir Abu-Omar**
Consultant Surgeon
Royal Papworth Hospital
Cambridge, UK

**S. K. Bobby Agarwal**
Consultant Radiologist
Royal Papworth Hospital
Cambridge, UK

**Seema Agarwal**
Consultant Anaesthetist
Manchester University NHS
Foundation Trust
Manchester, UK

**Simon Anderson**
Senior Clinical Perfusion Scientist
Cambridge Perfusion Services
Cambridge, UK

**Joseph E. Arrowsmith**
Consultant Anaesthetist
Royal Papworth Hospital
Cambridge, UK

**Catherine M. Ashes**
Consultant Anaesthetist
St Vincent's Hospital
Sydney, NSW, Australia

**Alan D. Ashworth**
Consultant Anaesthetist
Manchester University NHS Foundation Trust
Manchester, UK

**Amir Awwad**
Fellow in Radiology
Royal Papworth Hospital
Cambridge, UK

**Craig R. Bailey**
Consultant Anaesthetist
Guys & St Thomas' Hospitals
London, UK

**David J. Barron**
Head, Division of Cardiovascular Surgery
The Hospital for Sick Children
Toronto, Canada

**Martin W. Besser**
Consultant Haematologist
Royal Papworth & Addenbrookes Hospitals
Cambridge, UK

**Paolo Bosco**
Consultant Surgeon
Guy's and St Thomas' Hospital
London, UK

**Jonathan Brand**
Consultant Anaesthetist & Intensivist
James Cook University Hospital
Middlesbrough, UK

**Christiana Burt**
Consultant Anaesthetist
Royal Papworth Hospital
Cambridge, UK

**Jane V. Cassidy**
Consultant Paediatric Intensivist
Birmingham Children's Hospital
Birmingham, UK

**Pedro Catarino**
Consultant Surgeon
Royal Papworth Hospital
Cambridge, UK

**Simon Colah**
Senior Clinical Perfusion Scientist
Cambridge Perfusion Services
Cambridge, UK

**Timothy Coulson**
Senior Lecturer
The Alfred Hospital
Melbourne, VIC, Australia

**David J. Daly**
Consultant Anaesthetist
The Alfred Hospital
Melbourne, VIC, Australia

**Cameron G. Densem**
Consultant Cardiologist
Royal Papworth Hospital
Cambridge, UK

**Florian Falter**
Consultant Anaesthetist
Royal Papworth Hospital
Cambridge, UK

**Jens Fassl**
Professor and Chair
Department of Cardiac Anesthesiology
Heart Center Dresden – University Hospital
Technical University of Dresden
Germany

**Andrew I. Gardner**
Consultant Anaesthetist
Sir Charles Gairdner Hospital
Perth, WA, Australia

**Ben Gibbison**
Consultant Anaesthetist
University Hospitals Bristol
Senior Lecturer, University of Bristol
Bristol, UK

**Brian D. Gregson**
Clinical Lecturer in Anaesthesia
University of British Columbia
Vancouver, BC, Canada

**Hilary P. Grocott**
Professor of Anesthesia & Surgery
Department of Anesthesiology,
Perioperative & Pain Medicine
University of Manitoba
Winnipeg, MB, Canada

**Charles W. Hogue**
Associate Professor of Anesthesiology
& Critical Care Medicine
The Johns Hopkins Hospital
Baltimore, MD, USA

**Joanne Irons**
Consultant Anaesthetist
Royal Prince Alfred Hospital
Clinical Senior Lecturer
University of Sydney School of Medicine
Sydney, NSW, Australia

**Siân I. Jaggar**
Consultant Anaesthetist
Royal Brompton Hospital
London, UK

**Andrew A. Klein**
Consultant Anaesthetist
Macintosh Professor of Anaesthesia
Royal Papworth Hospital
Cambridge, UK

**Andrew C. Knowles**
Consultant Anaesthetist
Lancashire Cardiac Centre
Blackpool, UK

**Savio J. M. Law**
Consultant Anaesthetist & Intensivist
James Cook University Hospital
Middlesbrough, UK

**Helen C. Laycock**
Clinical Lecturer in Pain Medicine
Imperial College London
London, UK

**Trevor W. R. Lee**
Associate Professor
Department of Anesthesia & Perioperative Medicine
Max Rady College of Medicine
Rady Faculty of Health Sciences
University of Manitoba
Winnipeg, MB, Canada

**Nicholas J. Lees**
Consultant Anaesthetist
Harefield Hospital
Middlesex, UK

**Jonathan H. Mackay**
Consultant Anaesthetist
Royal Papworth Hospital
Cambridge, UK

**Jonathan B. Mark**
Professor of Anesthesiology
Duke University Medical Center
Veterans Affairs Medical Center
Durham, NC, USA

**Hannah McCormick**
Specialty Registrar in Microbiology
Royal Victoria Hospital
Belfast, UK

**Massimiliano Meineri**
Deputy Director
Department of Anaesthesia
Leipzig Heart Center
Leipzig, Germany

**Berend Mets**
Eric A. Walker Professor and Chair
Department of Anesthesiology
Penn State College of Medicine
Penn State Milton S. Hershey Medical Center
Hershey, PA, USA

**Lachlan F. Miles**
Consultant Anaesthetist
Austin Hospital
Melboune, VIC, Australia

**Kevin P. Morris**
Consultant Paediatric Intensivist
Birmingham Children's Hospital
Birmingham, UK

**Samer A. M. Nashef**
Consultant Surgeon
Royal Papworth Hospital
Cambridge, UK

**Choo Y. Ng**
Consultant Surgeon
Royal Papworth Hospital
Cambridge, UK

**Aravinda Page**
Specialty Registrar in Surgery
Royal Papworth Hospital
Cambridge, UK

**Barbora Parizkova**
Consultant Anaesthetist
Royal Papworth Hospital
Cambridge, UK

**Andrew Roscoe**
Consultant Anaesthetist
National Heart Centre
Singapore General Hospital

**Sarah E. Round**
Consultant Anaesthetist
James Cook University Hospital
Middlesbrough, UK

**Paul H. M. Sadleir**
Consultant Anaesthetist
Sir Charles Gairdner Hospital
Senior Lecturer, University of Western Australia
Perth, WA, Australia

**Kiran M. P. Salaunkey**
Consultant Anaesthetist
Royal Papworth Hospital
Cambridge, UK

**Jon H. Smith**
Consultant Anaesthetist
Freeman Hospital
Newcastle upon Tyne, UK

**Arturo Suarez**
Anesthesiology Fellow
Duke University Medical Center
Durham, NC, USA

**Justiaan Swanevelder**
Professor and Head
Department of Anaesthesia
and Perioperative Medicine
University of Cape Town
Groote Schuur Hospital
Cape Town, South Africa

**Will Tosh**
Locum Consultant Anaesthetist
University Hospital Birmingham
Birmingham, UK

**Judith A. Troughton**
Consultant Microbiologist
Royal Victoria Hospital
Belfast, UK

**Lenore F. van der Merwe**
Consultant Anaesthetist
Prince Charles Hospital
Brisbane, QLD, Australia

**Isabeau A. Walker**
Consultant Anaesthetist
Great Ormond Street Hospital
London, UK

**Francis C. Wells**
Consultant Cardiothoracic Surgeon
Royal Papworth Hospital
Cambridge, UK

**Davina D. L. Wong**
Consultant Anaesthetist
Guys & St Thomas' Hospitals
London, UK

# 原著第 1 版书评

"这本书的作者为自己设定了明确的目标，并在很大程度上实现了这些目标。虽然这本书试图不包罗万象，也不是这一新兴领域所需的唯一参考书，但它涵盖了所有心脏麻醉及相关领域的内容，通过阅读本书可以为提高临床实践能力打下坚实基础。"

"本书包含缩略词表……使内容更加清晰，也对流畅的阅读有利。"

"少量章节内容虽有重复，但每章节均涵盖了该领域所涉及的核心内容，这也是其他类似专著鲜有的特点。"

"本书考虑全面，写作质量较高。"

Jonathan J Ross，Sheffield，UK

British Journal of Anaesthesia 2005；94（6）：868

"这本书使用了大量表格和图片，使其能被用作一个有效的教学工具。"

"在药理学章节中，对心脏手术中的用药进行了精炼的汇总。"

"……关于心脏病的症状和体征一章的内容是本人见过的相关内容最好的一章。"

"对心脏麻醉培训来说，这是一本非常不错的入门教科书。"

"……这本书有可能成为住院医师和专科医师的权威查阅工具。"

Pablo Motta MD，Cleveland Clinic Foundation，USA

Anesthesia & Analgesia 2006；102（2）：657

"……这本书包含较多图片、照片和临床追踪结果，有利于不同水平人员加深对内容的理解……适合用作教学工具书。"

"……一本少见的不含机构偏好和个人理念的专著。"

"……我建议感兴趣的读者节省时间和金钱，优先阅读本书，直到对本书的内容融会贯通。"

J Cousins，London，UK

Perfusion 2006；21（3）：193

# 原著第 3 版前言

用本书一位著者（Sam Nashef）的话说："没有什么比作为一名心脏麻醉医师更棒的职业体验了。"然而，最新发表的证据提示，心脏麻醉医师的医疗行为的一致化程度要高于心外科医师。这或许是目前各地广泛推行的心脏麻醉培训及标准临床实践同质化的结果。

本书第 2 版的覆盖面大于第 1 版，这是目前许多教科书的共同特点，我们总希望描述得更详尽，涵盖的领域更多。在第 3 版中，我们试图删减阅读量较少的章节，还原编著本书的初衷——小型化、精准化、便于亚专科医师在最初 6 个月培训时使用的参考书。

我们热烈欢迎经食管超声心动图（TOE）领域的国际权威专家 Andy Roscoe 担任本书的主编之一。

在第 3 版中，我们增加了自第 2 版出版以来在专业领域发生变化的内容，如体外膜氧合（ECMO）的大规模发展（某些医疗中心的实践经验尚不足）、在导管室和复合手术室进行的各种心内科手术数量的增长，以及抑肽酶暂时性恢复临床使用。

在一些比较大的心脏外科医疗中心，随着重症监护专业已成为专科，心胸麻醉逐渐从重症监护专业中分离出来。本书的姐妹篇《心胸重症监护核心问题（第 2 版）》（*Core Topics in Cardiothoracic Critical Care*，*Second Edition*）中有相关内容的详细介绍，该书也被引用为本书的参考文献。

衷心感谢所有著者和剑桥大学出版社。

**Joe Arrowsmith**

**Jon Mackay**

# 原著第 1 版前言

编著本书的初衷是将其作为心脏麻醉和重症监护亚专科医师最初 3 ~ 6 个月培训的参考用书。我们经常收到请求，希望我们给培训人员推荐一部便于阅读的心脏麻醉教科书，本书的出版也是对他们的回应。

通过阅读一部 12 万字的专著不可能全面掌握心脏麻醉技术，但我们希望读者通过阅读本书能够为掌握心脏麻醉的核心技术打下牢固基础。

本书内容很大程度上参考了英国皇家麻醉医师学会的 CCTS 麻醉手册，心血管麻醉医师学会住院医师教育必修课程，以及英国、北美和澳大利亚麻醉医师考试的最新内容。我们对所有著者提出的要求是：内容要精准，全面涵盖心脏麻醉所需的病理生理学知识、基本科学原理和临床实践关键要素。

本书通过采用图表结合文字的形式，以利于学习和记忆。本书尽力避免重复的内容、大量的参考文献和机构偏好。

我们相信培训人员会根据实际情况，通过阅读内容更详尽的专著和上网检索相关文献综述，对相关问题进行更深入的学习和理解。

最后，我们也希望本书部分内容可以作为心胸麻醉重症监护、临床护理专业培训人员的考试参考用书。

**Jon Mackay**

**Joe Arrowsmith**

# 原著第 1 版序言

心脏麻醉学将许多不同的学科整合到统一的临床实践中，使其成为最复杂的麻醉亚专业之一。这门学科需要掌握病理学、生理学、药理学、内科学、心脏内科学、心脏外科学和重症监护学的相关知识。该专业具有不断扩展的属性，这对该领域从业人员和受训者都提出了相当大的挑战，本书正是为满足他们的需要而撰写的。

当今时代，大量信息已经可以通过现有书籍和网络获取，人们不禁质疑是否有必要再出版一本教科书。作为答案，本书著者（他们都在英国和美国工作）撰写了一本教科书（而不是一本"食谱"）来解决一个相对未被满足的需求——一个专门为特定人群提供的资源，而这些人代表了本专业的未来。本书著者来自不同的国家和机构，因此在很大程度上避免了国家和机构偏好。

如今的麻醉实习医师面临着吸收、理解和记忆几乎无穷无尽的信息——这是一项看似不可能完成的任务。那些成功完成这项任务的人总是那些能够自信地确定核心原则而不会被微小细节干扰的人。本书著者从未打算提供详尽的参考资料，因此读者可能需要查阅其他详细的参考资料。然而，这本书确实为读者提供了一套非常实用的框架，读者可以将未来需要获取的知识陆续添加到该框架中。本书的内容组织和呈现方式也有助于读者更快地看到"全局"，并领略到心脏麻醉学的微妙之处。

Hilary P. Grocott, MD, FRCPC
麻醉学副教授
Mark F. Newman, MD
Merel H. Harmel, MD
美国杜克大学麻醉学主席、教授

# 目　录

# 第八篇 其他方面

# 缩略词表

## A

2D，two-dimensional，二维

3D，three-dimensional，三维

A₂，aortic valve component of second heart sound，第二心音中的主动脉瓣成分

AAA，abdominal aortic aneurysm，腹主动脉瘤

AAGBI，Association of Anaesthetists of Great Britain and Ireland，大不列颠及爱尔兰麻醉学会

AATS，American Association for Thoracic Surgery，美国胸外科学会

ABG，arterial blood gas，动脉血气分析

ACA，anterior cerebral artery，大脑前动脉

ACC，American College of Cardiologists，美国心脏病学会

ACCF，American College of Cardiology Foundation，美国心脏病学院基金会

ACE，angiotensin converting enzyme，血管紧张素转换酶

ACHD，adult congenital heart disease，成人先天性心脏病

ACoA，anterior communicating (cerebral) artery，前交通动脉

ACP，American College of Physicians，美国医师协会

ACS，acute coronary syndrome (s)，急性冠脉综合征

ACT，activated clotting time，活化凝血时间

ADH，antidiuretic hormone，抗利尿激素

ADP，adenosine diphosphate，腺苷二磷酸

AE，air embolism，空气栓塞

AECC，American-European Consensus Conference，欧美共识会议

AEP，auditory evoked potential，听觉诱发电位

AF，atrial fibrillation，心房颤动

AHA，American Heart Association，美国心脏病协会

AKI，acute kidney injury，急性肾损伤

ALI，acute lung injury，急性肺损伤

ALS，advanced life support，高级生命支持

AMVL，anterior mitral valve leaflet，二尖瓣前叶

AP，action potential，动作电位

APTT，activated partial thromboplastin time，活化部分凝血活酶时间

AR，aortic regurgitation (incompetence)，主动脉瓣反流

ARDS，acute respiratory distress syndrome，急性呼吸窘迫综合征

ARF，acute renal failure，急性肾衰竭

ARVC，arrhythmogenic right ventricular cardiomyopathy，致心律失常性右室心肌病

AS，aortic stenosis，主动脉瓣狭窄

ASA，American Society of Anesthesiologists，美国麻醉学会

ASD，atrial septal defect，房间隔缺损

AT，antithrombin，抗凝血酶

ATP，adenosine triphosphate，腺苷三磷酸

AV，aortic valve，主动脉瓣

A-V，atrioventricular，房室的

AVA，aortic valve (orifice) area，主动脉瓣瓣口面积

AVR，aortic valve replacement，主动脉瓣替换术

AVSD，atrioventricular septal defect，房室间隔缺损

AXC，aortic cross-clamp，主动脉阻断

## B

BA，basilar artery，基底动脉

BAER，brainstem auditory evoked response，脑干听觉诱发反应

BAS，balloon atrial septostomy，球囊房间隔造口术

BCPS，bidirection cavopulmonary shunt，双向腔静脉肺动脉分流术

BIS，bispectral (index)，双频指数

BIVAD，biventricular assist device，双心室辅助装置

BP，blood pressure，血压

BPEG，British Pacing and Electrophysiology Group，英国心脏起搏及电生理学组织

bpm，beats (breaths) per minute，每分钟次数

B-T，Blalock-Taussig (shunt)，锁骨下动脉肺动脉吻合术

BTT，bridge to transplantation，移植过渡治疗

## C

CABG，coronary artery bypass graft，冠状动脉旁路移植术

CAD，coronary artery disease，冠心病

CAJ，cavo-atrial junction，上腔静脉与右心房连接处

CBF，cerebral blood flow，脑血流

CCS，Canadian Cardiovascular Society，加拿大心血管学会

CFD，colour-flow Doppler (sonography)，彩色多普勒

CHARGE，coloboma, heart, atresia, retardation, genital, ear，CHARGE 综合征

CHD，congenital heart disease，先天性心脏病

CI，cardiac index，心脏指数

CK-MB，creatinine kinase MB (isoenzyme)，肌酸激酶同工酶

CMR，cardiac magnetic resonance imaging，心脏磁共振成像

$CMRO_2$，cerebral metabolic rate（for oxygen），脑氧代谢率

CNS，central nervous system，中枢神经系统

CO，cardiac output，心输出量

CoA，coarctation of the aorta，主动脉缩窄

CP，cavopulmonary（shunt），腔肺（分流术）

CPAP，continuous positive airway pressure，持续气道正压通气

CPB，cardiopulmonary bypass，体外循环

CPR，cardiopulmonary resuscitation，心肺复苏

CRA，chronic refractory angina，慢性难治性心绞痛

CRT，cardiac resynchronization therapy，心脏再同步化治疗

CSF，cerebrospinal fluid，脑脊液

CT，computed tomogram/tomography，计算机断层扫描图

CTA，CT angiography，CT 血管造影

CTEPH，chronic thromboembolic pulmonary hypertension，慢性血栓栓塞性肺动脉高压

CVA，cerebrovascular accident，脑血管意外

CVP，central venous pressure，中心静脉压

CVVHF，continuous veno-venous hemofiltration，连续性静脉 - 静脉血液滤过

CWD，continuous-wave Doppler（sonography），连续波多普勒

CXR，chest X-ray/radiograph，胸部 X 线

## D

DA，ductus arteriosus，动脉导管

DASI，Duke Activity Status Index，杜克活动状态指数

DBD，donation after brain death，脑死亡供体捐献

DC，direct current，直流电

DCCV，direct current cardioversion，直流电转复

DCD，donation after circulatory-determined death，心死亡供体捐献

DCM，dilated cardiomyopathy，扩张型心肌病

DDAVP，desmopressin（1-desamino-8-d-arginine vasopressin），去氨加压素

DFT，defibrillation（energy）threshold，除颤（能量）阈值

DHCA，deep hypothermic circulatory arrest，深低温停循环

DH，dorsal horn，背角

DI，dimensionless index，无量纲指数

DIC，disseminated intravascular coagulation，弥散性血管内凝血

DM，diabetes mellitus，糖尿病

DNA，deoxyribonucleic acid，脱氧核糖核酸

DNAR，do not attempt resuscitation，不尝试复苏

$DO_2$，oxygen delivery，氧运输

DOA，depth of anaesthesia，麻醉深度

DOAC，direct-acting oral anticoagulant，直接口服抗凝药

DSCT，dual-source CT，双源 CT

DVT，deep vein thrombosis，深静脉血栓

## E

EBCT，electron-beam CT，电子束 CT

ECC，extracorporeal circulation，体外循环

ECG，electrocardiograph，心电图

ECLS，extracorporeal life support，体外生命支持

ECMO，extracorporeal membrane oxygenation，体外膜氧合

EDM，early diastolic murmur，舒张早期杂音

EDV，end-diastolic volume，舒张末容量

EECG，exercise ECG，运动心电图

EEG，electroencephalograph，脑电图

EMI，electromagnetic interference，电磁干扰

ESC，European Society of Cardiology，欧洲心脏病学会

ESPVR，end-systolic pressure-volume relationship，收缩末期压力 - 容积关系

ET，endothelin，内皮素

EuroSCORE，European System for Cardiac Operative Risk Evaluation，欧洲心脏手术风险评估系统

## F

FAC，fractional area change，面积变化分数

FBC，full blood count，全血细胞计数

FDA，Food and Drug Administration（USA），美国食品药品监督管理局

FDG，fluorodeoxyglucose，氟代脱氧葡萄糖

FDPs，fibrin（ogen）degradation products，纤维蛋白降解产物

FFP，fresh-frozen plasma，新鲜冰冻血浆

FFR，fractional flow reserve，血流储备分数

$FiO_2$，fraction of inspired oxygen，吸入氧浓度

FS，fractional shortening，缩短分数

## G

Gd-DTPA，gadolinium diethylene triamine pentaacetic acid，钆二乙烯三胺五乙酸

GFR，glomerular filtration rate，肾小球滤过率

## H

Hb，haemoglobin，血红蛋白

Hb-SS，haemoglobin-SS（homozygous sickle），纯合子镰刀型细胞贫血症

HFSA，Heart Failure Society of America，美国心衰学会

5-HIAA，5-hydroxyindoleacetic acid，5- 羟基吲哚乙酸

HIT，heparin-induced thrombocytopenia，肝素诱导性血小板减少症

HITTS，heparin-induced thrombotic thrombocytopenic syndrome，肝素诱导血栓性血小板减少综合征

HLHS，hypoplastic left heart syndrome，左心发育不良综合征

HOCM，hypertrophic obstructive cardiomyopathy，肥厚型梗阻

性心肌病

HR，heart rate，心率

## I

IABP，intra-aortic balloon pump，主动脉内球囊反搏

ICA，internal carotid artery，颅内动脉

ICD，implantable cardiodefibrillator，植入式心脏复律除颤器

ICM，implantable cardiac monitoring，植入式心脏监护

ICU，intensive care unit，重症监护室

Ig，immunoglobulin，免疫球蛋白

IHD，ischaemic heart disease，缺血性心脏病

IJV，internal jugular vein，颈内静脉

IMA，internal mammary artery，乳内动脉

INR，international normalized ratio，国际标准化比值

INTERMACS，Interagency Registry for Mechanically assisted Circulatory Support，机械辅助循环支持注册机构

IPC，ischaemic preconditioning，缺血预处理

IPPV，intermittent positive-pressure ventilation，间歇正压通气

IRI，ischaemia reperfusion injury，缺血再灌注损伤

ITP，intrathecal pressure，鞘内压

IV，intravenous，静脉的

IVC，inferior vena cava，下腔静脉

IVS，interventricular septum，室间隔

IVUS，intravascular ultrasound，血管内超声

## J

JET，junctional ectopic tachycardia，交界区异位性心动过速

## L

LA，left atrium/atrial，左心房

LAA，left atrial appendage，左心房附属物

LAD，left anterior descending (coronary artery)，左前降支（冠状动脉）

LAP，left atrial pressure，左房压

LAX，long axis，长轴

LBBB，left bundle branch block，左束支传导阻滞

LCOS，low cardiac output state，低心排状态

LDM，late diastolic murmur，舒张末杂音

LHB，left heart bypass，左心转流

LHC，left heart catheterization，左心导管

LIMA，left internal mammary artery，左乳内动脉

LLSE，left lower sternal edge，胸骨下端左缘

LMS，left main stem (coronary artery)，左主干（冠状动脉）

LMWH，low-molecular-weight heparin，低分子肝素

LPA，left pulmonary artery，左肺动脉

LSM，late systolic murmur，收缩晚期杂音

LSV，long saphenous vein，大隐静脉

LUSE，left upper sternal edge，胸骨上端左缘

LV，left ventricle/ventricular，左心室

LVAD，left ventricular assist device，左室辅助装置

LVEDP，left ventricular end-diastolic pressure，左室舒张末压

LVEDV，left ventricular end-diastolic volume，左室舒张末容积

LVEF，left ventricular ejection fraction，左室射血分数

LVESV，left ventricular end-systolic volume，左室收缩末容积

LVID，left ventricular internal diameter，左室内径

LVH，left ventricular hypertrophy，左室肥厚

LVOT，left ventricular outflow tract，左室流出道

## M

MAC，minimal alveolar concentration，最低肺泡有效浓度

MAO，monoamine oxidase，单胺氧化酶

MAP，mean arterial pressure，平均动脉压

MAPCAs，major aorta pulmonary collateral arteries，大的体肺动脉侧支血管

MCA，middle cerebral artery，大脑中动脉

MCS，mechanical circulatory support，机械循环支持

MDCT，multidetector row CT，多排螺旋 CT

MDM，mid diastolic murmur，舒张中期杂音

ME，mid-oesophageal，食管中段

MEP，motor evoked potential，运动诱发电位

MI，myocardial infarction，心肌梗死

MICS，minimally invasive cardiac surgery，微创心脏外科手术

MIDCAB，minimally invasive direct coronary artery bypass，微创直视冠状动脉旁路移植术

MPA，main pulmonary artery，主肺动脉

mPAP，mean pulmonary artery pressure，平均肺动脉压

MR，mitral regurgitation (incompetence)，二尖瓣反流

MRA，magnetic resonance angiography，磁共振血管成像

MRI，magnetic resonance imaging，磁共振成像

MRSA，meticillin-resistant Staphylococcus Aureus，耐甲氧西林金黄色葡萄球菌

MS，mitral stenosis，二尖瓣狭窄

MSM，mid systolic murmur，收缩中期杂音

MV，mitral valve，二尖瓣

MVR，mitral valve replacement，二尖瓣替换术

MW，molecular weight，分子量

## N

$N_2O$，nitrous oxide，氧化亚氮

NASPE，North American Society of Pacing and electrophysiology，北美心脏起搏及电生理学会

NCC，non-compaction cardiomyopathy，致密化不全心肌病

NEC，necrotizing enterocolitis，坏死性小肠结肠炎

NG，nasogastric，鼻胃的

NIBP，non-invasive blood pressure，无创血压

NICE，National Institute for Health and Care excellence，英国国家卫生与临床优化研究所

NIRS，near-infrared spectroscopy，近红外光谱仪

NMDA，N-methyl-D-aspartate，N-甲基-D-门冬氨酸

NO，nitric oxide，一氧化氮

NPV，negative predictive value，阴性预测值

NSAID，non-steroidal anti-inflammatory drug，非甾体抗炎药

NSR，normal sinus rhythm，正常窦性心律

NSTEMI，non-ST-elevation myocardial infarction，非 ST 段抬高型心肌梗死

NYHA，New York Heart Association，纽约心脏病协会

## O

OPCAB，off-pump coronary artery bypass，非体外循环冠状动脉旁路移植术

OS，opening snap，开瓣音

## P

$P_2$，pulmonary valve component of second heart sound，第二心音的肺动脉瓣成分

PA，pulmonary artery，肺动脉

$PaCO_2$，arterial partial pressure of carbon dioxide，动脉血二氧化碳分压

$PaO_2$，arterial partial pressure of oxygen，动脉血氧分压

PAD，pulmonary artery diastolic，肺动脉舒张的

PAFC，pulmonary artery floatation catheter，肺动脉漂浮导管

PAP，pulmonary artery pressure，肺动脉压

PAWP，pulmonary artery wedge pressure，肺动脉楔压

PBF，pulmonary blood flow，肺血流量

PBMV，percutaneous balloon mitral valvotomy，经皮球囊二尖瓣扩张术

PCA，posterior cerebral artery，大脑后动脉

PCC，prothrombin complex concentrate，凝血酶原复合物浓缩物

PCI，percutaneous coronary intervention，经皮冠状动脉介入治疗

PCoA，posterior communicating (cerebral) artery，后交通动脉

PD，peritoneal dialysis，腹膜透析

PDA，patent ductus arteriosus，动脉导管未闭

PDE，phosphodiesterase，磷酸二酯酶

PE，pulmonary embolus/pulmonary embolism，肺栓子/肺栓塞

PEA，pulseless electrical activity，无脉电活动

PEEP，positive end-expiratory pressure，呼气末正压通气

PET，positron emission tomography，正电子发射断层显像

PF4，platelet factor 4，血小板 4 因子

PFO，patent foramen ovale，卵圆孔未闭

$PGE_2$，prostaglandin $E_2$，前列腺素 $E_2$

$PGI_2$，prostaglandin $I_2$/prostacyclin/epoprostenol，前列腺素 $I_2$/前列腺环素/依前列醇

PH-T，pressure half-time，压差减半时间

PHT，pulmonary hypertension，肺动脉高压

PISA，proximal isovelocity surface area，近端等速表面积

PO，per os (by mouth)，口服给药

PPB，plasma protein binding，血浆蛋白结合

ppm，parts per million，百万分率

PPM，permanent pacemaker，永久起搏器

PPV，positive predictive value，阳性预测值

PR，pulmonary regurgitation (incompetence)，肺动脉瓣反流

PS，pulmonary stenosis，肺动脉瓣狭窄

PSM，pan systolic murmur，全收缩期杂音

PSV，pressure-support ventilation，压力支持通气

PT，prothrombin time，凝血酶原时间

PTE，pulmonary thromboendarterectomy，肺动脉血栓内膜剥脱术

PV，pulmonary valve，肺动脉瓣

PVC，polyvinyl chloride，聚氯乙烯

PVL，paravalvular leak，瓣周漏

PVR，pulmonary vascular resistance，肺血管阻力

PWD，pulsed-wave Doppler (sonography)，脉冲多普勒

## Q

QP，pulmonary flow，肺血流

QS，systemic flow，全身血流

## R

RA，right atrium/atrial，右心房

RBBB，right bundle branch block，右束支传导阻滞

RBC，red blood cell，红细胞

RCA，right coronary artery，右冠状动脉

RCP，retrograde cerebral perfusion，逆行脑灌注

REMATCH，Randomized Evaluation of Mechanical Assistance for the Treatment of Congestive Heart Failure，随机机械评估充血性心力衰竭的辅助治疗

RHC，right heart catheterization，右心导管

RNA，ribonucleic acid，核糖核酸

RPA，right pulmonary artery，右肺动脉

rpm，revolutions per minute，每分钟转速

RR，respiratory rate，呼吸次数

RRT，renal replacement therapy，肾脏替代治疗

$rSO_2$，regional cerebral oxygen saturation，局部脑氧饱和

RV，right ventricle/ventricular，右心室

RVAD，right ventricular assist device，右室辅助装置

RVEDA，right ventricular end-diastolic area，右室舒张末面积

RVEDP，right ventricular end-diastolic pressure，右室舒张末压力

RVEF，right ventricular ejection fraction，右室射血分数

RVESA，right ventricular end-systolic area，右室收缩末面积

RVFAC，right ventricular fractional area change，右室面积变

化分数

RVH，right ventricular hypertrophy，右心室肥厚

RVOT，right ventricular outflow tract，右室流出道

RWMA，regional wall motion abnormality，局部室壁运动异常

## S

$S_1$，first heart sound，第一心音

$S_2$，second heart sound，第二心音

$S_3$，third heart sound，第三心音

$S_4$，fourth heart sound，第四心音

SACP，selective antegrade cerebral perfusion，选择性顺行脑灌注

SAM，systolic anterior motion（of the anterior mitral valve leaflet），收缩期前向运动（二尖瓣前叶）

$SaO_2$，arterial oxygen saturation，动脉血氧饱和度

SAVR，surgical aortic valve replacement，外科主动脉瓣替换

SAX，short axis surgical AV replacement（SAVR），主动脉瓣替换短轴切面

SCA，Society of Cardiovascular Anesthesiologists，心血管麻醉医师协会

SIMV，synchronized intermittent mandatory ventilation，同步间歇指令通气

SIRS，systemic inflammatory response syndrome，全身炎症反应综合征

$SjvO_2$，jugular venous oxygen saturation，颈静脉血氧饱和度

SPECT，single photon emission computed tomography，单光子发射计算机断层显像

SSEP，somatosensory evoked potential，体感诱发电位

SSFP，steady-state free-precession，稳态自由运动

SSI，surgical site infection，手术部位感染

STEMI，ST-elevation myocardial infarction，ST 段抬高型心肌梗死

STS，Society of Thoracic Surgeons，胸外科医师学会

SV，stroke volume，每搏输出量

SVC，superior vena cava，上腔静脉

$SvO_2$，mixed venous oxygen saturation，混合静脉血氧饱和度

SVR，systemic vascular resistance，体循环血管阻力

SVT，supraventricular tachycardia，室上性心动过速

## T

$T_3$，triiodothyronine，三碘甲腺原氨酸

$T_4$，thyroxine，甲状腺素

TAPSE，tricuspid annular plane systolic excursion，三尖瓣环平面收缩期位移

TAPVD，total anomalous pulmonary venous drainage，完全性肺静脉异位引流

TAVI，transcatheter aortic valve implantation，经导管主动脉瓣植入术

TB，tuberculosis，结核病

TCD，transcranial Doppler（sonography），经颅多普勒

TCPC，total cavopulmonary connection，全腔静脉 - 肺动脉连接术

TEA，thoracic epidural anaesthesia，胸段硬膜外麻醉

TEG，thromboelastogram/ thromboelastography，血栓弹力图

TENS，transcutaneous electrical nerve stimulation，经皮电刺激

TG，transgastric，经胃的

TGA，transposition of the great arteries，大动脉转位

TOE，transesophageal echocardiography，经食管超声心动图

tPA，tissue plasminogen activator，组织纤维蛋白溶酶原激活剂

TPG，transpulmonary gradient，跨肺动脉压力梯度

TR，tricuspid regurgitation（incompetence），三尖瓣反流

TS，tricuspid stenosis，三尖瓣关闭不全

TT，thrombin time，凝血酶时间

TTE，transthoracic echocardiography，经胸超声心动图

TV，tricuspid valve，三尖瓣

TXA，tranexamic acid，氨甲环酸

## U

UFH，unfractionated heparin，普通肝素

uPA，urokinase plasminogen activator，尿激酶纤维蛋白溶酶原激活剂

## V

VA，vertebral artery，椎动脉

VACTERL，（syndrome）vertebral anomalies，anal atresia，cardiovascular anomalies，tracheoesophageal fistula，esophageal atresia，renal，limb defects，VACTERL 综合征

VAD，ventricular assist device，心室辅助装置

VA-ECMO，veno-arterial extracorporeal membrane oxygenation，静脉 - 动脉体外膜氧合

VAP，ventilator-associated pneumonia，呼吸机相关肺炎

Vd，volume of distribution，分布容积

VEP，visual evoked potential，视觉诱发电位

VF，ventricular fibrillation，心室颤动

$VO_2$，oxygen consumption，氧耗量

VOT，ventricular outflow tract，心室流出道

VSD，ventricular septal defect，室间隔缺损

VT，ventricular tachycardia，室性心动过速

Vt，tidal volume，潮气量

VTI，velocity-time integral，流速时间积分

VV，vitelline vein，卵黄静脉

VV-ECMO，veno-venous extracorporeal membrane oxygenation，静脉 - 静脉体外膜氧合

## W

WHO，World Health Organization，世界卫生组织

# 1 心脏外科的基本原则

原著 Paolo Bosco，Samer A.M. Nashef

丁　洁 译　晏馥霞　郭克芳 审校

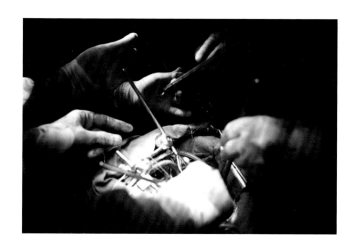

手术的艺术包括从容而有效地做好每个操作，并且努力将它们做到最好。

——Denton Arthur Cooley（1920—2016）

心脏外科在过去几十年里取得了非凡进步，这很大程度上是心脏外科医师和相关专业医师（麻醉医师是重要成员之一）执着努力与团队协作的结果。创造力、想象力和手术技能催生了大量技术和手术方式的创新，从而使大多数先天性心脏结构异常和获得性心脏病变的外科治疗得以实现。以下内容概述了目前成人心脏外科实践中患者选择和手术治疗的基本原则。

## 患者选择

关于患者选择是存在争议的。对于医师来说，他们不会根据治疗方案选择患者，而是根据患者情况选择最佳治疗方案。每一个处理均要达到以下两个目的之一——改善症状或改善预后。因此，确定是否进行心脏手术的过程就是权衡利 [症状和（或）预后的改善] 和弊（手术风险）的过程。

无论什么手术，从改善症状的角度考虑，适应证都相同，即经过适当的药物治疗未能控制症状。

如果从改善预后的角度考虑，则情况略显复杂。不同的心脏病变情况有所不同。有些心脏异常严重威

胁患者生命，只有手术才能使患者得到救治，除非手术风险严重限制了手术决策。例如累及升主动脉的急性主动脉夹层，保守治疗每小时的累加死亡率为 1%。因此，发病后 2 天内如果不进行手术治疗，将近一半的患者已经死亡。好在大多数心脏病变并不像主动脉夹层这样凶险，尽管如此，保守治疗的风险也需要认真评估，并与手术风险进行权衡。对于某些心脏异常的处理目前尚缺乏共识，但有些已经建立了基于高水平循证医学证据的共识，概述如下。

## 缺血性心脏病

缺血性心脏病外科治疗的证据来自两项研究，这两项研究尽管完成时间较早，但至今依然被认为是循证医学证据。第一项研究是在美国开展的，第二项研究是在欧洲进行的。在这两项研究中，心绞痛患者被随机分到两组：药物保守治疗组和手术治疗组。随着时间的推移，如表 1-1 所示，手术治疗组的患者的生存率指标显示出优势，各种因素根据其对预后影响的重要性降序排列。

从表 1-1 可以看出，冠状动脉造影结果对于评估缺血性心脏病预后分析的意义至关重要，并直接决定临床决策。如仅从预后的角度分析，对于年轻且既往健康患者，如果其冠状动脉左主干（LMS）狭窄 90%，则应选择手术治疗；若患者为老年和非糖尿病性血管病变，冠状动脉情况为回旋支单支病变，则不应进行手术治疗。

表 1-1　冠状动脉旁路移植术（CABG）对预后的影响

| 生存获益 | 预测因素 |
| --- | --- |
| +++ | 冠状动脉左主干狭窄 > 50% |
| ++ | 三条主要冠状动脉近端狭窄：左前降支、回旋支和右冠状动脉 |
| + | 两条主要冠状动脉狭窄 > 50%，包括左前降支近端严重狭窄 |

1

## 瓣膜疾病

从症状角度分析手术适应证，与其他心外科手术的原则相同，即经过适当药物治疗仍未能控制症状进展。从预后角度分析手术适应证，通常取决于瓣膜病变、症状以及心脏结构和功能的变化（心室形状异常、心室增大，心室功能和房颤是瓣膜病进展程度的标志）。换句话说，从预后角度分析手术适应证，无论是瓣膜狭窄或反流，如果患者无症状且心功能和形态正常，则无手术适应证。

## 风险评估

40 多年以来，心脏手术死亡率一直是监测的重要指标，也是调整临床治疗方案的重要参考。然而，仅粗略考虑死亡率并不够。在心外科患者的风险评估中，患者的最终预后与患者接受的各种临床治疗的质量同样重要。

目前，已有多种成人心脏手术风险评估模型，但笔者更认同欧洲心脏手术风险评估系统（European System for Cardiac Operative Risk Evaluation，EuroSCORE）。该模型最初于 1999 年开发，并快速在心脏外科领域被广泛应用。EuroSCORE 模型是基于对 1995 年来自欧洲 100 多家心脏中心的 13 000 多个连续病例的数据分析。随着外科技术和术后监护水平的进步，该系统更新了最初研究中的过时数据，并提出新的心脏手术风险评估系统 EuroSCORE Ⅱ。该系统的核心危险因素几乎相同，只是有些定义更加精确。该系统评估指标包括患者相关因素（年龄、性别、肺病、肾功能受损、心外动脉病变、活动耐量差、既往心脏手术史、活动性心内膜炎、术前危重状态、1 型糖尿病）、心脏相关因素（心功能分级、近期心肌梗死、左室功能、肺动脉高压）和手术相关因素（优先级、手术权重、胸主动脉手术）。EuroSCORE Ⅱ 评估系统可在线使用。

## 手术原则

### 手术流程

大多数心脏手术的实施按照手术安全检查表标准流程进行。以下因素与降低术后发病率和死亡率相关，术前需要确认。一旦确认，原则上即可实施手术。这些因素包括及时使用抗生素、确认过敏史、备血和无菌。

胸骨正中切开是大多数心脏手术的首选入路。在劈开胸骨之前，给肺放气可降低胸膜腔损伤风险。尽管胸膜腔损伤可通过放置胸腔引流管轻松处理，但保持胸膜完整性对呼吸储备低的患者有利。如果手术包括冠状动脉旁路移植术（CABG），开胸后即可获取桥血管（通常是左乳内动脉和大隐静脉）。左乳内动脉（LIMA）是冠状动脉手术珍贵的桥血管，因为它是公认的冠状动脉左前降支（LAD）的理想移植血管，它对动脉粥样硬化有天然抵御能力。如果需要，在获取 LIMA 的同时获取部分大隐静脉。完成上述步骤后，实施血液全肝素化，使 ACT 达到适合的抗凝标准，然后进行升主动脉和右房插管。双荷包缝合固定主动脉插管，右心房荷包缝合用于固定静脉插管，将血液引入人工心肺机。在升主动脉根部进行另一个荷包缝合，用于固定心脏停搏液灌注管，使心脏停搏以及在阻断期间灌注停搏液。其他插管还包括用于左室引流的右上肺静脉插管，用于逆行心脏停搏液的右心房插管，以及用于加强引流的肺动脉插管。充分的心腔和大血管引流可以提供松弛且无血的术野，这是手术操作的重要环节。一旦确认 ACT 满意，导管准备就绪，就进入转流状态：血液通过重力引流或辅助负压，从右心房引流入氧合器，含氧血液被泵入主动脉。此时，停止机械通气。

## 心肌保护

在主要手术操作期间，主动脉被阻断，阻断部位在主动脉插管和冠状动脉起始部之间，目的是提供无血的术野，从而完成复杂的手术操作。在此期间，心脏将处于缺血状态，因此需要保护心肌。

减少心肌缺血损伤有赖于通过心肌降温和心脏停搏，以达到降低心肌代谢和心肌耗氧。这个目标通过向冠状动脉内灌注"心脏停搏液"实现，心肌降温与心脏停搏结合可使心肌耗氧量降低 95% 以上。手术中，无再次灌注心脏停搏液的固定时间，但通常每 15～20 min 进行一次。需要注意，在适当的心肌保护下，心肌可以耐受较长时间的主动脉阻断过程，但这需要精细管理和规律输注心脏停搏液。另一方面，如果外科医师为了节省时间而不能按时灌注心脏停搏液，那么全心缺血带来的后果在主动脉开放后就会显现，甚至需要增加药物或使用机械装置支持。

## 冠状动脉手术

标准的三支冠状动脉旁路移植术（用于三支病

变）包括使用 LIMA 和两段大隐静脉。LIMA 常规用于吻合 LAD，LIMA-LAD 移植的效果是冠状动脉手术的主要质量指标，与较高的长期通畅率相关。由于静脉旁路血管的质量不理想，全动脉再血管化（同时使用右乳动脉或桡动脉）可能使年轻患者受益更大。10 年的病例观察和分析结果表明，双侧乳内动脉移植比单侧移植的结局更好。

从技术上讲，灌注停搏液使心脏停止搏动后，外科医师纵向切开目标冠状动脉，并将主动脉根部与冠状动脉狭窄部位远端通过精细的连续缝合进行吻合。每支冠状动脉旁路的吻合时间因外科医师的能力与经验以及冠状动脉的条件不同而异，一般需要 5～15 min。相对于吻合速度，手术操作精确程度的意义更重要。手术中，可通过主动脉根部或旁路血管或两者再灌注心脏停搏液。通常情况下，最后进行 LIMA-LAD 的吻合。

## 主动脉瓣手术

主动脉位于在主动脉窦上方，如果患者有中度至重度的主动脉瓣反流，则心脏停搏液必须直接从冠状动脉开口灌注，经主动脉切口可直视冠状动脉开口，或者选择逆行灌注（由于解剖原因，逆行灌注心脏停搏液主要对左心室心肌产生保护效果，因此，仅用逆行灌注会导致右心室保护不良）。经主动脉根部直接灌注停搏液会使左室膨胀，而升高的心室内压会降低心脏停搏液的心肌保护效果。主动脉瓣置换术包括切除病变瓣膜、瓣环挂线、人工瓣瓣环挂线、人工瓣膜准确置入瓣环、打结固定人工瓣膜、连续缝合主动脉切口等主要步骤。术中经食管超声心动图（TOE）是确认人工瓣膜位置、功能以及排除瓣周漏的重要工具。

## 二尖瓣手术

二尖瓣成形术在操作上与瓣膜置换术有较多不同，如瓣叶切除、人工腱索、瓣环折叠或瓣环成形等。大多数开展二尖瓣修复的医院对 TOE 都有较大依赖。通过 TOE 检查，可分析二尖瓣病变的性质并确认瓣膜修复效果。与二尖瓣替换术相比，二尖瓣修复术具有更好的近期和远期预后。在手术量较大的心脏治疗中心，对退行性二尖瓣反流行瓣膜修复术的比例接近 100%。二尖瓣替换术与主动脉瓣替换术的主要手术步骤相同。手术中，行双腔静脉插管以解除右心房充盈，便于左心房入路的操作。左心房入路是标准手术入路，二尖瓣修复术或替换术完成后，连续缝合左心房切口。

## 排气

如果手术中切开了心房、主动脉、肺动脉或心室，则在恢复循环前一定要做好排气，尤其是左心系统排气，避免气体进入循环和大脑。外科医师可能会通过晃动患者心脏或身体促进排气，告知麻醉医师短暂恢复机械通气也有利于排出患者肺静脉中的气体。至此，手术虽未结束，但主要步骤已经完成。TOE 有助于检测心脏内残余气体和确定排气效果。

## 开放升主动脉

术者松开主动脉阻断钳，使冠状动脉恢复血流灌注，心脏开始恢复活动。如果心肌保护满意，则心脏通常会自主恢复正常窦性心律。否则，最常见的心电图监测结果为心室颤动，需要进行电转复。然后，根据外科医师的偏好和主动脉情况，可钳夹主动脉侧壁部分阻断主动脉，对冠状动脉旁路血管的近端进行吻合（多次主动脉阻断操作与较高的卒中发生率相关）。吻合后，准备脱离体外循环（CPB）。恢复正常机械通气条件下，灌注医师逐渐阻断右心房管道，从而增加心脏血液充盈量和排血量。随着 CPB 逐渐降低流量，心脏循环完全恢复，动脉压力波形愈加明显。停机观察，拔除心房或腔静脉插管。由于右冠状动脉起源于主动脉根部的前方（患者仰卧位时处于最高点），在此阶段，残留气泡可能会进入右冠状动脉形成气栓。这种情况相当常见，其典型表现为右心室胀满、全心运动障碍（常为暂时性）以及明显的低血压。经验丰富的麻醉医师可快速判断这种情况。处理通常使用氯化钙和各种缩血管药，首先增加灌注压，以通过毛细血管循环排出气体。如果低血压和低心排状态不能快速缓解，则再启动 CPB 辅助循环，直至右心室功能恢复。

## 手术结束

应用鱼精蛋白中和肝素作用。注射鱼精蛋白后常发生低血压。此时，可通过主动脉插管输注 CPB 机器余血的方法处理。充分止血（表述容易，但过程较长，需要耐心）。放置引流管和心外膜起搏电极导线后，闭合胸腔。完美的止血需要外科医师精细操作，也依靠药物处理。药物处理包括使用鱼精蛋白使 ACT 恢复至基线水平，补充鱼精蛋白处理肝素水平反跳，恰当使用血液制品补充凝血成分。做好以上处理与关注手术止血同样重要。术后出血会使患者面临许多风险，包括血流动力学波动、再次手术和输血，并且总体死亡率较高。

## 非 CPB 手术

为了避免 CPB 的潜在副作用，一些外科医师选择在非 CPB 情况下行冠状动脉手术，使用特殊装置稳定心脏，从而在心脏搏动情况下完成冠状动脉吻合，避免了使用 CPB 插管、阻断主动脉操作和 CPB 过程。不用 CPB 尽管在理论上有优势（与主动脉插管操作、炎症反应相关），但其有效性和适应证仍存在争议。因此，在欧洲和美国，对于常规冠状动脉再血管化手术，非 CPB 不是首选。而且，患者的预后与外科医师的经验有关。对于外科医师来说，非 CPB 手术在技术上是一项充满挑战性的手术。不使用 CPB 进行旁路移植手术，意味着手术对麻醉医师的要求更高。麻醉医师需要在心脏受到移动、压迫和固定的情况下，不断优化血流动力学、维护循环稳定（见第 12 章）。一般来说，非 CPB 的 CABG 的早期并发症较少，但在充分再血管化和远期通畅方面有不良影响。

## 微创心脏手术

目前，对于降低心脏手术创伤的相关探索仍以较快的速度进展。对于患者来说，"微创"并不总是意味着更小的手术负担。例如，在微创二尖瓣手术中，外科医师要使用较长的器械和视频设备经右侧胸壁小切口进行手术操作。应用外周插管（颈静脉和股静脉用于静脉引流，使用股动脉作为动脉通路），并使用 TOE 引导的升主动脉内球囊进行阻断和灌注停搏液。

由于手术难度增加，阻断和转机时间也会延长。患者虽然避免了全胸骨切开术，但手术时间却延长了。为了得到满意和稳定的手术预后，微创二尖瓣手术需要专门的培训以及积累手术实践经验。一些医疗中心通过胸骨小切开术（上 1/3）或右侧小开胸术实施主动脉瓣置换术。上述手术的预后均与术者的手术量及经验积累密切相关。瓣膜技术也在不断创新，目前，无缝合主动脉瓣已进入临床。经导管主动脉瓣植入术（TAVI）也在不断发展。在英国，TAVI 已经常规应用于不适合做开胸手术的主动脉瓣替换患者。在心脏手术技术显著进步的同时，安全性也要达到更高水平才是我们努力的目标。技术进步的目标是真正降低患者的创伤程度，因而需要避免纯粹为了开展新技术而抛弃既往经典术式的错误思维。

## 关键点

- 心脏手术适应证是：以临床表现为基础，经最大限度的药物治疗但病情不能得到控制。
- 对于某些临床情况，应以结局的危险程度作为手术决策的依据，如主动脉夹层和冠状动脉左主干病变。
- 使用 EuroSCORE Ⅱ 等风险预测模型，可快速进行风险评估，帮助确定手术决策。
- 大多数常规心脏手术都有明确的临床路径。
- 有效的心肌保护和优秀的手术技术是现代心脏外科的基石。
- 良好的心脏手术止血效果依赖于手术技术和药物处理。

## 扩展阅读

CASS principal investigators and their associates. Myocardial infarction and mortality in the coronary artery surgery randomized trial. *N Engl J Med* 1984; 310: 750-8.

ESC/EACTS joint task force members. Guidelines on the management of valvular heart disease. *Eur Heart J* 2012; 33: 2451-96.

Lamy A, Deveraux PJ, Prabhakaran D, *et al.* Rationale and design of the coronary artery bypass grafting surgery off or on pump revascularization study: a large international randomized trial in cardiac surgery. *Am Heart J* 2012; 163: 1-6.

Nashef SA, Roques F, Michel P, *et al.* European system for cardiac operative risk evaluation (EuroSCORE). *Eur J Cardiothorac Surg* 1999; 16: 9-13.

Taggart DP, Altman DG, Gray AM, *et al.* Randomized trial of bilateral versus single internal thoracic artery grafts. *N Eng J Med* 2016; 375: 2540-9.

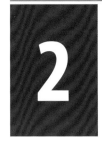

# 2 心脏病的症状和体征

原著 Joseph E. Arrowsmith

郭镜飞 译 薛富善 晏馥霞 审校

尽管影像学检查及实验室检查已被广泛用于心脏病的诊断,但是进行全面的病史询问及系统的体格检查仍是必须具备的临床技能。

## 症状

我们应当通过系统方式询问病史,寻找是否存在某种症状,并且应当描述清楚症状的性质,包括发作时间、持续时间、进展情况、加重及缓解因素,以及相关的伴发症状。

整体功能状态:心功能的 NYHA 分级可用于评估症状(呼吸困难、心绞痛、乏力、心悸等)对体力活动的影响。1994 年,一项关于心血管疾病严重程度的客观评估研究显示,症状的严重程度(活动耐量)可能无法反映潜在心血管疾病的严重程度。

呼吸困难:区分心源性呼吸困难和肺源性呼吸困难至关重要。

肺源性呼吸困难的机制包括:低氧血症、高二氧化碳血症、支气管痉挛、支气管黏膜水肿、肺顺应性下降(呼吸功增加)、反射性过度通气,以及潮气量的下降(胸水、腹水、妊娠)等。

心源性呼吸困难的机制包括:肺静脉压力升高、肺血流下降(右向左分流)、低心排量(右心衰)。急性发作的呼吸困难可能提示乳头肌或二尖瓣腱索断裂,而缓慢进展的呼吸困难可能提示心功能逐渐恶化。

伴随症状:胸痛、心悸、多汗及晕厥(或晕厥先兆表现)。

体位:平卧位发作(端坐呼吸、夜间阵发性呼吸困难),其他体位发作(心房黏液瘤)。

咯血:咯血在心脏病中并不少见。二尖瓣狭窄(支气管静脉或肺静脉破裂)和肺梗死的患者可能发生咯血。肺水肿时,痰液中有泡沫并带有血丝。肺源性咯血的原因包括:肺结核、支气管扩张及肺癌。

胸痛:病因可能是心源性的(缺血性或非缺血性)或非心源性的。应询问患者胸痛的性质、部位、是否存在放射、发作时间、持续时间、诱发因素、加重及缓解因素,以及伴随症状。

非缺血性的心源性病因包括:主动脉夹层(撕裂样疼痛,放射到背部)、二尖瓣脱垂(尖锐的乳房下疼痛)、心包炎(胸中部钝痛,前倾位时加重)、肺栓塞(胸膜痛,吸气时加重)。

非心源性病因包括:食管炎及食管痉挛(使用硝酸酯类药物可以缓解)、胆道及胰腺病变、胸膜炎,以及胸壁和脊柱的骨骼肌肉病变。

心绞痛:通常被描述为"窒息感"、"紧缩感"和"压迫感"。当手握拳按压胸骨时,可出现 Levine 征。疼痛的部位通常较弥散,在胸骨中部或者剑突下,同时放射至左胸部及上臂、上腹部、背部及下颌,持续时间通常 < 10 min [如持续时间 > 20 min 不缓解,提示可能发生了急性冠脉综合征(ACS)——心肌梗死或者不稳定型心绞痛]。劳累、寒冷、进食及情绪紧张可诱发心绞痛。心绞痛在持续活动时可加重,也可缓解。停止活动和使用硝酸酯类药物可使心绞痛缓解。通常采取 CCS 心绞痛分级量表评估症状的严重程度。

晕厥:指短暂意识丧失或几乎意识丧失(即先兆晕厥)的状态,通常由心排量或脑灌注压力降低引起的脑血流量下降所致。患者可表现为突然跌倒、步态不稳、眩晕或者耳鸣,同时可能存在先兆症状,如心悸、胸痛。鉴别诊断包括:体位性低血压、神经源性晕厥、心源性晕厥等。

体位性低血压可由药物(如 β 受体阻滞剂、血管扩张药物)、迷走神经(如排尿)、直立体位(站立时收缩压下降 > 20 mmHg)或妊娠时的仰卧位综合征(主动脉及下腔静脉受压)等原因引起。糖尿病及帕金森病可能导致自主神经功能异常。

如果医师目睹了患者惊厥发作的情况,则容易判定其病因是否为癫痫。如果患者出现了先兆晕厥并伴有一过性失语、失明(一过性黑蒙)、轻瘫,则其病因可能为脑栓塞或者其他血管病。

阿-斯综合征：病因包括窦性停搏、心脏传导阻滞及室颤。

劳力性晕厥：提示可能存在主动脉瓣狭窄、冠心病、肺动脉高压或者先天性冠状动脉异常。如果患者有家族性晕厥史，提示可能患有肥厚型梗阻性心肌病、应激性心肌病或者遗传性心脏传导异常（长 QT 综合征、预激综合征）。

水肿：水钠潴留主要表现为组织间液在下肢及骶尾部等重力依赖区域的积聚，通常由心功能不全、肾功能不全以及营养不良所致。面部水肿提示可能存在黏液性水肿或者上腔静脉梗阻。

心悸：表现为胸部、颈部及后背部位可感知到有力的心脏跳动、心率过快或各种异常的心搏节律。心悸并不一定局限于心脏病，它提示患者可能有严重的心律失常或者心功能异常。当患者主诉心悸时，应当询问是否与劳累、饮酒、饮用咖啡及吸烟有关，还应询问患者是否存在甲亢相关症状。

乏力：当患者主诉乏力时，应区分困倦嗜睡、全身无力，以及由于胸痛、呼吸困难、跛行或下肢无力导致的活动耐量下降。心脏（心室）功能的静态评估通常无法反映功能储备，所以对最大活动的耐量和下降速度的评估至关重要。对活动耐量的评级通常采用杜克活动状态指数（DASI）。

其他：包括恶心、食欲下降、口干（丙吡胺）、夜尿增多及多尿（利尿剂）、咳嗽（ACEI）、黄视症（地高辛毒性）、耳鸣和眩晕（金鸡纳毒性）、头痛（硝酸酯类）、光过敏（胺碘酮）、多梦（普萘洛尔，即心得安）、腹胀/腹痛（腹水/肝大）。

## 体征

体格检查应在患者 45° 仰卧位状态下进行。患者配合检查可能需要向左转、向前坐、站立或进行等长运动。

### 视诊

一般表现：包括意识状态、营养状态、是否出汗、是否有黄斑瘤、点头征（de Musset 征——主动脉瓣反流）以及其他心脏病相关表现（马方综合征、皮质醇增多症及唐氏综合征、肢端肥大、系统性红斑狼疮、类风湿关节炎、强直性脊柱炎、肌营养不良症）。

皮肤：发绀、手指发黄（长期吸烟）、贫血、黄疸（肝淤血）、面颊潮红、红斑（压疮或电复率所致烧伤）、掌/足斑点状出血病变（Janeway 结节——急性细菌性心内膜炎）、瘀斑及静脉炎（静脉穿刺、静脉输液及注射毒品）。

手术瘢痕：包括胸骨切开术（心脏手术）、开胸术[二尖瓣切开术、主动脉缩窄修补术或动脉导管未闭（PDA）修补术]、锁骨下（起搏器或心脏除颤装置植入术）、颈部（颈动脉内膜剥脱术）、肘前（冠状动脉造影）、腹部（主动脉瘤手术）瘢痕。

甲床：杵状指、发绀、甲床出血、毛细血管搏动征（Quinke 征——主动脉瓣反流）、Osler 结节（指/趾端的质地柔软明显压痛结节——感染性心内膜炎）。

发绀：皮肤呈紫蓝色，分为周围性发绀（低血容量、低心排量）和中心性发绀（黏膜发绀）两类。中心性发绀提示脱氧血红蛋白浓度 $> 5 \text{ g} \cdot \text{dl}^{-1}$。严重贫血情况下可能不出现发绀。

呼吸频率：呼吸急促提示存在焦虑或潜在的呼吸困难。潮式呼吸（Cheyne-Stokes）提示严重的心力衰竭。

颈部：甲状腺肿、颈动脉收缩期凸起和舒张期快速塌陷（Corrigan 征——主动脉瓣反流）、颈静脉异常。

颈静脉：压力水平和波形。生理状态下，在患者 45° 半卧位时，颈静脉水平不应超过胸骨角以上 2 cm，并在吸气时下降。吸气时颈静脉压力升高提示心包缩窄（Kussmaul 征）。焦虑、妊娠、贫血、运动、右心功能不全以及上腔静脉梗阻（无波形）也可导致颈静脉压力上升。高大 a 波提示三尖瓣狭窄、肺动脉瓣狭窄、右心室肥大、右心房黏液瘤，矮小 a 波提示完全型心脏传导阻滞、室性心动过速（VT）、交界性心律、异常起搏心律，收缩期颈静脉波提示三尖瓣反流，y 波降支缓慢提示三尖瓣狭窄，y 波降支陡短提示心包缩窄，x 波升支增高提示右心室压力负荷过大、心脏压塞。

口腔：口臭、黏膜干燥、牙列情况、上颚、收缩期悬雍垂搏动（Müller 征——主动脉瓣反流）。

眼底：高血压或者糖尿病导致的眼底病变，罗斯斑（感染性心内膜炎）。

### 触诊

皮肤：温度、毛细血管再充盈情况、凹陷性水肿。

脉搏：脉率、节律、脉搏强度及特征（洪脉、迟脉、水冲脉、细脉、不规则脉搏）、呼吸变异度、血管状况、桡股搏动不一致。

交替脉：脉搏强弱交替出现，提示存在严重左心功能不全。

双峰脉：在一个收缩期内可触及 2 次脉搏搏动（主动脉瓣狭窄合并反流）。

不规则脉搏：提示存在房颤、窦性心律失常、多发房性早搏、多发室性早搏或室上性心动过速合并房室传导阻滞。

水锤脉：提示主动脉瓣反流，可通过抬高上臂触诊桡动脉发现，抬腿触诊小腿肌肉时更容易发现。

动静脉瘘（透析、严重的骨佩吉特病、动脉导管未闭）也可导致水冲脉。

股动脉搏动延迟 / 消失（主动脉缩窄、主动脉夹层、腹主动脉瘤）。

颈部：气管移位、颈动脉震颤、心脏震颤。胸骨上 / 胸骨柄搏动（主动脉缩窄）。

心前区：心尖搏动由左心室的搏动产生，通常在锁骨中线第五肋间可触摸到。二尖瓣反流、室间隔缺损、主动脉瓣狭窄、肺动脉瓣狭窄、二尖瓣狭窄以及动脉导管未闭患者可能触诊到心尖震颤。肺动脉瓣狭窄、肺动脉高压、二尖瓣狭窄的患者能触诊到胸骨旁左缘的抬举样搏动。

肺区：语音震颤。

腹部：肝区扩大 / 搏动感、脾区扩大（感染性心内膜炎）、腹水。

## 叩诊

心前区：可大致估计心脏大小。叩诊浊音区扩大提示心包积液，叩诊浊音区减小提示气胸。

肺区：胸腔积液、肺不张、气胸。

腹部：肝区扩大及腹水。

## 听诊

需要进行各听诊区的听诊。听诊器的钟面适合听诊低频率声音，膜面适合听诊高频率声音。吸气可放大右心来源的杂音，呼气可放大左心来源杂音。体位变动（左侧卧位、前倾坐位）、蹲下、站起、等长运动可使二尖瓣反流以及二尖瓣脱垂杂音更明显。需要注意，经典的瓣膜听诊区部位会有个体差异。

外周血管的听诊如下。

肱动脉：用于测量血压（用血压计）。

颈动脉：吹风样杂音。

腹腔动脉：50% 的年轻人及 5% 的 50 岁以上人群有生理性杂音。病理性杂音可见于肾及腹腔动脉狭窄、脾动脉受压（肿瘤）或者动脉瘤。

股动脉：Traube 征（重度主动脉瓣反流可闻及股动脉枪击音），Duroziez 征（主动脉瓣反流患者听诊时用听诊器钟面施压于股动脉，可闻及收缩期与舒张期双期吹风样杂音）。

肺：除正常呼吸音外，异常呼吸音有爆裂音（捻发音）、哮鸣音（干啰音、湿啰音）、胸膜摩擦音、管状呼吸音及羊鸣音。

心前区的心音：短促低沉，产生于瓣膜关闭、瓣膜开放以及心肌组织在一定张力下抖动时。肥胖、肺气肿、心包积液、主动脉瓣狭窄、肺动脉瓣狭窄、低心排量以及右位心会导致心音减弱。高动力循环状态、高血压、肺动脉高压会导致心音增强。房颤以及三度房室传导阻滞时心音强弱不定。

第一心音（$S_1$）：主要由三尖瓣和二尖瓣关闭形成。窦性心动过速、使用正性肌力药物、甲状腺功能亢进、二尖瓣关闭延迟（PR 间期缩短以及早期二尖瓣狭窄）会导致二尖瓣听诊区 $S_1$ 增强。$S_1$ 分裂可能为主动脉瓣开放或者存在心肌损伤（如急性心肌梗死），通常难以听到。

第二心音（$S_2$）：主要由主动脉瓣及肺动脉瓣关闭形成。吸气时由于肺动脉瓣关闭延迟，$S_2$ 分裂增强。$S_2$ 分裂增强见于肺动脉高压、肺动脉瓣狭窄、右束支传导阻滞。$S_2$ 分裂减弱可见于呼气时，另外还可见于左束支传导阻滞、早期肺动脉高压、主动脉瓣狭窄以及老年人。$S_2$ 固定分裂见于房间隔缺损、室间隔缺损及大面积的肺栓塞。$S_2$ 反常分裂（呼气时加重）见于主动脉瓣关闭延迟的病变（主动脉瓣狭窄、左束支传导阻滞、高血压）。

第三心音（$S_3$）：指短促的舒张早期充盈形成的心音（舒张早期奔马律）。生理性 $S_3$ 可发生于健康年轻人。病理性 $S_3$ 可见于左心衰、右心衰、二尖瓣反流、三尖瓣反流、妊娠、左向右分流以及贫血。在缩窄性心包炎中，$S_3$ 更加短促，出现时间也更早。

第四心音（$S_4$）：舒张晚期充盈（心房收缩）形成的心音。除某些身材高大的专业运动员可出现生理性 $S_4$ 外，其余 $S_4$ 一般均为病理性。在排除房颤和严重的二尖瓣狭窄后，$S_4$ 提示可能存在左心室顺应性下降（左心室肥厚、淀粉样变、缺血性病变）。

重叠型奔马律：$S_3$ 和 $S_4$ 重叠，可见于心动过速。

收缩早期喷射音：可见于主动脉瓣狭窄、肺动脉瓣狭窄、肺动脉高压（吸气时减低）。

收缩晚期喀喇音：见于二尖瓣脱垂。

开瓣音：见于二尖瓣狭窄。整个心前区可以闻及，提示二尖瓣尚有一定活动度，在呼气时更明显。左心房压力增大时，主动脉瓣区第二心音（A₂）和开瓣音之间间隔缩短。主动脉压力增加时，A₂和开瓣音之间间隔增大。气胸时可能产生收缩期"开瓣音"。

心前区的心脏杂音：产生于血液湍流冲击引起的震动，常见于血流速度高、血液黏滞度低或血管/心腔直径突然变化的情况下。对心脏杂音的描述需要结合该杂音与心动周期、呼吸周期的关系、体位、传导、杂音清晰程度及其强度进行（表2-1）。

收缩中期杂音（MSM）：紧随主动脉瓣/肺动脉瓣开放后（渐强-渐弱）。生理性杂音声音较弱（≤3级），病理性杂音见于主动脉瓣硬化、肺动脉血流速度增加（房间隔缺损、完全型肺静脉异位引流）、主动脉瓣狭窄（在主动脉听诊区出现的粗糙的收缩中期杂音、柔和的A₂、S₂分裂）或肺动脉瓣狭窄（柔和P₂、开瓣音、吸气增强）。

全收缩期杂音（PSM）：二尖瓣反流时可闻及心尖部高调全收缩期杂音，向腋下传导，伴有柔和的S₁和S₃。收缩中期或者晚期喀喇音提示二尖瓣脱垂。三尖瓣反流时，在胸骨缘左下方可闻及轻柔的全收缩期杂音，吸气时增强。如出现粗糙的全收缩期杂音并伴有震颤，提示室间隔缺损。

**表2-1　心脏杂音分级**

| 分级 | 特征 |
| --- | --- |
| 1/6 | 很轻，在安静环境下听诊才能听到 |
| 2/6 | 轻柔 |
| 3/6 | 中度响亮 |
| 4/6 | 响亮 |
| 5/6 | 非常响亮 |
| 6/6 | 听诊器稍离开胸壁也能听到 |

舒张早期杂音（EDM）：主动脉瓣反流时，在胸骨缘左下方可闻及音量渐弱的叹气样杂音，并与S₃叠加。当中重度主动脉关闭不全造成相对性二尖瓣狭窄时，可出现Austin Flint杂音。肺动脉瓣反流时，在胸骨缘左上方可闻及音量渐弱的杂音，吸气时增强。当二尖瓣狭窄引起肺动脉高压时可出现Graham Steell杂音。

舒张中期杂音（MDM）：二尖瓣狭窄时，在开瓣音后可闻及心尖部隆隆样杂音，向腋下传导，呼气末增强，伴有响亮的P₂，杂音持续的时间与狭窄的程度正相关。重度二尖瓣狭窄的开瓣音出现较早（在P₂之后≤70 ms）、较弱，难以闻及，而舒张中期杂音持续的时间更长。三尖瓣狭窄时，由于风湿性心内膜炎导致二尖瓣/三尖瓣增厚，或者由于室间隔缺损、动脉导管未闭、房间隔缺损、完全型肺静脉异位引流等导致血流增加时，可闻及舒张中期杂音，吸气时增强。

舒张晚期的杂音（LDM）：由于二尖瓣狭窄在舒张晚期的血流加上心房收缩（S₄）导致的血流而出现的杂音。轻度二尖瓣狭窄的开瓣音在P₂后≥100 ms。房颤患者不会出现S₄。

收缩晚期杂音（LSM）：二尖瓣反流或者二尖瓣脱垂，运动后明显。

连续性杂音：见于动脉导管未闭（胸骨缘左上方的机器样杂音，伴有响亮的P₂）、肺动静脉瘘或通过手术建立的通道（如体肺动脉分流术、Waterson手术、Fontan手术）。

静脉营营声：由颈部静脉部分阻塞引起（多见于儿童），按压静脉杂音消失。应注意与动脉导管未闭鉴别。

其他声音：心包摩擦音。

## 扩展阅读

Campeau L. Grading of angina pectoris. *Circulation* 1976; 54: 522–3.

Constant J. *Essentials of Bedside Cardiology*, 2nd edn. Totowa, NJ: Humana Press; 2002.

The Criteria Committee of the New York Heart Association. *Nomenclature and Criteria for Diagnosis of Diseases of the Heart and Great Vessels*, 9th edn. Boston, MA: Lippincott Williams and Wilkins; 1994.

Hlatky MA, Boineau RE, Higginbotham MB, *et al.* A brief self-administered questionnaire to determine functional capacity (the Duke Activity Status Index). *Am J Cardiol* 1989; 64: 651–4.

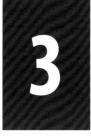

# 诊断技术

原著　Amir Awwad，S. K. Bobby Agarwal

李轶楠 译　郭克芳　晏馥霞 审校

## 无创诊断技术

无创诊断技术（表 3-1）可用于心脏病临床诊断以及对病变严重程度进行量化。不断重复这些检查，不仅可以作为治疗过程中的监测手段，也可以作为患者随访的重要手段。此外，一些先进的、有创的诊断技术可作为疾病信息的进一步补充手段，如血管造影在疑似冠心病（CAD）中的应用。

## 心电图（ECG）

ECG 代表了在整个心动周期中，每个导联记录的心肌电压矢量变化的总和。它不仅可以通过体表电极片进行采集，在导管室中还可以通过心内膜电极进行采集。此外，在需要电生理标测的开放性手术中，还可以通过心外膜进行采集。体表 ECG 易于获取，是最常用的检查之一（框 3-1）。

以下过程均可影响总的心肌电变化（表 3-2）：

- 心房及心室收缩频率
- 去极化心腔的大小
- 去极化发生的路径
- 心肌灌注情况
- 代谢影响因素

ECG 与心肌坏死标志物 [如肌钙蛋白 I（TnI）] 结合可以用于确诊 ST 段抬高型心肌梗死（STEMI）或非 ST 段抬高型心肌梗死（NSTEMI）。

## 运动心电图（EECG）

如果在静息状态心肌氧摄取已达到最大值，那么运动导致的心肌代谢需求的增加仅能通过增加冠状动脉血流量来满足。因此，在冠状动脉狭窄患者中，与静息状态相比，冠状动脉血流量受限在运动状态时可对机体产生更大影响，这一特征可增加 EECG 发现心肌缺血的敏感性。

EECG 采用平板试验或蹬车试验，以识别心源性胸痛或者劳累性气促。然而，无论是平板试验还是蹬车试验，都仅限于有运动能力的患者。在 Bruce 方案中，跑步机的速度和坡度在每个阶段都有所增加。在改良 Bruce 方案中，跑步机的速度在前三个阶段保持恒定。在 Naughton 方案中，仅跑步机的坡度变化。在每次增加运动负荷后均需记录心率（HR）和血压（BP），并做 ECG 检查，以发现是否存在 ST 段压低。胸痛、ST 段改变、BP 不能继续增加或心律失常均提示发生了心肌缺血，检查结果可以分为阳性、阴性、疑似和无法解释。

EECG 检查的价格相对低廉且可用于门诊患者。尽管同步经胸超声心动图（TTE）观察评估局部室壁运动异常（RWMA）可以提高 EECG 的特异性，但是 EECG 对于诊断 CAD 的特异性和敏感性均较低（65% ~ 70%），很难识别轻度狭窄（< 50%）以及

---

表 3-1　无创诊断技术的分类

| ECG | 放射性检查 | 非放射性检查 |
| --- | --- | --- |
| 静息 12 导联 ECG | CXR | 超声心动图检查 |
| 运动负荷试验 | CT | MRI |
| 动态 ECG 监测 | 核闪烁成像 | |
| 术中 ECG 监测 | | |
| 术中 ST 段分析 | | |

---

**框 3-1　静息体表 ECG 的局限性**

- 单次记录可漏诊 ST 段暂时性改变
- 较小的非 Q 波心肌梗死可能难以达到诊断标准
- 较大的透壁性心肌梗死可能会掩盖其他心电图事件
- 电极片的位置限制了识别缺血的敏感性
- 后壁缺血事件常被漏诊
- 即使是三支病变 CAD，静息 ECG 的结果也有可能正常
- 不能反映运动对心肌灌注的影响
- ECG 的改变一般晚于缺血诱发的舒张和收缩功能不全的变化
- 骨骼肌肌电位可影响 ECG 结果

表 3-2 异常 ECG 概述

| | 异常 | 描述 | 注释 |
|---|---|---|---|
| 房室传导阻滞 | 一度房室传导阻滞 | PR 间期 > 200 ms<br>每个 P 波后都有 QRS 波 | 可见于 CAD、急性风湿热、地高辛中毒和电解质紊乱 |
| | 二度房室传导阻滞 | 莫氏 I 型<br>PR 间期逐渐延长<br>莫氏 II 型<br>PR 间期固定，偶发 P 波不能下传 | 也称文氏阻滞（Wenkebach）<br>通常为良性<br>可发展为完全性心脏传导阻滞 |
| | | 2 : 1 阻滞：P 波节律正常，每 2 个 P 波有 1 个可以下传，产生 QRS 波 | 可发展为完全性心脏传导阻滞 |
| | 三度房室传导阻滞 | 心房去极化正常，P 波不下传，伴随宽大的 QRS 波，每分钟心室率 < 50 次 | 心室被逸搏心律激发。可见于 MI，慢性希氏束周围纤维化或 RBBB<br>考虑起搏治疗 |
| 心室内传导阻滞 | LBBB | QRS 波 > 120 ms，I、aVL 和 V$_{5\sim6}$ 导联迟发性 R 波，没有间隔 Q 波，V$_1$ 导联深 S 波，V$_6$ 导联高 R 波，在侧壁导联 T 波倒置 | 在 V$_6$ 导联易被发现<br>始终为病理性的 |
| | 左前分支传导阻滞 | QRS 波 100 ms，心电轴左偏，II、III 导联深 S 波，I±aVL 导联出现 q 波 | |
| | 左后分支传导阻滞 | QRS 波 100 ms，心电轴右偏 | |
| | RBBB | QRS 波 > 120 ms，V$_{1\sim2}$ 导联 RSR 波，V$_1$ 导联 R 波加深，T 波倒置，心电轴正常 | 在 V$_1$ 导联易被发现<br>提示 RV 病变，也可能是正常的变异型<br>双支传导阻滞：RBBB 伴左前分支传导阻滞 |
| 缺血 | | ST 段压低 > 2 mm | |
| 梗死 | | ST 段抬高，± 病理性 Q 波（> 3 mm，> 30 ms），ST 段逐渐恢复正常，T 波倒置 | |
| 肥大 | RA | P 波高尖 | |
| | LA | 双向 P 波 | |
| | RV | 心电轴右偏，V$_1$ 导联高 R 波，V$_{1\sim2}$ 导联 T 波倒置，V$_6$ 导联深 S 波，伴或不伴 RBBB | |
| | LV | V$_{5\sim6}$ 导联 R 波高度 > 25 mm，或者 V$_{5\sim6}$ 导联 R 波高度 +V$_{1\sim2}$ 导联 S 波深度 > 35 mm | |

伴有侧支血流的固定狭窄。EECG 的禁忌证包括：急性冠脉综合征（ACS）、严重的充血性心力衰竭及严重的主动脉瓣狭窄（AS）。同时，EECG 也不适用于存在身体残疾、呼吸系统疾病、外周血管疾病、左束支传导阻滞（LBBB）或房室传导阻滞的患者。

### 动态 ECG

　　动态 ECG 监测也被称为 Holter 或连续 24 小时 ECG 记录，是一种用于帮助诊断正常活动下发生间歇性胸痛、心悸及晕厥原因的辅助性检查。将 ECG 电极片粘贴于胸壁，而后将其连接到一个患者携带的记录设备，持续记录 24 ~ 48 h。除此之外，一些设备还可配备对患者触发事件的监测部件。患者需要完成事件记录，以把日常活动与 ECG 变化联系起来，获得事件分析结果。

　　最近，长期植入式 ECG 记录仪已被用于持续或者间断记录心电数据，可提高心肌事件的检出率。一般情况下，将电极置入左锁骨皮下部位。过去十年来，Reveal® 系列设备是最常用的植入式心脏监护（ICM）系统。该设备能够实现长达 3 年的连续监测，适用于心律失常高风险和（或）存在短暂性心律失常症状（如眩晕、心悸、晕厥或胸痛）的患者。Reveal LINQ® ICM 是目前最新、体积最小（约 1 ml）的程序可预设装置，它可以持续监测 ECG 以及其他生理指标（图 3-1），可通过心律失常自动触发或由患者操作采集信息（最多 30 min）。然后，通过与安全网络的无线连接，该装置可以每天传输数据到指定诊所（按计划或依照临床医师的要求）。该装置可用于 MRI（1.5 T 和 3 T）环境，植入及移除过程均需局麻。

## 经胸超声心动图（TTE）

TTE 是一种相对快速且直接的检查手段。它可以对心脏的结构和功能进行定性和定量评估。尽管 TTE 是非常实用的检查手段，但它仍存在一些局限性。某些患者因素可以降低 TTE 回声强度，进而降低图像质量或导致无法获取图像。这些因素包括：肥胖、肺气肿、肋骨干扰、无法保持侧卧位、存在外科引流管以及前胸壁敷料。同时，操作者的水平会影响检查结果。技术原因可限制检查质量并对是否能够完成检查产生影响。此外，TTE 空间分辨率上限为 1 个波长（在频率为 5 MHz 时，长度为 0.3 mm），深度分辨率上限为 200 个波长（在频率为 5 MHz 时，长度为 60 mm）。TTE 对后方结构成像较差，而多普勒仅在声束入射角度 < 20° 时，才可准确估计血流（见第 32 ～ 35 章）。

## 负荷超声心动图

超声心动图与运动试验或者药物负荷（多巴酚丁胺 40 ～ 60 $\mu g \cdot kg^{-1} \cdot min^{-1}$）相结合，可以有效评估心率加快时的心室运动情况。有时，为了达到足够的心率，需要采用心脏起搏或应用阿托品。肥厚型梗阻性心肌病（HOCM）患者也可用此方法检测左室流出

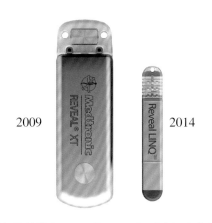

**图 3-1** 最新款美敦力 Reveal® ICM，记录电极在装置顶部

2009　2014

道梗阻的动态变化。与负荷 ECG 相比，负荷超声心动图对于发现心肌缺血更敏感，其最重要的价值是将心肌氧需增加时的心功能变化可视化。

## 超声造影超声心动图

应用超声对比剂可以提高超声心动图检查心内膜与心室腔交界图像的质量。超声对比剂是充满氟碳气体的微球悬浮液，作为血管内示踪剂以增加图像分辨率，可感受超声的气泡产生搏动，在超声波峰压缩，在波谷扩张。SonoVue® 是一种稳定的、水状的六氟化硫悬浮液（2.5 μm 的微气泡），外层由聚乙二醇凝胶（大凝胶 4000）包被。经外周静脉注射 0.2 ～ 0.4 ml 后，微气泡通过肺血管床进入心室腔中。使用进一步的改良制剂可以通过评估心内膜下浑浊来定量评估冠状动脉微循环情况。由于此方法比新发局部室壁运动异常（RWMA）更容易发现，在负荷超声心动图中应用此项技术更具诊断价值。由于既往曾发生过对比剂过敏事件，因此以下患者禁用：近期有不稳定心脏症状，近期（7 天内）接受过冠状动脉介入治疗，Ⅲ级或Ⅳ级心力衰竭或严重的心律失常。

## 心血管影像学

多年来，用于心脏搏动下的心血管放射成像新技术不断发展。目前可进行全面的无创心脏检查，麻醉医师必须了解各项技术的适应证和局限性。

## 胸部 X 线（CXR）

后前位以及侧位胸部 X 线（CXR）可以提供心脏、肺、大血管以及胸廓结构的相关信息（框 3-2），术前 CXR 可为术后影像学评估提供基线参考。

## 核素成像

闪烁显像、正电子发射断层显像（PET）以及单光子发射计算机断层显像（SPECT）可以探测注射到患者体内的放射性示踪剂产生的 γ 射线。与闪烁显像（二维平面）相比，PET 和 SPECT 可以提供三维信息。铊（$^{201}$Tl）、$^{99m}$ 锝 - 甲氧基异丁基异腈（$^{99m}$Tc-甲氧基异丁基异腈）以及 $^{99m}$Tc- 替曲膦是 SPECT 及闪烁显像最常用的放射性示踪剂。由于 $^{99m}$Tc 的半衰期较短（$^{99m}$Tc 6 h，$^{201}$Tl 72 h），因此，其与 $^{201}$Tl 相比所需剂量更大。由于 $^{99m}$Tc 可在较小的射线量下获得更高质量的图像，因此是目前最受欢迎的示踪剂。铷

**心影**

心胸比（"正常"≤ 50%）

LA 扩张

钙化：LV 室壁、瓣膜、心包

植入物 / 起搏导线

**纵隔影**

钙化：主动脉弓

纵隔增宽

气管偏移

**肺门**

肺动静脉

淋巴结异常或其他肿物

**肺野**

上叶血管分支

小叶间隔线（Kerly B 线）

肺门周围阴影（"蝶翼征"）

**膈肌**

胸腔积液

**骨骼**

胸骨线：既往手术史

肋骨切迹

胸骨后间隙：二次手术

（$^{82}$Rb）和 N- 氨水（$^{13}$N- 氨水）是 PET 常用的放射性示踪剂。

与 SPECT 相比，PET 在临床心脏病学实践中的应用越来越广泛。这是由于几项技术的进步，得以深入了解疾病病理生理学以及生物学特征。目前，PET 可用于评估心肌血流、心肌存活率。此外，当使用 ECG 门控成像技术时，PET 还可用于评估整体以及局部心室功能。这些技术的主要局限性是空间分辨率较差、软组织衰减伪影以及明显的对比剂电离辐射。最近心脏核素成像技术有新进展，如心脏专用 SPECT 相机（更快、动态显像、辐射剂量更低）、混合核素成像（PET/MRI）以及高级分子成像（显示代谢和交感神经分布）。

## 负荷成像

静息以及运动（负荷）状态下的心肌成像可以评估心肌灌注情况（表 3-3）。对于无法运动的患者，可

**表 3-3　心肌灌注成像中放射性核素示踪剂摄取的临床意义**

| 示踪剂摄取模式 | 临床意义 |
| --- | --- |
| 均匀 | 正常心肌灌注（除非有严重三支病变，由于左室功能差使示踪剂摄取均匀）<br>心脏疾病风险低（每年 0.6%） |
| 可逆性缺损 | 仅在负荷试验下存在灌注缺损<br>提示存在可逆性缺血或存活心肌<br>心脏疾病风险高（每年 7% ~ 13%） |
| 固定性缺损 | 在静息和负荷试验下均存在灌注缺损，提示心肌梗死 |

应用血管扩张剂（腺苷或双嘧达莫）或正性肌力药物（多巴酚丁胺）进行药物负荷。闪烁显像检查时可发现多区域缺血或严重缺血导致的放射性缺损。ECG 门控成像可以更好地区分真实的灌注异常和伪影，可提高诊断准确性并评估心室功能（图 3-2）。

此外，存活心肌可通过灌注（$^{201}$Tl 或 $^{99m}$Tc- 甲氧基异丁基异腈，评估细胞膜完整性）或代谢 [氟代脱氧葡萄糖（$^{18}$FDG）] 示踪剂进行识别。心肌存活情况是决定再血管化治疗可能获益的重要因素。框 3-3 和表 3-4 汇总了心肌灌注成像的适应证及有效性。

## 计算机断层扫描（CT）

较高的时空分辨率对微小和动态的冠状动脉可视化成像至关重要。随着多层螺旋 CT（MDCT）扫描技术的发展，目前 CT 已具有快速的 X 线管转速及多层扫描的特性，从而使冠状动脉的可视化成为可能。第一代 4 层 MDCT 的应用受到限制，因其需要过慢的心率（以减少运动伪影）及长时间屏气（高达 40 s，对于气短的患者很困难）。最新一代的 64 层、ECG 门控 MDCT 系统可以在 10 s 内获得心脏解剖、冠状动脉血管及狭窄的图像。近期，前瞻性 ECG 门控螺旋扫描模式（prospective ECG-triggered flash spiral mode）已进入临床使用。该设备可在一个心动周期（约 0.28 s）内进行心脏成像，降低了辐射量和对比剂使用量，并可消除应用前瞻性

● 术前评估

● 心肌存活评估

● 风险分级

● 经皮冠状动脉介入治疗（PCI）或 CABG 的术后评估

● 药物治疗监测

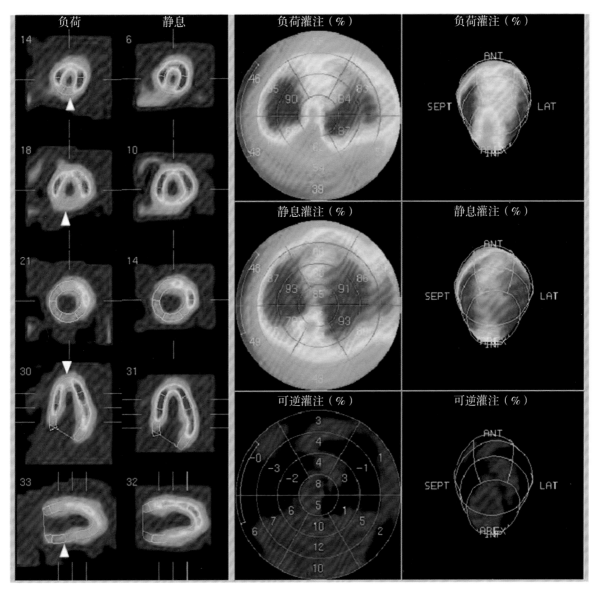

图 3-2　$^{99m}$Tc- 甲氧基异丁基异腈心肌灌注闪烁显像。1 例存在可逆性的心尖部及下基底部灌注缺损的患者（白色箭头）。通过分析示踪剂的摄取，可以对侧壁（LAT）和间隔（SEPT）部位的病变进行定量和定位（分为 20 个心肌节段）

序列模式冠状动脉 CT 图像的堆叠伪影。另外，该技术不需编辑重建数据，从而降低检查后的处理时间。在冠状动脉成像时，最好保持一个非常稳定的心率（±60 min$^{-1}$）。由于 64 层 MDCT 的高空间分辨率（约 0.4 mm），它可评估超过 90% 的冠状动脉情况，具有较高的敏感性和特异性。然而，重度冠状动脉钙化（Agatston 评分 > 400 ~ 600 单位）会降低其敏感性，并难以发现管腔内狭窄。框 3-4 中汇总了冠状动脉 CT 血管造影（CTA）的临床指征。

MDCT 的辐射剂量很高（约 15 ~ 21 mSv），会导致罹患癌症的终生风险增加，对于女性（患乳腺癌）患者、年轻患者以及同期进行心脏和主动脉扫描的患者，这种风险更高。近几年，随着电子束 CT

（EBCT）和双源 CT（DSCT）的发展，CT 检查逐渐克服了时间上的限制，辐射剂量显著降低（DSCT 的辐射剂量约为 0.7 mSv）。

## 冠心病（CAD）

冠状动脉钙化是冠状动脉粥样硬化的标志之一。通过非对比增强 EBCT 和 MDCT 获得的冠状动脉钙化评分可用于 CAD 患者的风险分级，钙化越严重，越有可能发生阻塞性 CAD。然而，冠状动脉钙化不能有效地区分稳定和不稳定斑块。此外，冠状动脉钙化程度并不总是与狭窄程度一致。因此，钙化评分的阳性预测值（PPV）较低。

自 2004 年 64 层 MDCT 开始应用以来，许多医

表 3-4 CAD 的无创放射成像评估

| | CT | MRI | PET/SPECT |
|---|---|---|---|
| 解剖评估 | | | |
| 无创冠状动脉造影 | 常规应用<br>受到冠状动脉钙化的限制（检查前进行钙化评分），时间分辨率（心率）<br>敏感性 98%，特异性 82%<br>阴性预测值高达 99%<br>对于治疗决策来说，可靠性有限 | 仅用于临床研究或个别医疗中心<br>敏感性 93%<br>特异性 58% | – |
| 功能评估 | | | |
| 静息和负荷灌注成像 | 多为实验性<br>受到辐射量增多的限制<br>低估了缺血程度 | 常规应用<br>在 Gd-ce CMR 首次通过时灌注增强识别 CAD 的敏感性是 91%，特异性是 81% | 金标准<br>识别 CAD 的敏感性和特异性均 > 90% |
| LV 功能 | 多为实验性 | 金标准<br>评估双心室射血分数、每搏量、心室质量<br>预后指标 | 门控 PET/SECT<br>受低分辨率限制 |
| 心肌存活 | 多为实验性 | 通过 Gd-ce CMR 中延迟性钆强化识别心肌瘢痕<br>预后指标 | 金标准<br>预后指标 |

框 3-4 冠状动脉 CTA 的临床指征

● 了解冠状动脉狭窄
● 低 PPV（60% ~ 70%），特定患者（中风险），高 NPV
● 冠状动脉畸形
● 冠状动脉起源和走行异常，3D 评估，高精度
● 冠状动脉支架成像
● 可能用于排除支架内狭窄，受金属制品和 PPV 影响
● CABG
● 高精度显示桥血管（尤其是静脉桥），在 PPV > 92% 的情况下，受限于难以评估固有冠状动脉、桥血管堵塞或狭窄

疗中心的无创冠状动脉 CTA 逐渐取代了有创冠状动脉成像技术。增强 CTA 在 5 ~ 10 min 内即可完成，快速重建技术缩短了检查结果的报告时间（图 3-3）。除了远端及左回旋支，其对于明显（> 50%）冠状动脉狭窄的评估具有较高的敏感性和特异性（表 3-4）。

冠状动脉 CTA 对排除重度 CAD 有显著意义。由于其具有较高的阴性预测值（NPV），如果冠状动脉 CTA 结果正常，则排除明显的冠状动脉狭窄情况。在致密钙化或者冠状动脉粥样硬化并不限制血流的情况下，MDCT 不能评估冠状动脉狭窄程度，这是

MDCT 主要局限性。而高分辨 CT 解剖成像与 PET/SPECT 功能成像相结合的复合系统则可克服上述两种技术各自的局限性。

主动脉疾病

将具备后处理技术的 MDCT 或磁共振血管成像（MRA）相结合，可用于各阶段主动脉病变的评估。这两种技术相互参照，可提供主动脉及周围结构的重要信息，有助于给介入医师和外科医师提供重要的解剖关系。由于 CTA 易获取、检查快速，且对于主动脉破裂具有高敏感性和高特异性，因此，常用于主动脉破裂的诊断。

心包疾病

自由运动的 MDCT 技术可提供更好的心包成像。因此，该技术被认为是诊断心包疾病的重要手段。这种 CT 技术的主要优点是识别心包钙化的高敏感性，从而使其成为诊断缩窄性心包炎的最佳方法。

瓣膜疾病

根据 MDCT 获取的瓣膜解剖和功能信息详见表 3-5。

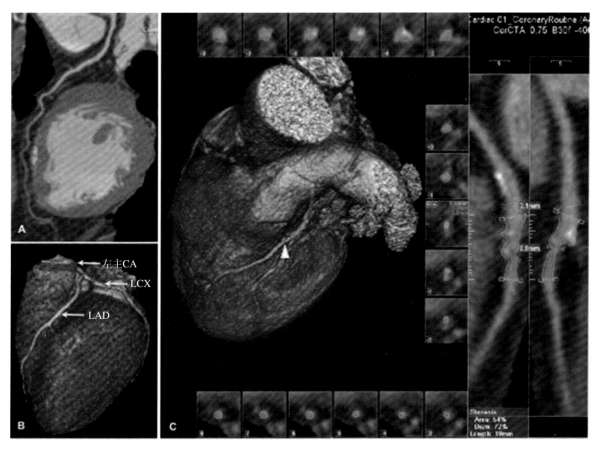

图 3-3　冠状动脉 CTA。A．正常 LAD 的弯曲多平面重建图像，近端、中端及远端均可显示。B．正常冠状动脉的 3D 体积彩色图像，LCX 为左回旋支。C．RCA 狭窄的定量分析

## 心脏磁共振成像（CMR）

CMR 的原理在于利用原子核的磁特性，体内氢原子核产生局部或随机定向磁场。在静态磁场作用下，原子核成直线排列。用无线电射频脉冲引起核共振改变原子核排列，随后停止射频脉冲，原子核回归起始位置并释放吸收的能量，并通过检测原子核释放的能量生成 MRI 二维和三维图像。全面的 CMR 检查包括形态学静态成像、CMR 序列动态成像、负荷 / 静态灌注 CMR 以及增强 CMR，检查过程耗时较长（约 30 min，取决于应用何种方法或序列）。

1.5 T 或 3 T 的稳态自由运动（SSFP）磁共振序列可提供良好的信噪比和对比噪声比、快速的图像采集速度以及卓越的图像质量。

注射钆二乙烯三胺五乙酸（Gd-DTPA）可增加 CMR 的敏感度。含钆造影剂比传统造影剂的肾毒性小。因此，Gd 增强 CMR 适用于肾功能不全患者。有灌注的组织在 Gd-DTPA 第一次通过时亮度增加（信号加强的自旋弛豫时间 /T1 加权图像）。

CMR 是评估心脏和血管结构以及功能的重要无创成像方法（表 3-6）。

### 冠心病（CAD）

CMR 可通过直接（血管造影）或间接（灌注显像）的方法识别 CAD（表 3-4）。冠状动脉存在空间分辨率低、可重复性低以及多数部位评估困难的特点，因此限制了冠状动脉 MRA 的应用。

灌注 CMR 最重要的应用是评估心肌存活率，其较高的阳性预测值（PPV）已被临床研究证实。如果灌注正常，无心血管事件 3 年生存率高达 99%。

CMR 是心腔容积、功能以及心肌质量精确定量测定的金标准。

### 主动脉疾病

MRA 特别适用于胸腹主动脉瘤（斜矢状位 MRA 图像）的诊断，对需要定期随访的患者而言，可避免重复电离辐射带来的不良影响（表 3-6）。

**表 3-5　MRI 和 MDCT 的瓣膜评估**

| | 动态成像 MDCT | SSFP 动态成像 MRI |
| --- | --- | --- |
| 形态 | 对于显示瓣叶、腱索及乳头肌有优势（高空间分辨率）<br>准确定量瓣膜钙化程度 | 中等<br>腱索及乳头肌评估能力受限 |
| 功能 | 对瓣膜狭窄和反流进行定性和定量评估（平面面积）<br>与 TTE 及 TOE 的结果相关<br>精准评估瓣膜运动和瓣膜病的机制（瓣叶脱垂、瓣叶活动受限） | |

### 瓣膜疾病

MDCT 和 CMR 均可准确评估心脏瓣膜功能（表 3-5）。平面 CMR（ciné CMR）或相位对比 CMR（PC-CMR）可以测量 AV 瓣口面积、血流方向、流速、反流分数以及跨瓣压差，测定结果与 TOE 及 TTE 检查结果密切相关，可作为诊断 AS 和 AR 的重要工具。

### 心包疾病和心脏肿物

CMR 检查软组织时呈高对比度，且可获取多平面和 SSFP 图像，因此 CMR 是评估心包疾病和心脏肿物的参考方法。在 T1 和 T2 加权图像（横向弛豫时间）中，心包均为低信号强度窄条带。CMR 可以识别出少量或包裹性积液以及急性心包炎，有助于治疗后随访、缩窄性心包炎和限制性心肌病的鉴别诊断。

## 有创诊断技术

### 心导管检查

心导管检查最初用于测量心腔及大血管内压力（表 3-7），不透射线造影剂的应用使心室造影术和冠状动脉造影术得到发展。有创诊断技术中的造影剂暴露以及辐射暴露可导致不同程度的并发症，甚至威胁生命。尽管新的无创技术（如放射性核苷酸灌注成像和 MRI）不断发展，心导管检查仍是评估 CAD 严重程度和病变范围的最常用方法。除可获取诊断信息外，心导管检查也可用于介入治疗（如血管成形、瓣膜成形）、评估预后以及作为外科治疗的辅助手段。

### 右心导管（RHC）

右心导管（RHC）检查主要用于有不明原因呼吸困难、瓣膜病（尤其是二尖瓣）或心内分流患者。仅有 10% 合并 PHT 的心脏病患者，在右心导管检查时联合应用左心导管检查，但对这个情况常有争议。

首先，在局麻下，经静脉（股静脉、颈内静脉）

**表 3-6　CMR 功能学及形态学检查的指征和优势**

| | |
| --- | --- |
| 指征 | 心肌缺血和存活<br>先天性心脏病（形态学、分流评估）<br>心肌病（原发性和继发性）<br>心脏肿物和炎性疾病<br>心脏瓣膜病<br>心包疾病<br>主动脉疾病 |
| 优势 | 无电离辐射<br>无需对比增强剂<br>软组织对比度好 |
| 禁忌证<br>（存在于约 20% 患者中） | 铁磁性异物<br>动脉瘤夹<br>眶内金属物<br>非 MRI 兼容植入物<br>幽闭恐惧症 |

置入不透射线导管，并使导管通过 RA、RV，到达 PA。经股静脉入路可以采用普通导管，而经颈内静脉或锁骨下静脉入路可能需要尖端带球囊导管。每个心腔都有各自的特征性压力曲线。例如，当导管进入 RV 时，收缩压升高，进入 PA 后舒张压升高。普通导管嵌住远端 PA，或者借助漂浮导管球囊充气，可获得 PAWP，反映了 LA 和 LV 的充盈压。

通过热稀释法或者 Fick 法（需要测量 Hb 浓度、体循环和肺循环动脉血氧，详见 30 章）测定 CO。

通过测量不同血管和心脏水平（如 SVC、IVC、RA、RV 和 PA）的血氧，评估左向右分流（如 ASD、VSD）的血流动力学意义和解剖位置。如 $SO_2$ 异常升高或阶跃增加，提示该部位可能存在左向右分流，用分流公式计算肺循环 - 体循环分流比（分流率；$Q_P/Q_S$）。

在 PHT 患者中，楔压和跨肺动脉压力梯度（TPG，即平均肺动脉压 - 平均楔压）可以帮助判断肺动脉压力升高的起源（毛细血管前或后）。球囊阻断后的远

表 3-7 左、右心导管检查的指标和正常值

| | 指标 | 测量值 | 正常值 | 单位 |
|---|---|---|---|---|
| 左心 | 动脉 / 主动脉压力 | 收缩压 / 舒张压（平均压） | < 140/90（105） | mmHg |
| | LV 压力 | 收缩压 / 舒张末压 | < 140/12 | mmHg |
| 右心 | RA 压力 | （平均压） | （< 6） | mmHg |
| | RV 压力 | 收缩压 / 舒张末压 | < 25/5 | mmHg |
| | PAP | 收缩压 / 舒张压（平均压） | 25/12（22） | mmHg |
| | PAWP | （平均压） | （12） | mmHg |
| | CI | | 2.5 ～ 4.2 | $l \cdot min^{-1} \cdot m^{-2}$ |
| | 舒张末容积指数 | | < 100 | $ml \cdot m^{-2}$ |
| | 动静脉氧含量差 | | < 5.0 | $ml \cdot dl^{-1}$ |
| | PVR | | ～ 100 | $dyn \cdot s \cdot cm^{-5}$ |
| | SVR | | 800 ～ 1200 | $dyn \cdot s \cdot cm^{-5}$ |

端血流情况对慢性血栓栓塞性 PHT 的管理有重要意义，也称 PVR 分割技术（PVR partitioning）。毛细血管前 PHT 可通过吸入 NO 进行血管反应性试验，用于识别可从长期钙通道阻滞剂治疗中获益的患者。对于计划进行心脏移植的受体，常规行前瞻性 PVR 和 PHT 可逆转性评估，对于移植预后有重要影响。在移植后，需进行 RHC 以评估移植物功能并行心内膜组织活检。

可以通过间隔穿刺进入 LA 和 LV，常用穿刺点为卵圆孔，提供诊断信息（如二尖瓣狭窄）也可以行介入治疗（如 ASD/PFO 封堵、二尖瓣成形）。

RHC 的主要并发症包括：心律失常、血栓形成、出血、心脏或肺动脉穿孔。

## 左心导管（LHC）

全面的左心导管（LHC）检查内容包括：测压、冠状动脉造影、左室造影和主动脉造影（表 3-8）。

## 冠状动脉造影

约 60 年前，F. Mason Sones 首次实施选择性冠状动脉造影，至今该项技术仍是用于确定冠状动脉解剖结构最广泛的方法（图 3-4）。此外，冠状动脉造影还提供了其他重要信息，包括冠状动脉的优势（取决于后降支起源）、先天性畸形、侧支血供及钙化情况。

成年患者行冠状动脉造影时，首先在局麻下经外周动脉置入一个 4 ～ 6 Fr(直径 1.3 ～ 2 mm) 的鞘管，然后通过鞘管置入系列导管，置入近端主动脉和 LV 腔。选择冠状动脉开口插管并注射造影剂显示冠状动脉结构。管腔狭窄 > 75%（左主干狭窄 > 50%）为严重狭窄。

该技术使患者暴露于碘造影剂和电离辐射，两者均与术后并发症有关（表 3-9）。尽管 LHC 同期行

表 3-8 左心导管检查内容

| 技术 | 操作 | 获取的信息 |
|---|---|---|
| 测压 | 将导管置入主动脉根部和左心室内测压 | 主动脉瓣跨瓣压<br>左室舒张末压 |
| 血管造影 | 冠状动脉窦或冠状动脉、静脉桥血管或乳内动脉选择性插管并注入造影剂 | 动脉解剖，左或右优势型，狭窄部位和严重程度，侧支循环，桥血管是否通畅 |
| 心室造影 | 将猪尾导管通过主动脉瓣置入左心室，快速注入 40 ～ 60 ml 造影剂 | 心室大小和功能<br>左室射血分数<br>左室室壁瘤<br>二尖瓣反流程度 |
| 主动脉造影 | 将导管置入主动脉根部，手动注入造影剂 | 主动脉瓣反流程度 |

表 3-9　LHC 并发症

| 部位 | 示例 |
| --- | --- |
| 穿刺部位 | 出血、血肿、假性动脉瘤、静脉损伤（远端肢体缺血感染） |
| 血管 | 主动脉夹层<br>肾、肠系膜和脑血栓栓塞 |
| 心脏 | 冠状动脉夹层 / 阻塞<br>心肌梗死<br>心律失常（包括室颤） |
| 全身 | 血管迷走性晕厥<br>造影剂致肾毒性<br>造影剂过敏<br>放射性皮炎 |

PCI 存在较高风险，但诊断性检查过程中严重并发症（死亡、脑卒中、MI 和心律失常）的发生率低于0.1%。血管损伤和出血性并发症（血肿、假性动脉瘤、远端缺血）是最常见的不良事件（2% ~ 8%），尤其股动脉入路时更常见。桡动脉出血相关并发症发生率低，故经桡动脉入路的 LHC 逐渐增多。罕见并发症包括造影剂过敏反应、造影剂相关肾病和迟发性放射性皮炎。

传统冠状动脉造影的局限性如下。

- 冠状动脉造影生成二维图像，在迂曲或角度大的血管中，不能准确估测狭窄程度；在进行血管狭窄情况的评估时，有时会用看似正常但实际为病变的血管做参照。
- 以下原因造成对结果的误判：造影剂注射剂量不足，正交（垂直）投影的影像不够，导管诱发的

冠状动脉痉挛。

- 不同操作者或同一操作者均可出现诊断报告存在差异的情况。

冠状动脉血流储备分数（FFR）可在一定程度上克服以上局限性。FFR 是表示冠状动脉狭窄生理学意义的指数，其原理是将压力感应导丝穿过狭窄处，在冠状动脉达到最大充盈量时（通过向静脉或冠状动脉内注射腺苷），计算狭窄远端冠状动脉平均压力与主动脉平均压力的比值（连续测量）。FFR 在评估中度冠状动脉狭窄对血流动力学影响时有重要意义。近期研究结果表明，FFR 指导的 PCI 可以降低支架的植入率、心肌梗死（MI）发生率及 1 年死亡率。

### 心室造影和主动脉造影

通过位于 LV 腔内的 6 Fr 猪尾导管注射高容量造影剂（35 ~ 45 ml）可以采集 LV 射血分数、LV 局部室壁功能和二尖瓣反流（半定量）。当猪尾导管于主动脉根部注射 45 ~ 55 ml 造影剂时，可以评估主动脉内径和主动脉瓣反流。

## 血管内超声（IVUS）

IVUS 是用微型超声探头行冠状动脉内成像的技术，可以提供冠状动脉管腔及血管壁不同层面的高分辨率（100 ~ 150 μm）、横断面实时成像。IVUS 一般用于介入手术操作过程中，主要目的评估造影结果难以确定的情况，提供左主干（LMS）病变更详细信息。

不同于 IVUS，冠状动脉造影仅仅提供了血管腔轮廓图像，该图像可能会被冠状动脉的重构现象混淆。当冠状动脉血管狭窄 < 40% 时，斑块逐渐积聚可使冠状动脉内径增加，从而维持管腔内径稳定。然

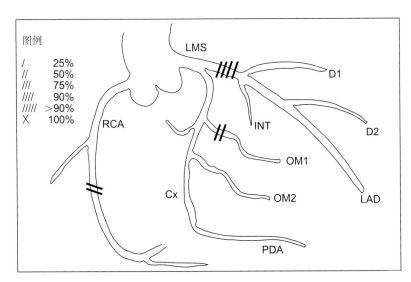

图 3-4　冠状动脉造影报告示例。左优势型，左前降支（LAD）近段重度狭窄，右冠状动脉（RCA）中部、回旋支（Cx）发出的第一钝缘支（OM1）轻度狭窄。INT，中间支；D1，第一对角支；D2，第二对角支；LMS，左主干；PDA，后降支；OM2，第二钝缘支

而，IVUS 可观察到血管壁斑块情况，从而更大程度了解冠状动脉粥样硬化的严重程度，这在造影中很难实现。所以，IVUS 检查结果的动脉粥样硬化发病率高于造影。随着光学相干断层扫描（OCT）的出现，使体内原位横断面成像成为可能。它的分辨率为 IVUS 的 10 倍（15 μm），可提供斑块病变实时、近似于组织学的分析结果。

## 关键点

- 心肌灌注成像有助于识别可从血运重建获益的缺血心肌。
- 对比增强 CMR 用于评估心肌存活情况比 [18]FDG-PET/SPECT 更准确。
- 64 层 MDCT/DSCT 冠状动脉造影结果为阴性，即可排除明显的 CAD。
- PET-SPECT/CT/MRI 混合成像技术使连续性评估 CAD 病变的解剖范围及其对心功能的影响成为可能。
- MDCT 和 MRI 可作为瓣膜成像的替代方法，它与超声心动检查具有较好的一致性。
- 心导管检查仍是冠状动脉成像的金标准。
- 严重并发症较罕见，一旦出现可危及生命。
- FFR 可用于中度冠状动脉病变的血流动力学评估。
- RHC 目前没有得到充分应用。

## 扩展阅读

Dangas GD, Di Mario C, Kipshidze NN, Barlis P, Addo T (eds.). *Interventional Cardiology Principles and Practice*, 2nd edn. Oxford: Wiley Blackwell; 2017.

Garcia MJ. *Non-Invasive Cardiovascular Imaging: A Multimodality Approach*. London: Lippincott Williams & Wilkins; 2012.

Grech ED. *ABC of Interventional Cardiology*, 2nd edn. Oxford: Wiley Blackwell; 2011.

Kern MJ, Sorajja P, Lim MJ (eds.). *The Cardiac Catheterization Handbook*, 6th edn. Philadelphia: Elsevier; 2016.

Kowey P, Piccini JP, Naccarelli G, Reiffel JA (eds.). *Cardiac Arrhythmias, Pacing and Sudden Death*. Cham: Springer; 2017.

Lanccelloti P, Zamorano JL, Habib G, Badano L (eds.). *The EACVI Textbook of Echocardiography*, 2nd edn. Oxford: Oxford University Press; 2017.

Medtronic Inc. *Reveal LINQ insertable cardiac monitoring system*. www.medtronic.com/us-en/ healthcare-professionals/products/ cardiac-rhythm/cardiac-monitors/ reveal-linq-icm.html (accessed December 2018).

Mortensen KH, Barry PA, Gopalan D. Radiology for cardiothoracic intensivists. In Valchanov K, Jones N, Hogue CW (eds.), *Core Topics in Cardiothoracic Critical Care*, 2nd edn. Cambridge: Cambridge University Press; 2018, pp. 44–57.

Moscucci M (Ed.). *Baim & Grossman's Cardiac Catheterization, Angiography and Intervention*, 8th edn. Philadelphia: Lippincott Williams & Wilkins; 2013.

Thelen M, Erbel R, Kreitner K-F, Barkhausen J. *Cardiac Imaging: A Multimodality Approach*. Stuttgart: Georg Thieme Verlag; 2009.

Topol EJ, Teirstein PS. *Textbook of Interventional Radiology*, 7th edn. Philadelphia: Elsevier; 2016.

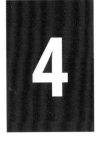

# 心脏麻醉的实施

原著 Andrew I. Gardner，Paul H. M. Sadleir

林多茂 译　晏馥霞　郭克芳 审校

心脏麻醉的目的包括预防围术期心肌缺血和心律失常，严格控制血流动力学，避免非心源性并发症和早期拔除气管导管。本章讨论低风险患者行择期冠状动脉旁路移植术（CABG）的麻醉管理。

## 术前评估

对于多数择期手术患者，手术前数日进行术前评估。术前应评估患者能否耐受计划的手术，与患者及家属解释麻醉过程并征得知情同意、签署知情同意书、讨论术前相关药物的停药计划。在术前评估和手术之间留出足够的时间，用于尽早发现问题、进行相应辅助检查，并对输血、起搏器使用和重症监护等事宜进行准备。充分的术前评估可显著降低手术当天延误或取消的可能性，这对在手术当日入院的患者尤为重要。

术前应对患者病历中记录的症状和体征（见第 2 章）、术前检查（特别是冠状动脉造影和超声心动图）结果进行全面浏览和评估，排除所有新出现或未诊断明确的问题。

除常规术前系统病史和检查外，还应注意以下方面的问题：

- 预计获取桥血管的部位，考虑到其可能对监护和置入导管产生影响；
- 近期抗凝治疗情况（见下文）；

- 永久性起搏器 / 植入式除颤器程序在麻醉诱导前可能需要重新设置；
- 食管疾病史可能为经食管超声心动图（TOE）的相对或绝对禁忌证；
- 宗教信仰、文化程度。

建议将所有常规抗心绞痛、降血压和抗心衰药物使用至手术当天（表 4-1）。

口服降糖药应按照所在机构的方案进行管理，目标维持禁食期间血糖应处于正常水平。建议术前 2 日停用钠 - 葡萄糖协同转运蛋白 -2（SGLT-2）抑制剂，以降低围术期糖尿病酮症酸中毒风险。同时，应用其他糖尿病治疗措施，以确保术前评估至手术日期间的血糖处于正常水平。

关于停用抗血小板药物和停止抗凝治疗的最佳时机，需权衡围术期出血和血栓发生风险。

噻氯吡啶类药物应至少在术前 5 日停用。

阿司匹林是否停用仍有争议。有证据显示，在手术前 5 日内继续治疗可降低早期住院死亡率、促进桥血管通畅，并且不会增加因出血或输血而再次手术的风险。但目前尚无定论。大多数医院出于对出血风险的担忧，手术前 7 ~ 10 日停用阿司匹林，但也有医院持续使用阿司匹林，直至手术当日（尤其是冠状动脉严重狭窄患者）。

直接口服抗凝药物（如达比加特兰、利伐沙班、阿皮沙班）应在手术前 72 h 停用。

表 4-1　关于术前长期用药是否持续至手术日的建议

| 可持续使用 | 有争议 | 停用 |
| --- | --- | --- |
| 他汀类（降低住院死亡率和 RRT 需求） | 阿司匹林 | 噻氯吡啶类（如氯吡格雷、普拉格雷） |
| β 受体阻滞剂（降低 CABG 术后房颤风险） | ACEI 类 | 糖蛋白 IIb/IIIa 抑制剂（如替罗非班） |
| 硝酸酯类 | ARB 类 | 直接口服抗凝剂（如利伐沙班） |
| 钙通道阻滞剂 | | 利尿剂 |
| 钾通道开放剂 | | NSAID |
| 糖皮质激素 | | 单胺氧化酶抑制剂 |
| 抗心律失常药 | | 双胍类（二甲双胍） |
| 支气管扩张药 | | |

其他用于二级预防的抗血栓药（如替罗非班或普通肝素），通常在手术前 2 ～ 4 h 停用。

## 术前药物

尽管其他专科麻醉有取消术前药物的趋势，但在心脏手术前，依然惯常使用有镇静作用的术前药物。术前用药的目的包括：降低焦虑、高血压和心动过速可能引发的心肌缺血风险。需要注意的是，避免呼吸抑制。目前，术前药物的方案一般为阿片类药物、苯二氮䓬类药物和抗组胺类药物。这个方案需要根据个体差异进行调整（框 4-1）。近年来，作为术前药物，加巴喷丁的应用更加广泛。加巴喷丁可降低全身麻醉期间的交感反应，也可减轻心脏手术后的急性和慢性疼痛。另外，建议术前使用长效顺行性遗忘药物，其优点是药效可以持续至术后进入 ICU。多数术前镇静药有呼吸抑制等并发症，因此需注意在麻醉诱导前的持续吸氧。

## 术前准备

患者到达手术室前，应确认药物备齐、设备状态良好、工作人员（外科医师、护理人员、灌注师）就位。强心药物、抗心律失常药、钙剂、镁剂、肝素和鱼精蛋白等药物处于随时备用状态（框 4-2）。

## 麻醉间 / 手术室

患者到达麻醉间后，采用 WHO 的手术安全核查清单核对患者身份，确认其同意接受手术，核对交叉配血。手术部位应有明确的标记（如开胸手术切口画

---

**框 4-1　心脏手术麻醉前用药示例**

**口服**（麻醉诱导前 90 ～ 120 min）：

劳拉西泮 2 ～ 4 mg

替马西泮 10 ～ 20 mg

可乐定 100 ～ 150 μg

普瑞巴林 75 ～ 150 mg

美沙酮 0.1 ～ 0.2 mg·kg$^{-1}$

**肌注**（麻醉诱导前 45 ～ 60 min）：

吗啡 0.2 ～ 0.3 mg·kg$^{-1}$ + 东莨菪碱 200 ～ 400 μg

给予镇静作用的术前药物，患者应常规吸氧

---

**框 4-2　心脏麻醉的准备**

**设备**

麻醉机、喉镜和插管辅助设备、吸引装置

监测（标准麻醉监测 + 压力传感器、麻醉深度监测、经食管超声心动图、动脉血气分析、ACT 监测仪）

输液泵和输液装置

动脉和静脉插管

除颤仪和体外起搏器

超声装置（用于辅助静脉穿刺）

**备用药物**

麻醉药物：局部麻醉药（利多卡因）、镇痛药（如芬太尼、舒芬太尼、瑞芬太尼、阿芬太尼）、肌肉松弛药（如哌库溴铵、罗库溴铵）、诱导药（如依托咪酯、丙泊酚、咪达唑仑）

心血管药物：抗胆碱药（阿托品、格隆溴铵）、缩血管药（间羟胺、去氧肾上腺素）、β 受体阻滞剂

其他：静脉液体、预防用抗生素、抗凝剂（肝素）、抗纤溶药（氨甲环酸、氨基己酸）

---

线、桡动脉穿刺部位画线），在麻醉操作前完成无创监测（心电图、袖带血压和脉搏血氧）。

## 血管通路和有创监测

局麻下，经前臂静脉（14 G）穿刺建立静脉通路，并在非优势侧桡动脉（20 G）进行穿刺，建立桡动脉压力监测。对于需要获取非优势侧桡动脉作为桥血管进行 CABG 的患者，也可以在优势侧桡动脉或股动脉处置管，并通过换能器对动脉压进行有创监测。当两条桡动脉都需要用于旁路移植时，可以选择股动脉进行压力监测。

随后，可在局麻下置入中心静脉导管（即颈内静脉或锁骨下静脉）。在许多医疗中心，这一操作在麻醉诱导后进行。经过适当训练，可在超声引导下行颈内静脉穿刺置管，可减少穿刺并发症和试探性穿刺的次数。

对于拟行 CABG 手术的低风险患者，是否置入肺动脉漂浮导管（PAFC）对临床管理或预后无显著影响，其常规性应用目前已经减少。可预先置入 PAFC 鞘管。如在脱离 CPB 时认为有必要置入 PAFC，则可经鞘管方便地将导管插入。当 CABG 需要联合其他术式、CABG 较复杂、患者左心功能较差时，许多心脏麻醉医师偏好预先置入 PAFC 鞘管。在

没有以上情况时，PAFC 鞘管也可作为中心静脉通路。

择期 CABG 患者被认为属于术中知晓高风险人群，使用脑电图设备进行麻醉深度监测可以降低术中知晓的发生率。另外，还可减少麻醉药使用量，从而减少药物引起的心血管抑制，降低医疗成本。

### 硬膜外

胸段和颈段硬膜外镇痛技术已用于心脏手术的术后镇痛。这项技术目前尚存争议，在第 38 章中有相关讨论。

### 麻醉诱导

在一些医疗中心，麻醉诱导在独立的麻醉间进行。麻醉间的有利之处是可提供安静环境、保护患者隐私、减少"周转"时间。其不利之处是一旦发生循环衰竭、需要紧急建立体外循环（CPB）时，会给救治带来不便。因此，在使用麻醉间时，需要权衡受益与风险。

此前，我们已介绍许多用于心脏手术麻醉诱导和维持的技术，此处只探讨麻醉用药。理想的心脏麻醉药的特点应包括：

- 血流动力学稳定；
- 无心肌抑制作用；
- 没有使冠状动脉收缩或发生冠状动脉窃血的作用；
- 有非麻醉性心脏保护作用；
- 有残余镇痛作用；
- 快速起效和可被拮抗；
- 药效便于调控。

总的来说，不存在具备所有理想麻醉药特点的"单一药物"，也不存在只使用"单一药物"的麻醉技术。

在预给氧后，联合使用静脉全麻药、阿片类药物和神经肌肉阻滞剂进行诱导（框 4-3）。中等剂量阿片类药物可减弱直接喉镜下的气管插管反应，心肌抑制作用轻微，并可减少所需的静脉全麻药剂量。神经肌肉阻滞剂可提供理想的插管条件，防止患者出现不自主活动或颤抖，降低机体耗氧量。与传统诱导给药顺序不同，当患者没有明显气道问题时，许多麻醉医师在麻醉诱导时，较早地给予小剂量神经肌肉阻滞剂，以防止阿片类药物引起的咳嗽或胸壁僵直。哌库溴铵作用的持续时间长，并具有拟交感作用，可减弱大剂量阿片类药物和使用 β 受体阻滞剂所导致的心动过缓，是心脏麻醉常用的神经肌肉阻滞剂。罗库溴铵

---

**框 4-3 麻醉诱导药物**

**诱导剂**

依托咪酯 0.15 ~ 0.30 mg · kg$^{-1}$

异丙酚 1.0 ~ 1.5 mg · kg$^{-1}$

咪达唑仑 0.05 ~ 0.10 mg · kg$^{-1}$

硫喷妥钠 3 ~ 4 mg · kg$^{-1}$

**阿片类药物**

芬太尼 5 ~ 10 μg · kg$^{-1}$

舒芬太尼 0.5 ~ 1.0 μg · kg$^{-1}$

瑞芬太尼 0.5 ~ 2.5 μg · kg$^{-1}$ → 0.05 ~ 0.50 μg · kg$^{-1}$ · min$^{-1}$

阿芬太尼 50 μg · kg$^{-1}$ → 1 μg · kg$^{-1}$ · min$^{-1}$

**神经肌肉阻滞剂**

哌库溴铵 0.10 ~ 0.15 mg · kg$^{-1}$

罗库溴铵 0.5 ~ 0.9 mg · kg$^{-1}$

维库溴铵 0.1 mg · kg$^{-1}$

阿曲库铵 0.6 mg · kg$^{-1}$

---

的优点是起效快（可降低胃胀气风险，避免由于胃胀气导致的 TOE 图像不清），而且如果出现残留阻滞，可用选择性神经肌肉阻滞剂拮抗剂（舒更葡糖钠）逆转。框 4-4 总结了麻醉诱导后的过程。

## 转运至手术室

在麻醉间进行诱导的患者，需在诱导后将患者转运至手术室。这一过程存在一定风险（管路和管道的意外脱开），但遵循简单的预防措施即可将风险降至最低（框 4-5）。

到达手术室后，首先应重新连接呼吸机、呼气末二氧化碳监护仪、脉搏血氧饱和度和心电图监测；对术中受压区域进行检查和保护；置入温度探头；按要求置入 TOE 探头；连接压力传感器并重新调零；检查各管路是否通畅，并在铺巾前确认三通接头的连接及开口方向。动脉和静脉注射端口应分开并进行醒目标记，以避免误经动脉内给药。检查药物输注管路，确认输液泵功能正常。

## 麻醉维持

CPB 开始前，通常用挥发性麻醉药（0.5 ~ 1 MAC）和丙泊酚（3 ~ 4 mg · kg$^{-1}$ · h$^{-1}$）或靶控输注（1.5 ~ 3 μg · ml$^{-1}$）维持麻醉。

**框 4-4　麻醉诱导后的过程**

| | |
|---|---|
| 气管插管 | 将导管在口的侧方进行固定，排查避免插管对舌的压迫 |
| 机械通气 | 潮气量 6 ~ 8 ml · kg$^{-1}$ 以维持正常 $PaCO_2$<br>应用空氧混合气体，氧浓度 60%<br>多数麻醉医师不建议使用 $N_2O$（理论上可在 CPB 前早期使用 $N_2O$，但会增加气栓风险） |
| 麻醉维持 | 使用吸入或静脉麻醉药物 |
| 中心静脉通路 | 如果在诱导前未建立中心静脉通路，此时可置入较短的颈内静脉导管（10 ~ 12 cm）或避免置入深度 > 12 cm |
| 导尿管 | 如果无法经尿道插入导尿管，可在手术结束转入 ICU 前，通过耻骨上插入导尿管 |
| 预防性抗生素 | 为了预防手术切口感染（胸骨切口感染和纵隔感染），抗生素的针对性需覆盖皮肤常见病原微生物<br>根据当地要求选择使用抗生素（常为 β- 内酰胺类或糖肽类） |
| 体温监测 | 鼻咽温 / 膀胱温 |
| 患者保护 | 闭眼并用胶布固定，足跟下用软垫保护，膝关节呈稍弯曲状<br>保护尺神经和桡神经受压点 |
| TOE 探头<br>胃管 | 如果使用 TOE，应在患者消毒铺巾前插入探头<br>一些医疗中心使用鼻胃管 / 口胃管来减少术后恶心和呕吐<br>如考虑诱导时发生胃胀气，可在插入 TOE 前置入胃管排空胃内气体 |
| 确认外周通路通畅 | 周围和中心静脉通路通畅<br>动脉管路血液回抽无阻碍 |
| 麻醉深度监测 | 如诱导前未使用该监测，可在诱导后建立监测 |

**框 4-5　手术开始前的麻醉检查清单**

- 机械通气
- 各压力监测换能器调零
- 5A：

　　管路入口（Access）

　　麻醉（Anesthesia）

　　动脉排气（Arterial gas）

　　测定 ACT 基础值（ACT baseline）

　　抗生素（Antibiotics）

- 交叉配血

有研究显示，挥发性麻醉药通过与缺血预处理和缺血后处理类似的机制发挥一定程度的心脏保护作用，然而对临床预后的改善尚缺乏足够证据（见第 5 章）。在低风险患者中，常用的挥发性麻醉药未见明显心肌保护作用。

右美托咪啶在心脏手术中的应用越来越常见，它可以降低术后谵妄发生率、血流动力学波动和 ICU 停留时间。

胸骨切开前几分钟需要追加阿片类药物，用量因手术刺激程度而异（表 4-2）。另外，在评估容量状态时，麻醉医师还应考虑到取桥血管时可能存在的隐匿性出血。

可以通过心电图和 TOE 监测是否存在心肌缺血征象。当使用外科撑开器或在心脏后方放置纱布时，ECG 可能会发生改变，增加图形解读难度。如果麻醉医师怀疑发生心肌缺血，应立即提醒外科医师。如果认为存在心肌缺血，可以尝试使用硝酸甘油或 β 受体阻滞剂（如艾司洛尔）进行处理。如果缺血性改变持续存在引起循环衰竭，应及时建立 CPB。然后，在"非缺血性 CPB"期间（如阻断主动脉前）可继续分离桥血管。

心包切开后，麻醉医师应观察心脏，了解心脏形态、充盈程度和收缩力。在平均动脉压（MAP）、中心静脉压（CVP）和 TOE 指导下进行液体管理。在选择液体方面，可选用晶体液或胶体液，避免使用含葡萄糖的液体。

## 关键点

- 虽然外科医师从手术角度会在术前对患者进行全面检查，但术前麻醉评估常可发现需要进一步关注的问题。

**表 4-2　麻醉操作和手术操作的刺激强度**

| 强 | 弱 |
|---|---|
| 应用直接喉镜 | 气管插管后 |
| 气管插管 | 手术前准备和铺巾期间 |
| 置入 TOE 探头 | 各种手术相关的"拖延"时段 |
| 切开皮肤 | 获取乳内动脉期间 |
| 切开胸骨 | |
| 胸骨复位 | |
| 提拉胸骨 | |

- 心脏麻醉的原则是严格控制血流动力学，避免围术期心肌缺血。
- 给予有镇静作用的术前药物时，需要给患者吸氧。
- 麻醉医师、外科医师和灌注师之间的良好沟通，对于患者安全进入 CPB 运行阶段至关重要。

## 扩展阅读

Aboul-Hassan SS, Stankowski T, Marczak J, *et al*. The use of preoperative aspirin in cardiac surgery: a systematic review and meta-analysis. *J Card Surg* 2017; 32: 758–74.

Kappeler R, Gillham M, Brown NM. Antibiotic prophylaxis for cardiac surgery. *J Antimicrob Chemother* 2012; 67: 521–2.

Peacock SC, Lovshin JA. Sodium-glucose cotransporter-2 inhibitors (SGLT-2i) in the perioperative setting. *Can J Anaesth* 2018; 65: 143–7.

Reich DL, Fischer GW. Perioperative interventions to modify risk of morbidity and mortality. *Semin Cardiothorac Vasc Anesth* 2007; 11: 224–30.

Saugel B, Scheeren TWL, Teboul J-L. Ultrasound-guided central venous catheter placement: a structured review and recommendations for clinical practice. *Crit Care* 2017; 21: 225.

Shaw JR, Woodfine JD, Douketis J, Schulman S, Carrier M. Perioperative interruption of direct oral anticoagulants in patients with atrial fibrillation: a systematic review and meta-analysis. *Res Pract Thromb Haemost* 2018; 2: 282–90.

Wang G, Niu J, Li Z, Lv H, Cai H. The efficacy and safety of dexmedetomidine in cardiac surgery patients: A systematic review and meta-analysis. *PLoS One* 2018; 13: e0202620.

World Health Organization. WHO guidelines for safe surgery 2009. who.int/patientsafety/safesurgery/en/ (accessed December 2018).

Xia Z, Li H, Irwin MG. Myocardial ischaemia reperfusion injury: the challenge of translating ischaemic and anaesthetic protection from animal models to humans. *Br J Anaesth* 2016; 117: ii44–ii62.

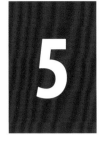

# 体外循环原理

原著 Timothy Coulson，Florian Falter

林培容 译　郭克芳　晏馥霞 审校

## 引言

理想的心脏手术条件是心脏静止和手术部位无血，只有使心脏停搏并将血液从心脏引流出来才能达到以上目的。为此，需要特殊的方法维持机体其他部位血供，同时避免停搏后缺血导致的心肌损伤。因此，体外循环（CPB）的两个核心原则为：

1. 保护心脏（心肌保护）；
2. 保护患者（保护大脑、肾及其他重要脏器）。

## 心肌保护

### 心肌氧供和氧需的决定因素

正常情况下，心肌的氧供由血流量和血氧含量决定。根据欧姆定律，血流量与驱动压力梯度成正比，与血流阻力成反比。

血流量 = 驱动压力 / 血流阻力

左心室冠状动脉血流在收缩期受到心肌内的压力限制，因此供血主要发生在舒张期。在心动过速时，由于舒张期时间的缩短，氧输送显著减少。心室肥厚、冠状动脉内径减小（内、外调节的影响）和血液黏度增加，也可能导致冠状动脉血流阻力增加（泊肃叶定律）。血液内的氧含量由血红蛋白浓度、血氧饱和度以及溶解氧（在很小程度上）等因素决定。

心肌需氧量由心率、心肌收缩力以及室壁张力决定——"收紧"的心脏通常增加氧耗。除了这些因素外，即使心脏处于停搏状态，心肌基础代谢仍然存在氧需。

### 优化氧供需平衡

在 CPB 的初始阶段，心肌血供依然来源于冠状动脉。机械泵替代心脏后，心肌做功降低。为了实现术野无血和心脏静止，需阻断心肌血供，并使心脏停搏。心脏停搏舒张期的能量消耗最少。随后，只需要满足心肌对基础代谢的需求即可。使用左室引流装置

可以防止心室膨胀，从而减少对氧的需求。低温可以进一步降低心肌细胞的基础代谢。使用心脏停搏液可以使心脏停搏，并提供心肌代谢所需底物。同时采用冷的停搏液与外部降温等措施，可进一步减少心肌的氧需（图 5-1）。

虽然通过诱导室颤、间断阻断主动脉和中低温的方法，也可以达到心脏相对静止状态，但心肌电活动会导致氧需增加，可产生严重心肌缺血。主动脉阻断/诱颤的做法，目前临床工作中已经不常用了。

## 心肌缺血和损伤

### 心肌冬眠及心肌顿抑

中断心肌血供会导致心肌细胞死亡和心肌梗死。然而，当中断血供时间较短，缺血所致心脏机械功能下降可在数分钟至数小时内恢复。这种心肌功能的抑制称为心肌顿抑。一般来说，心肌顿抑的持续时间明显长于缺血损伤时间。当冠状动脉血流受限的持续时间较长，但不足以引起心肌梗死时，则可能发生心肌冬眠。通过正性肌力药的支持或恢复冠状动脉血流可使心肌功能得到恢复，前者有助于确定血管重建后心肌是否可以存活。

### 心肌缺血再灌注损伤

心肌缺血区域的再灌注可使心肌损伤在最初形成的损伤基础上进一步加重，在心脏外科手术和经皮介入心脏手术后均可发生。临床表现包括心律失常、心肌顿抑、心肌微血管阻塞和致死性心肌再灌注损伤。心脏外科手术后的心肌损伤是多因素导致的，包括术中心肌机械性损伤、围术期炎性反应和冠状动脉操作相关因素，以及公认的缺血再灌注损伤（IRI）等。IRI 的机制包括心肌细胞钙超载、氧化应激反应、pH 值的快速变化以及跨膜离子通道的开放，导致不可逆的心肌细胞过度收缩和细胞死亡。

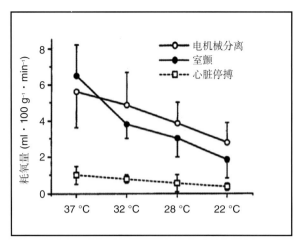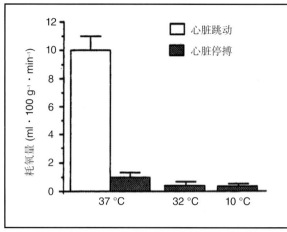

图 5-1　温度、耗氧量与心肌活动的关系

## 心肌缺血预处理

心肌缺血预处理指通过处理以减轻心肌由于缺血导致损伤的过程，其本质上是另一种形式的心肌保护。30 年前，研究人员发现，间断阻断狗的冠状动脉左前降支动脉 5 min，反复 4 次后，可以减少随后较长时间的实验动物心肌血流阻断后导致的心肌梗死范围。这种现象被称为缺血预处理（IPC），很明显是应对缺血心肌的内源性保护机制。此后，人们发现 IPC 的心肌保护作用有两个窗口。第一个在 IPC 后 2 ～ 3 h，称为经典 IPC；第二个在 IPC 48 ～ 72 h 后，称为延迟 IPC（图 5-2）。IPC 的细胞学机制尚未完全明了。

IPC 的挑战之一是心血管事件常无预警，难以早期实施 IPC。此外，心脏手术时，如果为了提供 IPC

保护，反复夹闭 / 开放主动脉，则可能导致严重的血栓栓塞事件。在完全再灌注之前，对缺血区域进行间歇再灌注的过程称为缺血后处理，该处理过程在心导管室中最可行。虽然早期试验结果令人鼓舞，但之后的混合因素和大型随机对照临床研究结果未显示缺血后处理的获益。鉴于上述原因，以及阻断动脉会增加血栓栓塞风险，缺血后处理在成人心脏手术中似乎并不可行。

心肌 IPC 对心脏本身的刺激限制了 IPC 的应用。然而有证据表明，在远离心脏的部位进行缺血性处理，同样可以产生心肌保护作用，称为远端缺血预处理（RIPC）。最常用的方法是在肢体使用可充气止血带进行 5 ～ 20 min 的缺血处理。像 IPC 一样，尽管已知 RIPC 与神经和体液机制有明确关联，但机制尚未完全了解。由于这项技术相对简单易行，现已在心

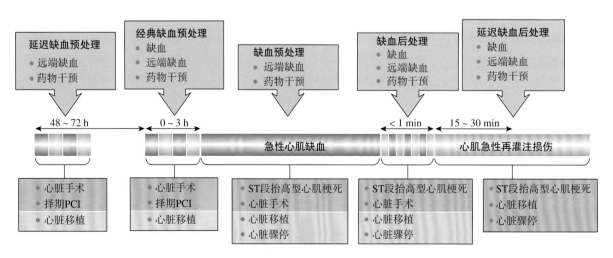

图 5-2　缺血和再灌注事件相关的心肌缺血处理类型和时间。对于缺血处理的临床保护作用，深色阴影表示已经过验证的临床措施，而浅色阴影代表潜在的应用（Reprinted from Hausenloy DJ，Yellon DM. Ischaemic conditioning and reperfusion injury. *Nat Rev Cardiol* 2016；13：193-209 with permission from Macmillan Publishers Ltd.）

脏外科领域开展大量临床研究，但直到目前，其疗效尚未在大型临床研究中得到证实。

## 药物预处理

可以说，最具吸引力的预处理方式还是使用药物刺激心肌的保护作用。在 20 世纪 70 和 80 年代，在动物研究中发现，挥发性麻醉药可以减轻缺血再灌注损伤，多数学者认为其心肌保护机制与 IPC 通路相同。多项临床前药效研究结果表明，与应用异丙酚和（或）咪达唑仑相比，挥发性麻醉药可以降低心肌缺血特异性标志物（如肌钙蛋白）的水平。回顾性研究表明，使用挥发性麻醉药可降低死亡率，最近的一项荟萃分析结果显示可使死亡率减半。但是，此类研究的规模都较小，而针对荟萃分析阳性结果进行的大型随机试验的转化率较低。因此，上述研究结果的可靠性尚有疑问。

## 心脏停搏液

心脏停搏液是指一系列可产生暂时性舒张期心脏停搏的溶液。除了化学法诱发心脏停搏外，心脏停搏液还通过使心肌保持低温，并通过提供缓冲液、代谢底物和药物达到心肌保护效果。大多数心脏停搏液使用高 $K^+$ 溶液（$15 \sim 20$ mmol $\cdot$ $L^{-1}$）和接近生理浓度的其他电解质维持等渗性。高钾导致负性膜电位降低，维持细胞处于去极化状态，这种停搏液为细胞外心脏停搏液。另外，可以用极低 $Na^+$ 浓度溶液（约 15 mmol $\cdot$ $L^{-1}$），使细胞膜超极化并防止去极化，被称为细胞内心脏停搏液。两种停搏液孰优孰劣，目前尚少有证据提供支持。

停搏液内添加物可提供细胞营养、减少能量消耗和细胞损伤，最常用的添加物是血液。合理证据表明，心脏停搏液中加入血液比单独使用晶体溶液提供更好的心肌保护。含血停搏液中全血与晶体液的比例通常为 4:1，最终电解质浓度与上述其他停搏液一致。其他添加物有抗心律失常药、钙通道阻滞剂、β 受体阻滞剂、氨基酸和碳酸氢盐，目前尚无以上添加物的高质量循证医学证据。心脏停搏液可在冷（< 20℃）或温（$21 \sim 37$℃）的状态下使用。对温停搏液与冷停搏液效果进行的对照研究多数为小规模且质量不佳。荟萃分析发现，虽然温停搏液组的一些心肌功能和损伤指标得到改善，但两组之间在心脏严重不良事件发生率上的差异无统计学意义。在一些使用冷停搏液灌注的医疗机构中，术者会在主动脉开放

和心肌再灌注前给予温停搏液灌注。一些小型研究表明，这种做法可能会减轻心肌再灌注损伤。

心脏停搏液可以通过冠状动脉（顺行）或通过冠状静脉窦（逆行）进行灌注。最常用的方法是在主动脉阻断钳和心脏之间置入灌注管，进行心脏停搏液顺行灌注（图 5-3A）。灌注压力通常为 $80 \sim 100$ mmHg，在主动脉瓣正常情况下，所有的停搏液都会进入冠状动脉。如果主动脉瓣存在反流或主动脉已开放，可以直接通过冠状动脉开口进行停搏液灌注。可以通过"盲插"或在 TOE 引导下，在冠状静脉窦内放置球囊导管，通过静脉系统进行逆行灌注。逆行灌注的压力不能太高，以避免损伤冠状静脉窦。理论上，对于冠心病或心室肥厚的患者，逆行灌注可以达到更好的心肌保护效果。然而，逆行灌注时，大部分停搏液进入心脏最小静脉系统（因此需要灌注更多停搏液），对右室心肌保护不利。在临床实践中，逆行灌注联合顺行灌注可提供最佳的心肌保护效果（图 5-3B）。

## CPB 回路

心脏停搏时，CPB 回路通过维持机体其他部位血供为患者提供保护。CPB 的主要组成部分包括：静脉引流管、贮血器、泵体、热交换器和氧合器以及将血液回输至患者的动脉管道。现代 CPB 机包含更多组件，如图 5-4 所示。

### 组成部分

#### 管道系统

CPB 机各组件间通过管道相互连接。根据泊肃叶定律，流体的特性由管道长度和口径决定。大口径的管道流速更高，但存在预充量和血液稀释程度大的问题。CPB 管道有多种材料可供选择，包括聚氯乙烯（PVC）、硅胶和橡胶等。PVC 管道具有强度和柔韧性相对较好的优点（其柔韧性在低温时会降低），大部分 CPB 管道采用这种材料。PVC 可与肝素结合，从而可减少 CPB 管道中形成的血凝块。由于硅胶管可减少溶血倾向，因此可用于滚压泵，但长时间运行可致硅胶分解（硅胶释放），导致管道开裂。

#### 动脉插管

CPB 时，血液通过动脉插管回输至患者体内。动脉插管的位置常为升主动脉（劈开胸骨后易于操作，

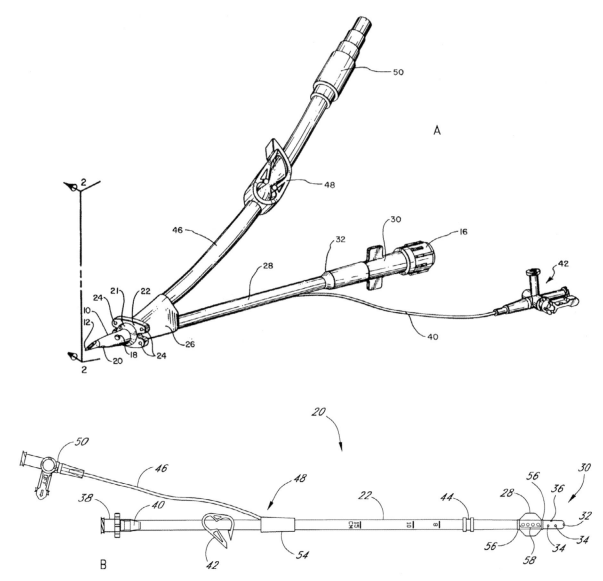

图 5-3 A．停搏液顺行灌注插管，带有侧孔，可作为引流口（From Buckberg GD，Todd RJ. Patent US 5013296 A. May 1991）。B．硬性带弯导丝的逆行灌注插管，用于冠状静脉窦插管，管末端有球囊易操作，侧孔可用于持续压力监测（From Bicakci M，Higgins SW. Patent US 6500145 B1. December 2002.）

插管相关损伤发生率低）。其他常见插管部位还包括股动脉、锁骨下动脉和无名动脉。动脉插管的设计原则包括：可提供最佳血流，最大限度减少动脉壁损伤，易于固定。可通过性能指数进行比较各种类型的管道，该指数为各种流量下的管道内压力梯度与管道外径的比值。有多种动脉插管可供选择（图 5-5）。

### 静脉插管

CPB 的静脉插管将血液从心脏引流到贮血器。最常使用的方式是经中心途径插管，也有经外周途径插管。二级插管（腔房管）可以通过右房插到下腔静脉（IVC），其尖端引流下腔静脉血，近端开口引流上腔静脉血（图 5-6）。另外，单极插管分别经下腔静脉和

上腔静脉插入，充分引流静脉回血，为开胸心脏瓣膜手术提供更好的入路。血液依靠重力（虹吸作用）或负压辅助吸引进入 CPB 回路，重力引流时管道内不能有空气，蓄积的空气可阻断引流（气体阻断）。另外，贮血器必须放置在患者胸廓高度以下。静脉引流是否通畅很大程度上取决于患者的中心静脉压、胸廓和贮血器之间的高度差以及静脉插管内径。

### 静脉贮血器

静脉贮血器接收来自静脉管道引流的血液。当静脉引流暂时受阻时，维持贮血器中的液面水平可以提供一定的安全保障。从最下部引流可以防止静脉管路中的空气进入 CPB 的动脉管道。大多数静脉贮血器

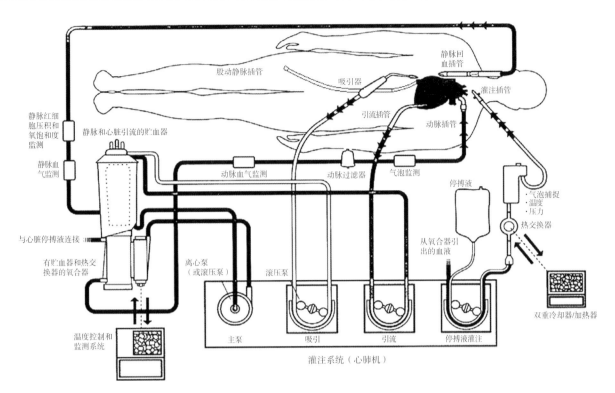

图 5-4 CPB 机组件和连接示意图

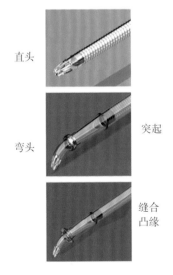

图 5-5 动脉插管

是硬质结构的，并可以连接多种管道。这样的开放式静脉贮血器既可以更容易过滤血液中的气泡，也可以增加心脏吸引装置（图 5-7）。而密闭的贮血器在使用过程中容易被吸空，往往需要更细致的管理。因此，通常用于微型 CPB 管道。有时会在引流管道上添加负压吸引装置，以改善静脉引流效果，但这可能会增加进气的风险。

## 泵体

现在广泛使用的 CPB 泵体有滚压泵和离心泵两

类。滚压泵自 CPB 启用早期就开始使用，至今仍是最常用的人工泵类型。滚压泵通常由一个转子带两个滚轴组成，泵管绕在滚轴的圆形轨道上。滚压泵转动在管道内产生正压，随后产生负压，使血液向前流动（图 5-8）。快速改变泵头旋转速度可产生搏动性血流。与平流（非搏动性血流）相比，搏动性血流虽然更接近生理状态，但其对临床预后改善的证据很少。滚压泵坚固耐用，价格也相对便宜，其流量与前、后负荷关系不大。与离心泵相比，其缺点包括溶血情况更明显，并有可能将大量气体泵入 CPB 管道。如果静脉引流突然受阻，可导致管道内"气蚀"现象（因压力降低而形成气泡）。

离心泵由一个悬浮在塑料外壳内的叶轮组成，血液可通过叶轮转动而流动（图 5-9）。离心泵通过外部磁力作用使叶轮转动，从而产生压差并推动血液向前流动。由于成本原因，离心泵通常用于时间更长、程度更复杂的心脏手术以及 ECMO 装置上。与滚压泵不同，离心泵的流量依赖前后负荷，关闭时并不能防止血液逆流。因此，回路血流暂时阻断以及恢复时，空气有可能进入动脉管道。离心泵不能产生太大的压力，因此与滚压泵相比，较少发生溶血。

## 氧合器

氧合器是 CPB 回路中的关键部件，相当于患者

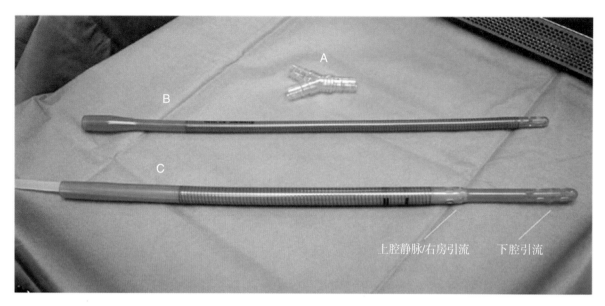

图5-6 A. 用于连接两个单级插管的Y形接头。B. 单级插管。C. 二级插管

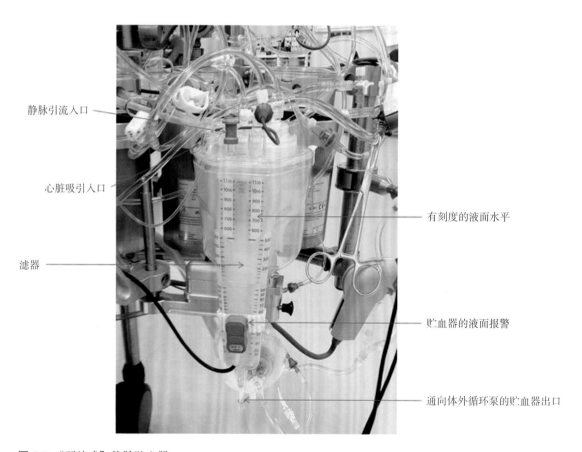

图5-7 "开放式"静脉贮血器

的"肺"。除了氧气之外，二氧化碳、其他气体和麻醉气体也可通过氧合器与血液进行交换。早期使用的鼓泡式氧合器，血液在引回贮血器前就与气体进行混合，现在已经被膜式氧合器取代。膜式氧合器使用一

种透气材料，避免了血液和气体的直接接触。现代膜式氧合器使用有微孔中空聚丙烯纤维，以最大限度增加气体交换面积。血液在纤维外，气体在纤维内（反之亦可）。尽管CPB启动时血液与气体有直接接触，

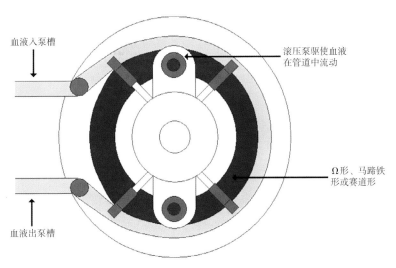

图 5-8 滚压泵示意图

血液入泵槽

滚压泵驱使血液在管道中流动

Ω形、马蹄铁形或赛道形

血液出泵槽

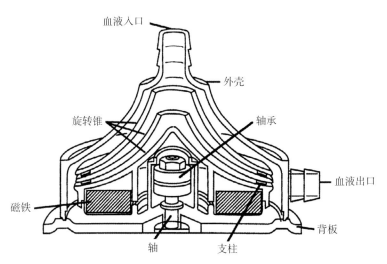

图 5-9 离心泵示意图

血液入口

外壳

旋转锥

轴承

血液出口

磁铁

背板

轴　支柱

但蛋白质很快沉积在纤维上，将血液和气体分隔。血液的表面张力可有效防止大量液体成分渗入纤维中，也可避免气体漏出。膜式氧合器通常在工作 6～8 h 后，由于从纤维渗漏的血浆不断蒸发和凝结，导致工作效率降低，因此需及时更换。与人体肺相似，血液的氧合取决于气体的氧分压，二氧化碳的排出由气体流量决定。虽然膜式氧合器的气体交换面积明显小于人体肺，但可通过增加血液流经时间，以增加弥散时间和血液通过半透膜的频次，提高工作效率。

大多数氧合器自身都包含变温装置，该装置由与血液接触的高导热材料组成（图 5-10）。外部加热器 / 冷却器将水变温并泵入变温装置，实现血液的加热或降温过程。最近，有报道经空气传播的分枝杆菌嵌合体（*Mycobacterium chimaera*）与变温器有关，其潜伏期在心脏手术后长达 3.6 年。在撰写本文时，大多数医疗中心都制定了详细的清洁常规。

## 滤器和除泡器

动脉血从 CBP 系统进入心脏和肺，使患者面临气体和微小栓子进入体循环的风险。在回路中安装滤器（最常见位置为动脉管道）可降低该风险。滤器由微孔（20～40 μm）材料组成，该材料允许血液通过，但可捕获颗粒和气体。该滤器也可以与除泡器联合使用，以便去除凝集的气体。除泡器原理为血液从柱形捕集器侧面进入，血液以旋转方式流动，低密度气泡在装置顶部聚集并排出，血液从下方流出。虽然该装置明显减少了微栓，但其脏器保护证据依然不足。

白细胞滤器也用于 CPB 管路中。理论上，该装置可降低全身性炎症反应综合征（SIRS）和改善预后。然而，试验结果比较混杂。并且，其改善临床预后的证据不一致。

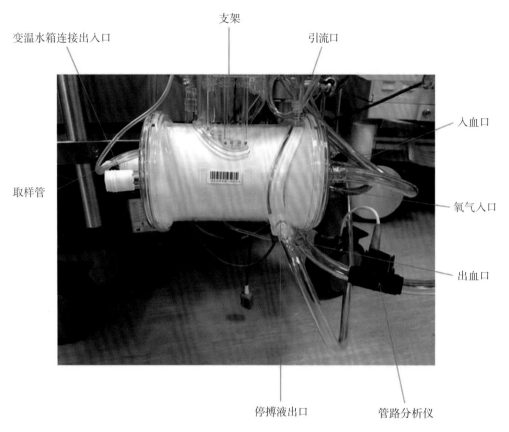

变温水箱连接出入口　　　支架　　　引流口

取样管

入血口

氧气入口

出血口

停搏液出口　　　管路分析仪

**图 5-10　氧合器集合热交换器**

### 心内吸引

心内吸引将抗凝血液从手术区域吸引至 CPB 回路，以维持足够的贮血器容量和红细胞压积。心内吸引必不可少，但吸引的同时会导致血液成分被破坏，以及将栓子吸入 CPB 管路的风险。溶血、血小板损伤、凝血和补体系统激活，均与 CPB 术后凝血功能障碍和全身炎症反应有关。尽管血液成分被破坏难以避免，但尽可能降低血液破坏可减少相关不良影响。通过减少同时吸引血和气、降低吸引血的量和时长、低负压吸引（低速吸引、较大的吸引器头以及避免吸引器堵塞）达到减少血液破坏的目的。血液回收装置用以"清洗"血液以及去除微聚体、细胞因子和其他蛋白质，但也会去除血浆中的凝血因子和血小板。

### 吸引管

吸引管可用于吸引心腔内血液和气体，防止心室扩张和减少大的空气栓子。左室扩张可能导致氧供下降和心肌缺血。心室扩张的原因包括：主动脉瓣反流（即使术前主动脉瓣正常，在主动脉插管或心脏扭曲后也可能发生）、冠状静脉回流血液、心内分流、支气管动脉以及静脉插管引流不畅等情况。吸引管的位置可以选择右上肺静脉、主动脉根部（可用于灌注心脏停搏液）、肺动脉或心室尖（目前已少用）。只要心脏或大血管切开后，均有进气可能。术中可通过吸引管进行心腔和主动脉排气。

### 微创体外循环（MiECC）技术

MiECC 也称微型旁路，指通过一系列外科、灌注和麻醉处理，尽量减少 CPB 的不良影响。这些不良影响包括血液稀释、凝血功能障碍、炎症反应和微栓塞。根据 MiECC 分类，装置的组成包括不含贮血器的密闭循环回路、表面为生物惰性的材料、少预充量、离心泵、静脉除泡器和自体血回输装置等。除以上装置外，用软质储血袋收集预充液替换的血液，便于管理容量，备好硬质贮血器以便于处理紧急不良事件。

有证据表明，MiECC 可降低血液稀释，改善凝血功能，减少术后出血，改善肾功能和提供更好的心肌保护。MiECC 也有降低死亡率和改善神经系统预后的证据，但证据强度较弱。

尽管 MiECC 有以上优势，但使用率一直较低。其原因可能与对大量进气和栓塞风险的担忧，以及血容量维护困难等有关。MiECC 的支持者则认为，不能因现有文献涉及安全问题引发的担忧导致 MiECC 发展倒退。

## 安全标准

已有大量 CPB 循环管路安全保护措施，旨在最大限度降低操作错误。英国的临床灌注专家、心脏麻醉专家和外科医师专业协会为 CPB 回路的安全设计的基本标准如下。

- 断电报警、备用电源和手摇柄；
- 机器旁手电筒；
- 动脉管路和心脏停搏液管路气泡检测功能在检测到气泡时，泵自动停止工作；
- 静脉贮血器液面报警和切断功能；
- 动脉管路和心脏停搏液管路压力报警和自动减流量功能；
- 使用离心泵时的倒流报警及阻断装置；
- 麻醉气体清除装置；
- 动脉管路温度报警；
- 后备灌注师；
- 灌注师及后备人员检查吸引器和吸引管。

## CPB 的实施

### 团队沟通

用 CPB 机器临时替代患者的心和肺需要多团队间的合作，也是麻醉工作中最需要团队配合的工作之一。团队间沟通对患者安全至关重要。充分了解 CPB 的机械和生理学原理有助于降低风险。闭环式沟通，也就是对各项要点进行一一核对，是手术进行到关键步骤时最常用的安全措施，可避免发生错误。同时，所有团队成员需要了解手术进程。对于过程中的重要环节，所有团队成员必须了解并配合手术：

- 注射肝素；
- CPB 开始和达到全流量；
- CPB 开始后关闭呼吸机，CPB 结束前打开呼吸机，根据外科需要做暂时性人工通气；
- CPB 停机；
- 给予鱼精蛋白，停止心内吸引和使用其他吸引管。

### CPB 准备

在 CPB 开始前，团队间对重要信息进行简要通报，包括插管位置、心肌保护方法、设备和患者特殊

情况。灌注师安装 CPB 机器，并检查各组件。密闭连接静脉和动脉管路，防止污染，完成预充。各个机构根据各自习惯使用不同液体预充管路。预充液通常包括晶体溶液（生理盐水、含乳酸的晶体平衡液）和胶体溶液（明胶、白蛋白或血液）。预充液也可以添加以下成分，包括肝素、甘露醇、类固醇、钙剂、镁剂、抗纤溶药物、皮质类固醇和抗生素。目前，尚无足够证据支持何种预充液和添加成分为最佳。考虑到预充液的稀释效应，肝素是最广泛使用的添加物。预充液会导致血液稀释，对于低体重或低血红蛋白浓度患者，预充时需要加血。采集患者身高、体重和体表面积，计算所需泵流量和其他参数。灌注师助手根据标准安全核查表对机器进行核查。特别重要的是心内吸引和其他吸引管配置，如果是采用泵吸引而非吸引器吸引，有发生致命气栓的风险。

### 抗凝

患者需要全身抗凝，目的是防止 CPB 管路或术野发生凝血。肝素（300 ~ 400 IU·kg$^{-1}$）是目前最常用的抗凝剂。目前，普遍使用 ACT 对凝血状态进行实时监测。其原理是将全血与凝血活化剂（如高龄土）混合并测定形成血块的时间。实施 CPB 的 ACT 目标值在各机构间有差异，通常在 350 ~ 550 s。有些研究表明，由于 CPB 期间凝血活性降低，较高的 ACT 可导致抗凝血作用降低。患者可能发生肝素抵抗，一般需要增加肝素用量才能达到预期 ACT 值。肝素抵抗在近期用过肝素的患者中更为常见，原因是抗凝血酶（AT）的消耗或失活。如果增加肝素剂量（如 > 500 IU·kg$^{-1}$）仍不能达到理想 ACT 值，则可考虑使用新鲜冰冻血浆（FFP）或浓缩抗凝血酶等外源性 AT。一些小型回顾性研究结果表明，如果不能纠正 AT 不足，可能导致不良后果。

对于既往用过肝素的患者，另一个潜在后果是肝素诱导的血栓性血小板减少综合征。在这种情况下，需要选择肝素替代品实现抗凝，包括比伐芦定、来匹卢定和达那肝素钠等。目前，由于使用经验尚有限，并有导致围术期凝血障碍的风险，因此，应尽可能避免使用以上药物。一般情况下应推迟手术。

### 插管

动脉插管是 CPB 首要步骤，操作时需要适当降低血压。对于灾难性的情况，如大出血、循环崩溃、静脉插管困难，可以通过心外吸引吸回抗凝血并回

输给患者，直到完成静脉插管。动脉插管前，动脉收缩压应降低至 90 ~ 100 mmHg（平均动脉压 60 ~ 70 mmHg），以预防发生医源性主动脉夹层。一些医疗中心使用主动脉超声避开动脉粥样硬化斑块，确定最佳插管部位。动脉导管的尖端置入主动脉腔内 1 ~ 2 cm，钳夹并用荷包缝合固定。确认固定牢固后，将动脉插管连接至 CPB 回路的动脉端，注意不能进气。放开阻断钳，通过观察动脉压力波形，以确定动脉插管在腔内位置是否满意，灌注师通常用"搏动好"或类似语言告知外科医师。

主动脉插管通常是 CPB 回路中最狭窄的部位，需要精准放置，否则会导致压力高、阻力大和发生湍流。CPB 管路动脉端压力和平均动脉压的压差不要超过 100 mmHg，否则可导致溶血或主动脉壁损伤。动脉管路压力过高，提示插管位置可能有问题（如进入主动脉分支）、设备故障或 SVR 过高。

静脉插管可以使用两根单级管，或使用一根二级管，分别插入腔静脉或右房，并与 CPB 的静脉回路相连。静脉插管同时可以在 TOE 引导下插入停搏液逆行灌注插管，也可以在 CPB 启动后再插入停搏液逆行灌注插管。

## CPB 的启动

灌注师启动泵运转，同时松开动脉阻断钳，开始 CPB 灌注，然后再松开静脉阻断钳，引流右心回血。这个操作流程可以避免由于各种 CPB 原因无法达到全流量的情况下，血液快速大量流出的情况。达到全流量时，灌注师会告知团队。随后，停止机械通气，关闭麻醉的呼吸循环监测报警，将呼吸循环管理的工作交给 CPB 灌注团队。外科医师在阻断主动脉前，需要确认 CPB 系统功能正常。主动脉阻断后，立即给予心脏停搏液，此时可出现短暂低血压，给予间羟胺或去氧肾上腺素等血管收缩药处理即可。

## CPB 期间的生理学指标管理

### 血流动力学管理

目前，对于 CPB 期间的最佳生理状态尚有争议。因为心脏没有射血，根据标准生理学原理，平均动脉压（MAP）与体循环血管阻力（SVR）和血流量或心输出量（CO）成正比。考虑到 CPB 时，CO 方程中没有了前负荷、后负荷、心脏收缩和 HR，只有泵流量和 SVR 两个变量。此时，MAP 和 CO 是全身及局部血供的重要决定因素，但两者之间的最佳平衡尚不清楚。

MAP 的目标值范围一般为 50 ~ 70 mmHg，如果考虑确保有效的脑灌注（对于颈动脉狭窄或脑氧降低的情况），一般选择这个范围的高限。泵的流量和转速结合体表面积用指数表示，类似心脏指数（CI）。CPB 时，流量通常达到 2.2 ~ 2.5 $L^{-1} \cdot min^{-1} \cdot m^{-2}$。短时间低流量是可以耐受的，尤其在低温条件下。通过监测靶器官灌注情况（尿量、脑氧饱和度或乳酸水平等）以及氧摄取情况（$SvO_2$）评估 CPB 流量是否满意。CPB 期间的 $SvO_2$ 过低，提示 $DO_2$ 和 $VO_2$ 之间的平衡失调，可从以下某个或几个环节调整：

- 泵流量；
- 红细胞压积；
- $SaO_2$；
- 麻醉深度；
- 温度。

尿量可作为肾灌注的监测指标，而肾灌注也可反映全身灌注情况。当使用尿量作为监测指标时，则需考虑患者术前肾功能状况。严重血红蛋白尿的情况下使用甘露醇，观察尿的性状非常重要。

CPB 时，由于血液稀释使红细胞压积降低。血液黏度降低和微循环血流改善带来的潜在受益，会因氧含量降低和组织水肿被抵消，可导致更严重的组织水肿。CPB 中，红细胞压积和其他血流动力学指标的目标如表 5-1 所示。

转机期间，CVP 应接近零或不超过个位数。过度引流和 CVP 负压过大，产生静脉插管周围组织结构塌陷，导致引流障碍和气栓形成，这种现象称为气蚀。

在转流过程中，CVP 增高通常是由于插管或管路的阻塞，或手术台面和泵之间的高度差不足。如果不

**表 5-1 体外循环期间的参数目标**

| 指标 | 目标范围 |
| --- | --- |
| 流量指数 | 2.2 ~ 2.5 $L^{-1} \cdot min^{-1} \cdot m^{-2}$ |
| 平均动脉压（MAP） | 50 ~ 70 mmHg |
| 中心静脉压（CVP） | 0 ~ 5 mmHg |
| 混合静脉血氧饱和度（$SvO_2$） | > 65% |
| 红细胞压积（HCT） | 0.2 ~ 0.25 |
| 血糖 | 5 ~ 10 $mmol \cdot L^{-1}$ |
| 碱剩余 | −5 ~ 5 $mmol \cdot L^{-1}$ |

及时纠正，静脉压升高会导致重要器官灌注受损。如果短时间内无法纠正过高的 CVP，需要持续关注患者头面部和眼球是否出现充血。静脉贮血器配有液面报警器，液面传感器通常放置于 400 ml 标记处，目的是避免 CPB 动脉泵管道系统进气。

### 代谢管理

低温时，代谢率和耗氧量都会相应降低。大部分医疗中心在 CPB 期间选择浅低温（32 ～ 34℃）。除此之外，低温状态下由于低氧产生的有害介质减少，因此对机体具有保护作用。应用低温的理论基础是其对敏感器官（如大脑、心脏和肾）的保护作用。虽然对低温认识也有不同，但普遍认为温度过高是有伤害性的，尤其对大脑更是如此。因此，CPB 中应避免复温过快、过高。最佳复温速率尚无定论，对于从 > 30℃ 开始复温的患者，建议每分钟提升温度 < 0.5℃，以及动脉管路和静脉管路间的温差 < 4℃。因此，强调密切监测温度。温度监测的位点至少应包括 CPB 动脉管道和靠近脑的部位（如鼻咽温）。当使用更低温度做降温处理时，还需要考虑监测灌注不佳部位（如膀胱）复温速度慢的特点。

转机过程中，使用动脉血气分析（ABG）及时监测患者体内的酸碱状态。pH 稳态和 α 稳态均可用于术中管理。使用 pH 稳态时，血液 pH 值保持在恒定水平（血气测量值根据体温进行校正）。如果使用 α 稳态，则是在标准化温度（37℃）下测量 pH 值。一些医疗中心对深低温患者使用 pH 稳态管理方式，他们考虑高碳酸血症增加脑血流量，如此利于大脑降温。对此持不同观点者认为，脑血流量增加可提高颅内微栓形成风险以及使颅内压升高。CPB 期间，血浆钾、碳酸氢盐、钙和镁浓度可能会有很大变化，但只要维持在可接受的生理范围内即可。

### 麻醉管理

CPB 期间，可以使用吸入麻醉和静脉麻醉。挥发罐连接于新鲜气体供应端，挥发性麻醉药通过氧合器进行交换。CPB 回路中没有呼气末药物浓度监测，在 CPB 期间难以准确计算挥发性麻醉药用量。因此，CPB 中最常用的是静脉麻醉药。经常配合使用挥发性麻醉药，主要目的是利用挥发性麻醉药激活药物预处理的保护效应。心脏手术期间，可以注药的端口较多，并存在各种分散注意力的情况，因此一定要特别注意麻醉药管路不能被遮挡，并时刻保持管路通畅。

麻醉医师还应了解药物间相互作用、血液稀释、体外管路附着和低温等因素对血浆药物浓度的影响。术中脑电监测有助于监测术中知晓，但也要了解该监测技术在心脏手术中应用的相关问题。

### 心律

松开主动脉阻断钳后，心脏恢复血液灌注。当钾和其他代谢产物被清除后，心脏电活动重新开始。心脏复跳时常发生室性心律失常。在这种情况下，可给予心内 10 ～ 20 J 的电复律。如果持续室颤或室性心动过速，检查电解质情况和冠状动脉移植血管是否通畅，考虑使用抗心律失常药物。

即使患者 CPB 前心室功能正常，CPB 后其舒张功能也常有受损，从而使 CO 对心率的依赖相对明显。放置心外膜起搏导线可确保稳定的心率和房室同步，并作为应对发生传导阻滞及延迟恶性心动过缓的安全保障。虽然放置起搏导线会引起轻微心肌损伤或出血，但应平衡考虑该操作的风险与受益。如果心动过缓对药物处理的反应性较好，则可不用起搏导线。在手术期间使用电刀时，可设置起搏器为固定起搏模式。一旦电磁干扰停止，应立即切换至感应模式，以避免不经意触发室颤。

### 脱离 CPB

在准备脱离 CPB 时，应核查重要参数列表（框 5-1）。当各团队人员都做好准备后，灌注师慢慢钳夹静脉管路，增加心脏内血液充盈。泵速逐渐减小，直至完全停止，心脏恢复正常工作状态。动脉插管此时需保留在主动脉内，用于回输静脉贮血器内的血液。

### 拔管

通常先拔除静脉插管和排气管，将术野内血液吸回静脉贮血器内。在注射鱼精蛋白前，所有吸引器均停止使用。通常先给予 10 ～ 30 mg 小剂量鱼精蛋白，观察如果没有发生严重不良反应，再缓慢给予剩余的鱼精蛋白。鱼精蛋白的用量仍然有争议。传统上，使用 1 mg 鱼精蛋白来中和 100 IU 肝素。然而，这并没有考虑术中肝素的清除情况，故适当减少鱼精蛋白用量更合理。鱼精蛋白给药后，会出现短暂低血压，可以通过补液和谨慎应用缩血管药处理。拔除主动脉插管后，CPB 回路中剩余的血液可收集到储液袋中并回输给患者。

**框 5-1　脱离 CPB 的检查列表**

**气道**

气管插管已连接

呼气末二氧化碳监测已经备好

**呼吸**

机械通气正常

如果考虑有进气情况，先给予吸纯氧

**循环**

心律合适或起搏稳定

正性肌力药和缩血管药已经备好或已经开始输注

Hb 水平满意

充分排气

**药物**

麻醉药在输注中

抢救药已经备好

**电解质**

$K^+$ 浓度在 $4 \sim 4.5 mmol \cdot L^{-1}$

温度为 $36 \sim 37℃$

酸碱平衡满意

## 止血和关胸

给予鱼精蛋白后，再次监测 ACT 和动脉血气分析。多数情况下，ACT 恢复到基线水平即提示凝血功能恢复正常。在更复杂的情况下，如长时间 CPB 或深低温、患者合并凝血功能问题或术前使用抗凝药物，则需要进行更多的凝血功能检查，包括床旁血栓弹力图和其他实验室检查等。

止血完成后，外科医师用钢丝闭合胸骨。此时由于右室充盈降低，导致 CO 轻微下降。偶尔情况下，冠状动脉移植的桥血管发生扭转可导致明显血流动力学波动。皮肤缝合后将患者转运至 ICU，在此期间，应密切监护患者情况。

## 关键点

- CPB 提供无回血、静止的术野，保护心脏免受心肌缺血损伤。
- 灌注心脏停搏液是避免心肌损伤最常用和有效的处理方式。
- CPB 管理需要标准化流程。
- CPB 期间各团队间的沟通极其重要。

## 扩展阅读

Anastasiadis K, Murkin J, Antonitsis P, et al. Use of minimal invasive extracorporeal circulation in cardiac surgery: principles, definitions and potential benefits. A position paper from the Minimal invasive Extra-Corporeal Technologies international Society (MiECTiS). *Interact Cardiovasc Thorac Surg* 2016; 22: 647–62.

Edelman JJB, Seco M, Dunne B, et al. Custodiol for myocardial protection and preservation: a systematic review. *Ann Cardiothorac Surg* 2013; 2: 717–28.

Engelman R, Baker RA, Likosky DS, et al. The Society of Thoracic Surgeons, The Society of Cardiovascular Anesthesiologists, and The American Society of ExtraCorporeal Technology: clinical practice guidelines for cardiopulmonary bypass – temperature management during cardiopulmonary bypass. *J Cardiothorac Vasc Anesth* 2015; 29: 1104–13.

Ghosh S, Falter F, Perrino AC Jr (eds.). *Cardiopulmonary Bypass*, 2nd edn. Cambridge: Cambridge University Press; 2015.

Habertheuer A, Kocher A, Laufer G, et al. Cardioprotection: a review of current practice in global ischemia and future translational perspective. *BioMed Res Int* 2014; 2014: 1–11.

Hausenloy DJ, Yellon DM. Ischaemic conditioning and reperfusion injury. *Nature* 2016; 13: 193–209.

Kunst G, Klein AA. Peri-operative anaesthetic myocardial preconditioning and protection: cellular mechanisms and clinical relevance in cardiac anaesthesia. *Anaesthesia* 2015; 70: 467–82.

Recommendations for Standards of Monitoring and Safety during Cardiopulmonary Bypass Society of Clinical Perfusion Scientists of Great Britain & Ireland Association for Cardiothoracic Anaesthesia and Critical Care Society for Cardiothoracic Surgery in Great Britain & Ireland; 2016. www.scps.org.uk/pdfs/RSM%20and%20Safety%20during%20CPB%20Aug%202016%20booklet.pdf (accessed June 2019).

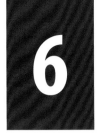

# 6 体外循环脱机

原著 Simon Anderson

林培容 译　晏馥霞　郭克芳 审校

常规心脏手术中，首次体外循环（CPB）脱机失败的情况并不常见。然而，长时间、复杂或者急诊手术中，脱机困难的情况相对多见。多数脱机困难的情况发生在以下情况：长时间主动脉阻断导致的心肌缺血、心肌保护不佳、心肌梗死或冠状动脉栓塞。其他不常见原因包括：人工瓣膜功能障碍、吻合口狭窄、血管阻力极端情况以及纱布遗留。

出现以上情况时，实现 CPB 成功脱机的关键在于认识到出现了问题，然后找到原因，及时采取补救措施，并进行团队间有效沟通（框 6-1）。为了避免心室胀满和冠状动脉灌注不足，在情况进一步恶化前外科团队要迅速采取措施。某些情况下，应考虑重新建立 CPB、使用主动脉内球囊反搏（IABP）或体外膜氧合（ECMO）。从麻醉医师和 CPB 医师角度考虑，导致脱机失败的原因包括可纠正原因及不可纠正原因两大类（框 6-2）。

## 可纠正原因

### 心室功能受损

心室功能受损可表现为收缩性或舒张性心室功能障碍两种。心室功能受损可以影响左心室或右心室；可以是心肌局部受影响，也可为双心室功能障碍。TOE 对于评估心室功能障碍的范围、严重程度及其对干预措施的反应性很有价值。长时间心肌缺血、心肌保护不全或者血运重建不充分引起的心肌顿抑，一般用延长 CPB 辅助时间或者给予正性肌力药支持的方法缓解。目前，更常用的方法是应用 24 ~ 48 h 的 ECMO 辅助，从而使心功能较好地恢复。如果准备 CPB 脱机，在开放主动脉阻断后，观察冠状动脉重灌注情况至少 10 ~ 15 min。对冠状动脉或者移植动脉桥血管痉挛引起的严重心室功能障碍，应用硝酸甘油多可缓解。

## 冠状动脉空气栓塞

涉及主动脉、二尖瓣、主动脉瓣、左室室壁瘤的左心开放性手术，空气栓塞（也称气栓）的发生率比较高。因为仰卧位患者的右冠状动脉（RCA）开口位于较高位置，因此更易受累。右室扩张及传导异常可能是冠状动脉气栓的首发临床征象。TEE 可以发现右冠支配区域的室壁运动异常和心肌内气体（气体增

---

**框 6-1　CPB 后低心排诊断**

| | |
| --- | --- |
| 心排指数 | $< 2.0\,L \cdot min^{-1} \cdot m^{-2}$ |
| 体循环阻力 | $< 5$ Wood 单位（$< 400\,dyn \cdot s \cdot cm^{-5}$） |
| | $> 20$ Wood 单位（$> 1600\,dyn \cdot s \cdot cm^{-5}$） |
| 左房压 / 左室 | $> 20$ mmHg |
| 舒张末压 | |
| 尿量 | $< 0.3\,ml \cdot kg^{-1} \cdot h^{-1}$ |

---

**框 6-2　CPB 脱机失败的原因**

**麻醉医师或灌注医师可以纠正的原因**

心肌功能受损

冠状动脉空气栓塞

心律失常

低体温

代谢性酸中毒 / 碱中毒

前负荷

呼吸系统 / 气道

SVR/PVR 极端情况

严重出血

严重贫血

监测伪像

**麻醉医师和灌注医师无法纠正的原因**

急性心肌梗死

不完善的外科矫治

新发解剖结构异常

人工瓣膜功能障碍

强回声反射）。实际工作中，常用血管加压素处理由于气栓导致的轻度心功能障碍。例如心肌功能严重受损需采取部分 CPB 辅助下维持心脏搏动的处理方式。理论上，将 $FiO_2$ 提高到 1.0，可以加速冠状动脉血管气栓中氮气的吸收。

## 心律失常

在未纠正心动过缓、室速或室颤情况下，不可能终止 CPB。处理缓慢性心律失常的一线方法为给予阿托品和心外膜起搏。对于持续性室性心律失常，则需在第一时间进行电转复。在盲目应用抗心律失常药（利多卡因和胺碘酮）之前，应该积极寻找导致心律失常潜在的物理或代谢因素。新发房颤或其他室上速可能对经心房同步电复律有反应。不稳定的结性心律则可以被异丙肾上腺素转化为窦性心律。

## 低体温

当体温低于 34 ℃ 时，心室对激惹敏感性增加，并常有心律失常和收缩功能下降。一些复杂心脏手术需要深低温停循环（DHCA）过程，复温时需要考虑 CPB 流量，同时兼顾膀胱温及鼻咽温的完全恢复。详见表 6-1。

## 代谢性酸中毒 / 碱中毒

$K^+$ 水平升高或降低、$Mg^{2+}$ 水平降低以及 $H^+$ 水平升高，均可导致心律失常，并影响心肌收缩力，使 PVR 增加。

## 前负荷

心室前负荷不足导致心排量降低。过度提升心房压，使心室发生过膨胀、二尖瓣反流、三尖瓣反流以及心力衰竭的风险增加。TOE 对左室舒张末容积的评估比 CVP 监测更能准确反映左室前负荷。

## 呼吸系统 / 气道

麻醉医师在转机中有遗漏机械通气再启动的情

### 表 6-1 低温与流量指数的关系

| 分类 | 温度（℃） | 流量指数（$L \cdot min^{-1} \cdot m^{-2}$） |
| --- | --- | --- |
| 正常温度 | 34 ~ 37 | 2.4 |
| 中低温 | 32 ~ 34 | 2.2 |
| 低温 | 28 ~ 32 | 1.8 ~ 2.0 |
| 深低温 | < 28 | 1.6 |

况。尤其在手术后期，外科医师由于操作需重复要求呼吸暂停的情况下，更有可能发生此情况。CPB 结束时出现严重支气管痉挛是罕见、有潜在致命风险的并发症。处理方法包括：继续 CPB、考虑使用 ECMO、避免肺过度膨胀（可能损伤乳内动脉桥血管）、支气管镜检查（排除气道梗阻），积极使用支气管扩张药（包括异氟烷、肾上腺素、$\beta_2$ 受体激动剂、氨茶碱、氯胺酮、硫酸镁）和皮质类固醇等。

## SVR/PVR 极端情况

CPB 期间评估 SVR 的方法如下：

SVR =（MAP – CVP）/ 泵流量

计算结果单位用 Wood 单位表示，乘 80 就可以转化为 $dyn \cdot s \cdot cm^{-5}$。例如：MAP 为 65 mmHg，CVP 为 5 mmHg 时，如果泵流量为 5 $L \cdot min^{-1}$，SVR 为 12 Wood 单位或 960 $dyn \cdot s \cdot cm^{-5}$。假设在脱机前后 SVR 未发生明显变化，通过 MAP、CVP 以及计算得到的 SVR，可以大致计算出心输出量（CO）。如果计划维持 SVR 在 10 ~ 14 Wood 单位（800 ~ 1120 $dyn \cdot s \cdot cm^{-5}$），CVP 在 5 mmHg 的时候，使 MAP 维持在 55 ~ 75 mmHg，CO 则为 5 $L \cdot min^{-1}$ 左右。后负荷严重增加（如 SVR 超过 20 Wood 单位）导致组织灌注不足和心肌做功增加，可导致酸中毒以及心肌缺血。另外，过高的血管剪切力使动脉拔管发生主动脉夹层的风险增加，增加缝合针孔出血的概率。后负荷过低（SVR < 6 Wood 单位）可导致低灌注压不能满足心肌和其他重要脏器灌注需求的结果。

继发于原有疾病或术中新出现的肺血管收缩，可导致 PHT 并影响 CPB 的顺利脱机。合并右室功能障碍时，此影响更明显。需要及时寻找和处理导致以上情况的可逆性因素（如肺不张、鱼精蛋白诱发的肺血管收缩、CPB 导致的急性肺损伤），应同时针对右心室和肺循环进行处理。输注正性肌力药物、缩血管药、采取头高位和使用 IABP，可降低右室舒张末压力，改善右室灌注和心肌收缩力。血滤、吸入 NO、伊洛前列素和输注磷酸二酯酶抑制剂可降低 PVR。

## 严重出血

心脏后部结构或缝线出血时，处理的难度很大。抬起或者旋转心脏基底部可能会阻碍静脉回流，从而使心排量明显降低。在 CPB 下评估出血情况、并对出血部位进行处理更安全。

## 严重贫血

由于血液携氧能力下降及低心排，可导致组织缺氧及酸中毒，因此应避免红细胞压积低于 20%。可通过使用利尿剂、输注红细胞、减少晶体输注或应用血滤提高红细胞压积。

## 监测伪像

监测出现无法解释的低血压时，可能是有创监测系统本身出现问题所致。在给予血管活性药物前，必须排除零点漂移、阻尼的影响、管路阻塞以及传感器位置错误和其他影响监测结果准确性的原因。外周动脉压力与 CPB 监测的压力差异很大时，需要尽快使用 21 G 针头连接独立的压力管路与传感器，对主动脉压力进行直接测定。

# 不可纠正原因

## 急性心肌梗死

术中出现急性心肌梗死很难及时诊断。通过持续 ECG 监测，以及相应冠状动脉支配区域新发、不可逆的严重室壁运动异常（如室壁运动消失或反常运动），可提示发生急性心肌梗死。急性心肌梗死的原因包括冠状动脉远端血管栓塞、移植血管堵塞以及再血管化不完全。外科医师可考虑进一步再血管化。然而，再次肝素化以及阻断主动脉也可加重患者的心肌缺血。

## 不完善的外科矫治

不完善的外科矫治在先天性心脏病患者手术中更常见。另外，心肌再血管化不全也会造成此类问题，再次旁路移植手术发生此类情况的概率更高。

## 新发解剖结构异常

二尖瓣手术后可能出现医源性二尖瓣狭窄、新发房间隔缺损以及左室流出道梗阻，基底部室间隔缺损是肥厚型梗阻性心肌病手术常见并发症。

## 人工瓣膜功能障碍

大量瓣周漏、瓣下组织脱垂引起的瓣叶开放受限、把人工二尖瓣误置换到主动脉瓣位置（反之亦然），以及缝线涤纶垫片的不当折叠和置入，均为导致 CPB 脱机困难的罕见原因。

## 药物支持

在发现脱机困难原因并处理后，可以考虑给予正性肌力药支持治疗。影响药物选择的因素包括 SVR、PVR 以及不同医疗中心的处理习惯。

# 机械辅助设备

IABP 是所有心脏外科中心的常用机械辅助设备。相比之下，单心室或双心室辅助装置（VAD）和 ECMO（第 16 章和第 29 章）通常局限在特定的医疗中心使用，以上设备每年使用量均有增加趋势。

## 主动脉内球囊反搏（IABP）

IABP 可用以加强药物处理效果，或单独药物仍无法使患者顺利脱离 CPB 的情况。该装置由一个可充气的香肠形的球囊（30 ~ 40 ml）组成，通常通过股动脉置入到胸降主动脉，其尖端刚好位于左锁骨下动脉的远端（图 6-1）。通过 TOE 或者 CXR 可协助确定正确位置。IABP 可通过增加冠状动脉灌注和降低左室舒张末压力改善左心功能（图 6-2）。

### 适应证和禁忌证

由于 IABP 不干扰心脏手术操作，对于高危患者和经最大限度治疗后仍存在心绞痛的患者，可以在麻醉诱导前放置 IABP。其他适应证总结如下（框 6-3）。

IABP 禁用于中、重度主动脉瓣反流，严重周围血管病以及主动脉夹层患者。

### IABP 的管理

使用 IABP 要求全身抗凝，使 APTT 达到正常值的 1.5 ~ 2 倍。正确的球囊充气和放气的时机对 IABP 优化运行至关重要。多数 IABP 设备可以从 ECG（R 波）、起搏器电位以及动脉波形获得球囊反搏触发信号，需要手动调节。此外，可以通过调节球囊充气程度和充气时间（按照心率的比值 1 : 1、1 : 2 或 1 : 3），以达到更好的反搏效果。心动过速和心律失常（尤其是房颤）会减弱 IABP 效果。

**框 6-3　IABP 的适应证**

- 心肌缺血
- 急性心肌梗死导致心肌结构性并发症
- 心源性休克

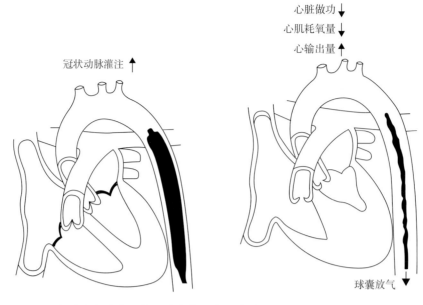

心脏做功 ↓
心肌耗氧量 ↓
心输出量 ↑

冠状动脉灌注 ↑

球囊放气

**图 6-1**　主动脉内球囊反搏。球囊位于降主动脉左锁骨下动脉开口远端。舒张期，球囊迅速充满氦气，阻止血液流向远端主动脉。主动脉根部压力升高可以增加冠状动脉灌注压。球囊在等容收缩期开始前的舒张末期放气，可以降低左室舒张末压

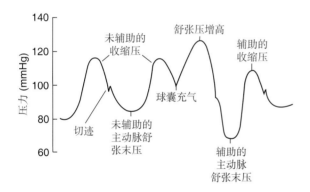

**图 6-2**　有 IABP 增强以及没有 IABP 增强时的主动脉近端压力波形。球囊充气发生在主动脉瓣关闭时的重搏切迹上。主动脉瓣开放前，球囊放气，这样不会干扰左室射血

## IABP 的并发症

IABP 位置不正确可导致左臂缺血（球囊位置过高 / 过近）或肾 / 胃肠缺血（球囊过低 / 过远）。最常见的 IABP 并发症是血管损伤（包括血管夹层和假性动脉瘤）、下肢缺血以及插入部位感染等。

球囊破裂的情况并不少见，通常发生在主动脉钙化患者。使用具有高溶解度的氦气可以降低空气栓塞风险。

使用 IABP 后血小板减少的情况不少见，可能是 IABP 机械性血小板损伤、抗凝不充分或者肝素本身所致。

## 关键点

- 心肌顿抑、心肌保护不全以及再血管化不完善是患者 CPB 脱机困难的常见原因。
- 麻醉医师、CPB 医师可处理大部分导致脱机困难的原因。
- 术中较难及时做出急性心肌梗死的诊断。
- 明显主动脉瓣反流是 IABP 的禁忌证。

## 扩展阅读

Arrowsmith JE. Severe bronchospasm following cardiopulmonary bypass. In: Arrowsmith JE, Simpson J (eds). *Problems in Anesthesia: Cardiothoracic Surgery*. London: Martin Dunitz; 2002, pp. 133–8.

Intra-aortic Balloon Counterpulsation Therapy: Theory Program. Getinge Education Academy. https://getinge.training/d/course/101000 1718/ (accessed December 2018).

Toshner M, Pepke-Zaba J. Pulmonary hypertension in the cardiothoracic intensive care unit. In Valchanov K, Jones N, Hogue CW (eds.). *Core Topics in Cardiothoracic Critical Care*, 2nd edn. Cambridge: Cambridge University Press; 2018, pp. 272–77.

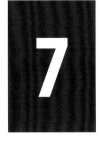

# 术后早期常规监护治疗

原著　Barbora Parizkova, Aravinda Page

张登文 译　郭克芳　晏馥霞 审校

术后早期监护治疗质量是影响心脏手术结局的关键因素。在临床实践中，既要确保患者安全，还要提高工作效率。在这种情况下，医务人员务必熟悉和掌握使患者快速康复的路径和处理方案，及早发现并发症、加强监护治疗和及时干预尤为重要。

## 快通道

在外科医师和麻醉医师临床处理早期或在进行术前评估时，就应确定患者是否适合进行快通道麻醉、加速康复，或需进一步术前处理。接受快通道麻醉的"普通"心脏手术患者，可在重症监护室（ICU）的心脏恢复病房进行恢复，通常在医师监督下由经验丰富的护士按照本中心规定的方案进行管理，方案中包括机械通气脱机和一些可预估的术后情况处理。这些处理方案已经在早期转出 ICU 和缩短住院时间的相关过程中安全实施。需要注意，当患者病情发生或预计将发生偏离临床路径的情况时，医务人员要尽早介入处理。

## 转运、ICU 转入及交接

患者从手术室转出期间，持续有创监测对及早识别转运中与体位相关血容量分布变化和心律失常等原因诱发的血流动力学波动至关重要。在到达 ICU 后，尽快完成与负责后续监护的医护进行交接。麻醉和术中细节的交接内容如框 7-1 所示。及时连接呼吸机，将监测（包括呼末二氧化碳浓度、有创监测、血氧饱和度和 ECG）由便携监护仪转换到 ICU 监护仪上。对于需要心外膜起搏的患者，需检查起搏情况，并将其从固定心率模式更改为按需起搏模式。完成交接后，抽血进行动脉血气分析（ABG），以确保满意的氧合和通气。基线血钾、血红蛋白和代谢状态也应进行检查并适当调整。如果患者血液引流量较多，应检测基线全血细胞计数、凝血功能和（或）血栓弹

---

**框 7-1　交接单**

**患者**

患者信息：姓名、年龄、身高、体重

术前并存疾病

术前用药

过敏或药物高敏

心脏状态（心室功能障碍、瓣膜病）

**手术信息**

拟行手术 / 实际手术

并发症和其他重要事件

关于 CPB 停机、血管活性药物、起搏和 IABP 的详细信息

术中最佳心脏充盈压

**麻醉信息**

血管通路和穿刺部位（以及放置过程中发生的并发症）

喉镜显露级别、插管难度

持续输注药物及当前输注速度

最近一次的 ABG（尤其是钾和 Hb）

输注血液制品情况及已开医嘱

输液、尿量和体外循环中的血滤情况

最近一次的实验室检查（TEG、全血细胞计数、凝血）

**术后处理计划**

可作为 ICU 目标的 MAP、CVP、PAWP 最佳可接受范围

镇静和机械通气的预期持续时间

CXR

---

力图（TEG）。

## 机械通气、镇静和镇痛

在英国，人们普遍认为心脏手术后出血、血流动力学不稳定和体温过低的相关风险，大于转运到 ICU 前在手术室拔除气管插管的潜在获益。开始可选择"完全"机械通气模式，例如选择适当呼吸频率（10 ~ 12 bpm）、潮气量（6 ~ 8 ml·kg$^{-1}$）和 PEEP

（5 cm H<sub>2</sub>O）的同步间歇指令通气（SIMV），目的是减少术后肺不张的风险。随着自主呼吸的恢复，可以使用带有压力支持通气（PSV）的低呼吸频率SIMV。最后，在拔管前仅使用PSV（克服通气系统阻力）和适度PEEP进行通气。

纵隔出血时，可使用更高的PEEP（5～10 cm H<sub>2</sub>O），但也会加剧血流动力学波动。入ICU后，镇静和机械通气通常维持30～240 min，以便复温和排除严重出血。使用加压空气温毯可有效减少术后低体温（＜36℃）的持续时间，术后低体温并不少见，并对机体产生不良影响（框7-2）。由于丙泊酚作用时间短、可预估时效，许多中心经常使用丙泊酚进行镇静。框7-3中列出了停止镇静前对脱机和拔管的评估标准。

良好的术后镇痛可减少运动和深吸气时的疼痛，有利于及早脱离机械通气。一般使用阿片类药物，包括芬太尼、吗啡，在一些医疗中心也使用阿芬太尼。到达ICU后，立即静脉注射对乙酰氨基酚1 g，之后每隔6 h注射一次。一旦可以口服，可给予口服镇痛药（如羟考酮、可待因、双氢可待因和对乙酰氨基酚），并停止静脉注射阿片类药物。

非甾体抗炎药有助于控制心脏手术后的疼痛，尽管存在出血增加（抑制血小板功能）、上消化道溃疡和肾功能损害的风险。硬膜外镇痛的使用详见第38章。

---

**框7-2 低体温的不良影响**

SVR增加与高血压

引发房性和室性心律失常

寒战，增加外周氧耗和二氧化碳的产生

血小板功能障碍，影响全身凝血级联反应

拔管时间延迟

---

**框7-3 停止镇静和机械通气的脱机标准**

血流动力学稳定

满意的自主呼吸力量

恢复气道保护

体温正常

ABG正常

正常范围内的酸碱指标

---

# 血流动力学

## 低血压

心脏手术后最常遇到的问题是低血压，常见原因是转运过程中的体液转移、过度利尿、出血或外周血管扩张所致的有效血容量减少。当低血压对快速补液试验（250～500 ml）或多种液体输注反应不佳时，则需加强重视并进一步评估。

## 心肌缺血

若考虑由于心肌缺血引起血流动力学不稳定，应通过12导联心电图分析ST段。超声心动图（TOE）监测节段性室壁运动异常是心肌缺血最敏感的早期征象，如发现异常，应启动进一步检查（冠状动脉造影确认移植血管是否通畅）或手术探查、血运重建。

## 心室功能障碍

术后心室功能障碍的原因包括心肌保护不良、心肌温度高、冠状动脉血流不满意、再血管化不完全和再灌注损伤。术后早期将心率（HR）调整到80～90 bpm可优化心输出量（CO）。因为"心房搏动"占每搏输出量（SV）的15%～30%，所以心房按需起搏（AAI模式）优于心室按需起搏（即VVI）。最常用的正性肌力药是β<sub>1</sub>受体激动剂，如多巴胺、多巴酚丁胺和肾上腺素。也可考虑使用磷酸二酯酶抑制剂，如依诺昔酮或米力农，尽管其血管扩张通常需加用去甲肾上腺素等血管收缩剂。IABP可降低心肌需氧量并改善冠状动脉灌注，对于正性肌力药支持无效的低血压应考虑放置IABP。

## 心动过速

根据心脏高级生命支持（CALS）指南，对于血流动力学不稳定的快速心律失常，应尽快通过药物或电转复心脏复律。冠状动脉旁路移植术（CABG）后高达30%的患者会发生房颤。及时纠正电解质紊乱（如低钾血症和低镁血症），早期使用β受体阻滞剂可降低术后房颤的发生率，也可考虑使用地高辛或胺碘酮等抗心律失常药物。

## 高血压

围术期高血压（MAP ＞ 90 mmHg）的原因如下：

- 麻醉停药；
- 气管导管不耐受；

- 镇痛不足；
- 高碳酸血症和低氧血症；
- 低体温；
- 血管收缩药使用不当；
- 术前停用降压药（β受体阻滞剂、中枢性 $\alpha_2$ 受体激动剂）。

如果高血压呈持续状态，可以使用硝酸甘油（GTN）控制血压（MAP）在 60 ~ 80 mmHg。适当情况下，可重新应用常规抗高血压药物（如钙通道阻滞剂、β受体阻滞剂）。

### 液体和电解质管理

需要体外循环（CPB）的心脏手术患者，往往由于液体的过量摄入和第三间隙滞留发生液体正平衡。心肾功能良好的患者在术后两天内可通过利尿效应自我调整。对于心肾功能不全的老年患者，可能需要利尿剂促进多余液体的排出。应记录每小时液体摄入量（晶体和胶体）、尿量以及胸腔引流管的引流情况。成人患者术后第一个 24 h 的晶体总摄入量（口服和静脉输注）通常限制在 750 ml·m$^{-2}$。在随后的 24 h，应限制在 1000 ml·m$^{-2}$。出血情况下，考虑使用胶体液或血液制品以应对低血压、低中心静脉压（CVP）或少尿的发生。

低钾血症比高钾血症更常见。它通常与术前使用利尿剂、血液稀释或离子转移、过度通气（医源性）和多尿有关。血清钾浓度应维持在 4.5 ~ 5.5 mmol·L$^{-1}$。通过中心静脉导管静脉补钾，30 ~ 60 min 内不得超过 20 mmol。快速补钾会诱发致命的心律失常，故补钾过程中需要持续心电图监测。在无心功能不全的情况下，高钾血症（[K$^+$] > 6.5 mmol·L$^{-1}$）可以用呋塞米（20 ~ 40 mg）或 50% 葡萄糖（50 ml）与普通胰岛素（15 IU）混合输注，输注时间不少于 30 min。心功能不全时，可以推注氯化钙（10 mmol）或葡萄糖酸钙进行处理。低镁血症可输注硫酸镁（2 ~ 4 g）溶液，静脉输注时间不小于 30 ~ 45 min。高糖血症（葡萄糖浓度 > 10 mmol·L$^{-1}$）时，可按照所在医疗中心的流程输注胰岛素。

### 术后常见并发症

更详细的术后并发症内容见第 8 章。

### 呼吸衰竭

经常进行肺部清理和肺活量训练可以预防肺不张。如果由于肺不张导致的低氧血症加重，可使用经面罩持续气道正压通气（CPAP）改善肺不张导致的肺内分流。如通气功能下降导致动脉血二氧化碳分压（PaCO$_2$）升高，为了避免使用气管插管，可以使用面罩无创通气。

### 出血

许多患者术后的"非手术出血"，在手术后最初几个小时内引流量为 50 ~ 100 ml·h$^{-1}$。必须准确测量引流量，以指导是否需要重新进行手术探查。出现以下情况，可认为出血过多：

- 术后 1 h，> 3 ml·kg$^{-1}$·h$^{-1}$
- 术后 2 ~ 4 h，> 2 ml·kg$^{-1}$·h$^{-1}$
- 术后 5 ~ 12 h，> 1 ml·kg$^{-1}$·h$^{-1}$

一般情况下，胸腔引流管总引流量达 500 ml·h$^{-1}$ 或持续引流 > 200 ml·h$^{-1}$ 时，应考虑再次手术探查。

出血的原因有很多，包括：肝素残留、血小板功能障碍、血小板减少、手术问题、低体温、高血压和纤溶等。大多数心脏医疗中心常规使用抗纤溶药物（氨甲环酸或 ε- 氨基己酸）。凝血功能障碍导致出血的处理方案见图 7-1。

如果怀疑出血是由术前使用血小板抑制剂或持续 CPB 导致的血小板功能障碍所致，则可考虑输注浓缩血小板。

对出血患者进行早期手术探查与结局改善相关。纵隔引流量较多时，如发生引流不畅或突然大出血，均可导致心包压塞。

### 少尿

连续两个小时尿量 < 0.5 ml·kg$^{-1}$·h$^{-1}$，则应立即查找原因并进行处理。排尿量需要适当的 CO、MAP 和心室充盈压。可输注 250 ~ 500 ml 胶体液进行补液试验，如果在患者的血压值满意情况下，排尿量仍没有增加，则应考虑推注呋塞米。

### 术后第一天

拔除胸腔引流管的时机由外科决定。在没有漏气、引流管引流量 < 25 ml·h$^{-1}$ 持续至少 2 h 的情况下，可以拔除引流管。外周动脉置管一般在患者转回

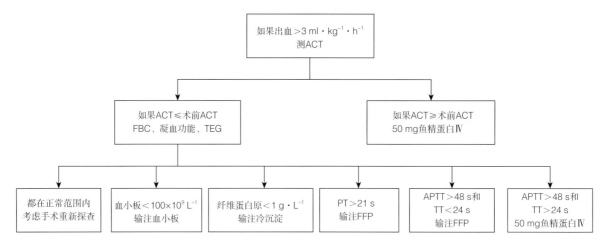

**图 7-1** 心脏手术后出血的处理

病房前拔除。如果患者被转到配有创监测设备的过渡病房时，则可以保留外周动脉监测管路。通常在术后第 4 天于病房内拔除起搏导线。一般情况下，中心静脉导管的拔除不早于术后第 2 天，导尿管则至少保留 2 天。

## 术后家庭关护

医护人员在患者入 ICU 后第 1 个小时内联系其家属，向他们简要介绍患者的最新情况。请患者家属鼓励患者配合进行肺部清理、咳痰、深呼吸和适当活动，以上措施对患者康复有利。

## 关键点

- 术后早期的问题相似，多数可以按本节的相应流程解决。
- 按需起搏应优先于固定频率起搏，以降低室颤风险。
- 高度警惕出血和心脏压塞。
- 麻醉医师、重症监护医师、外科医师以及护理人员之间的良好沟通至关重要。

## 扩展阅读

Abu-Omar Y, Farid S. Intensive care unit management following valve surgery. In Valchanov K, Jones N, Hogue CW (eds.), *Core Topics in Cardiothoracic Critical Care*, 2nd edn. Cambridge: Cambridge University Press; 2018, pp. 317–23.

Bojar RM. *Manual of Perioperative Care in Adult Cardiac Surgery*, 5th edn. Hoboken, NJ: Wiley-Blackwell; 2010.

Hensley FA, Gravlee GP, Martin DE. *A Practical Approach to Cardiac Anesthesia*, 5th edn. Philadelphia, PA: Lippincott Williams & Wilkins; 2012.

Lighthall GK, Olejniczak M. Routine postoperative care of patients undergoing coronary artery bypass grafting on cardiopulmonary bypass. *Semin Cardiothorac Vasc Anesth* 2015; 19: 78–86.

Nashef S, Bosco P. Management after coronary artery bypass grafting surgery. In Valchanov K, Jones N, Hogue CW (eds.), *Core Topics in Cardiothoracic Critical Care*, 2nd edn. Cambridge: Cambridge University Press; 2018, pp. 313–16.

# 8

# 术后常见并发症

原著 Jonathan H. Mackay, Joseph E. Arrowsmith

赵硕芳 译　晏馥霞　郭克芳 审校

本章全面阐述心脏手术的术后并发症，包括常见并发症和危及生命的并发症。对此领域进行更多了解，可阅读参考文献。

## 心血管并发症

体外循环（CPB）后血流动力学不稳定很常见，术后 ICU 心血管管理的主要目的是维持终末器官充分的氧供，直到心功能完全恢复。

### 心搏骤停

心脏手术后心搏骤停的复苏不同于传统的高级生命支持（图 8-1）：

- 如为可电击心律，胸外按压前应快速连续进行 3 次电击；
- 心搏停止胸外按压前，应尝试心外膜起搏；
- 出现无脉电活动（PEA）时，应排除起搏器诱导的室颤（VF）；
- 肾上腺素给药可推迟或减少给药剂量，从而降低自主循环恢复后的血压过高风险；
- 两个处理循环无效后，考虑再次开胸。

### 优化基本处理

增加前负荷反应有三个阶段的表现（框 8-1）。

在健康人群中，最佳前负荷通常是肺动脉嵌压（PAWP）为 10 ~ 15 mmHg。许多心脏手术患者的左室顺应性减低，并且在 CPB 和儿茶酚胺作用后进一步降低。在这些患者中，为了维持足够的 SV，通常需要更高的 PAWP（如 > 15 mmHg）。

心率、心律和心肌收缩力是决定心肌氧耗量（$VO_2$）的主要因素。窦性心律可增加 30% 的舒张末期容积（EDV），故应尽可能维持窦性心律。80 ~ 100 bpm 的心房或房室（A-V）起搏心率可缩短舒张期充盈时间和减少 EDV，从而改善心内膜灌注。

出现 VF、不稳定的室性或室上性心律失常，应立即通过电击或药物进行转复。维持正常或者稍高的血钾浓度（4.5 ~ 5.5 mmol·L$^{-1}$）和血镁浓度，能够减少室性心律失常的发生。

心肌功能受损患者应慎用负性肌力抗心律失常药。

后负荷可以看做是对抗心室射血外力的总和，其中，SVR 只是其组成部分之一（框 8-2）。拉普拉斯定律（Laplace's law）指出，左心室室壁张力或顺应性与腔内压力和腔半径成正比，与室壁厚度成反比。

先优化前负荷，再处理心输出量（CO）、平均动脉压（MAP）以及 PAWP，可以简化血流动力学管理过程（框 8-3）。

### 左心室功能障碍

心室功能抑制常见于 CPB 后 8 ~ 24 h 内。评估左心室功能的理想指标是计算收缩末期压力 - 容积关系（ESPVR）斜率，但该方法不便在床边进行。常用于评估收缩力的指标包括右心房压（RAP）、PAWP、MAP、肺动脉压（PAP）和 CO。虽然超声心动图可用于评估心室功能，但结果常受前后负荷的影响（图 8-2）。

心肌收缩力下降可继发于代谢异常、心脏抑制药、再灌注损伤和心肌缺血（冠状动脉血管痉挛、血栓形成或阻塞）。围术期心肌梗死（临床上常难发现）的发生率约为 5%，因此，冠状动脉旁路移植术后患者心肌梗死（MI）诊断更具挑战性（框 8-4）。

在开始使用正性肌力药物治疗之前，应先调整所有可干预的因素（如心率、心律、前负荷和后负荷）。主动脉内球囊反搏（IABP）和机械循环支持的适应证见第 6 章和第 16 章。

### 右心室功能障碍

左心室充盈依赖于右心功能，右心衰竭处理难度较大。如果右心室输出量下降，左心室充盈和输出量也会减少。右心室功能对于后负荷（如 PVR）极为敏感，虽然 IABP 对左心衰的处理更有效，但 IABP 也

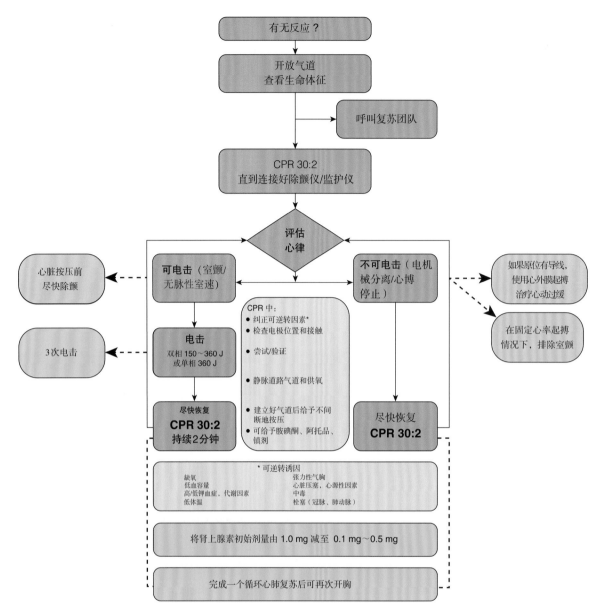

图 8-1　成人心脏手术后心肺复苏（CPR）流程。对标准 ALS 流程的六项调整建议，在侧面和下方的亮黄色框中突出显示。成功复苏后，可考虑选择治疗性低体温［Adapted from the Resuscitation Council（UK）2010 ALS algorithm］

可减少右心室后负荷、改善冠状动脉灌注。短期使用右心辅助装置可以为右心室功能恢复争取时间。

　　减少右心室后负荷可改善右心室收缩功能和右心 CO，药物治疗包括吸入米力农、NO（5 ~ 10 ppm）和依前列醇（PGI$_2$），静脉输注 PGI$_2$（2 ~ 5 ng·kg$^{-1}$·min$^{-1}$），口服西地那非和波生坦。

## 心脏压塞

　　心脏压塞的特征包括低血压、心动过速和中心静脉压（CVP）升高。虽然多发生于心脏手术后 24 h 内，但也可以在术后数日内缓慢出现。心脏压塞时，吸气使左心室充盈减少更加明显，每搏输出量（SV）

的下降导致心率和心肌收缩力反射性增加。诊断线索在框 8-5 中描述。

　　超声心动图检查除明显心包积液征象外，最常见表现为当腔内压力最低时（即右心室舒张早期和右心房收缩早期）出现右心腔塌陷。治疗包括复苏（框8-6）和尽快手术处理。

## 术后房颤

　　心脏手术后最常见的室上性心律失常是房颤和房扑，术后 24 ~ 72 h 内新发房颤发病率可高达 30%。房颤的独立预测因素包括年龄 > 65 岁、高血压、男性、既往房颤史和瓣膜手术史。

**框 8-1 增加前负荷反应的三个阶段**

| 1 | 正常前负荷储备 | ↑ EDV → ↑ SV & ↑ CO |
|---|---|---|
| 2 | 最优前负荷 | ↑ EDV → CO 不变 |
| 3 | 前负荷储备耗竭 | ↑ EDV → ↓ CO & ↓ MAP |

**框 8-2 使心脏手术患者后负荷增加的因素**

- 术前原发性或者继发性高血压
- CPB 期间内源性儿茶酚胺释放增加
- 低体温
- 麻醉苏醒
- 疼痛反应可导致小动脉收缩
- 给予外源性缩血管药

**框 8-3 最佳前负荷时优化血流动力学管理的简化方法**

| ↑ MAP 和 ↓ CO | 后负荷可能正常或较高，可考虑使用正性肌力药物加血管扩张药，或应用磷酸二酯酶抑制剂 |
|---|---|
| ↓ MAP 和 ↑ CO | 后负荷可能较低，应考虑使用缩血管药 |
| ↓ MAP 和 ↓ CO | 收缩力和后负荷降低，应考虑使用正性肌力药物和缩血管药 |

**框 8-4 围术期 MI 的诊断**

| ● ECG | 在围术期出现难以解释的 ECG 变化（尤其是 ST 段、T 波变化），这种情况下，依靠 Q 波诊断的灵敏度较低 |
|---|---|
| ● 肌酸激酶 MB（CK-MB） | 用于确认 MI 的传统酶标志物<br>见于骨骼肌和心房肌<br>心脏手术后该指标的特异性低 |
| ● 肌钙蛋白 I | 与比 CK-MB 相比，肌动蛋白-肌球蛋白复合物 ATP 酶抑制剂具有更高的敏感性和特异性<br>肌钙蛋白 I > 60 μmol·L⁻¹ 同时出现 Q 波与新发局部室壁运动异常 |

在没有禁忌证的情况下，所有发生房颤的患者应在 24 ～ 48 h 内进行抗凝治疗。如果心房颤动持续 > 48 h，并且尚未进行持续抗凝治疗，则需进行 TOE 以排除左房血栓。

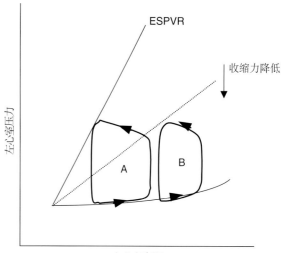

图 8-2 A. 正常左心室压力-容积环。B. ESPVR 斜率降低，收缩力降低。收缩力降低也可伴发 SV 降低和 LVEDP 提高

**框 8-5 心脏压塞的临床症状**

- 少尿
- 胸腔引流量减少或消失
- 奇脉
- 右房压、PA 舒张压和 PAWP 压力值趋于接近
- 右房压和 PAWP 中 y 降支消失
- ECG 出现低电压 / 电交替现象

**框 8-6 心脏压塞的复苏目标**

| 前负荷 | 升高，避免高 PEEP |
|---|---|
| HR | 由于 SV 下降，保持较快心率 |
| 节律 | 由于心房收缩受限，尽量维持窦性心率 |
| SVR | 高 SVR |
| 收缩力 | 正常或升高 |

术后房颤应选择电转复或药物复律，尤其是当血流动力学不稳定、有症状或患者无法接受抗凝治疗的情况下。在某些情况下，可用药控制心室率。

## 呼吸并发症

所有接受心脏手术的患者在术后都会出现一定程度的呼吸功能损伤。多达 10% 的心脏手术患者在术

后都会出现气体交换功能损伤。这种情况需要关注，因其常导致机械通气和术后 ICU 停留时间的延长。术后呼吸功能损伤可表现为短暂的肺不张、气道分泌物多，甚至严重的急性肺损伤（ALI）和急性呼吸窘迫综合征（ARDS）。导致心脏术后呼吸并发症的原因见框 8-7。心功能情况对心脏术后肺并发症结局具有决定性作用。

## 呼吸衰竭

急性呼吸衰竭是由于患者肺内气体不能充分交换，产生伴或不伴有高碳酸血症的低氧血症。诊断标准是吸空气的情况下 $PaO_2 < 8.0$ kPa（60 mmHg），在没有代谢性碱中毒的情况下 $PaCO_2 > 6.5$ kPa（49 mmHg）。

术后肺不张可发生于肺的重力依赖区，尤其是取乳内动脉后的左下肺叶。麻醉、机械通气和胸骨切开的联合作用，可导致肺活量、潮气量和功能残气量减少。以上情况如果和由于直接或热（冷）伤害所致膈神经损伤、膈肌功能障碍并存，情况就会更加严重。关胸前应用呼气末正压通气（PEEP）和膨肺等肺复张技术，可以使心脏术中出现不张的肺叶复张。术后肺不张可通过适当镇痛、理疗、肺复张技术、诱发性肺活量训练和被动咳嗽等方法进行治疗。

## ALI 和 ARDS

症状表现为心脏手术后的低氧血症伴双侧肺浸润，以及较低的左房压。临床特征与伴有严重低氧血症的脓毒症相似，包括 PVR 增加、血管通透性增加和跨肺泡 - 动脉氧梯度增大。ALI 通常在 48 h 内消退，

或进展为 ARDS（表 8-1）。

有报道称 CPB 后 ARDS 的发病率高达 2.5%。诱发因素包括再次心脏手术、低血压、脓毒症和大量输血。ARDS 的病死率取决于原疾患及随后出现的并发症，而非呼吸衰竭本身，常见死亡原因为多器官功能障碍。不使用 CPB 并不能完全消除 ALI 或 ARDS 的风险。心脏术后 ARDS 的管理见框 8-8。

## 胃肠道并发症

报道的心脏手术后胃肠道并发症的发病率较低（< 3%），但由胃肠道并发症导致的临床问题相关的发病率和死亡率却较高。心脏手术后胃肠道并发症的发病机制有多因素。除了大手术诱发的应激反应、麻

**表 8-1　AECC 的 ALI 定义和 ARDS 柏林定义**

| | |
|---|---|
| **ALI** | $PaO_2/FiO_2 < 40$ kPa（300 mmHg） |
| **ARDS** | 胸片示双肺浸润，$PAWP < 18$ mmHg |
| | **轻度** |
| | $PaO_2/FiO_2$ $26 \sim 40$ kPa（$201 \sim 300$ mmHg） |
| | PEEP/CPAP $\geqslant 5$ |
| | **中度** |
| | $PaO_2/FiO_2 < 26$ kPa（$\leqslant 200$ mmHg） |
| | PEEP/CPAP $\geqslant 5$ |
| | **重度** |
| | $PaO_2/FiO_2 < 13$kPa（< 100 mmHg） |
| | PEEP/CPAP $\geqslant 5$ |

**框 8-8　心脏手术后急性 ARDS 早期处理的一般原则**

| | |
|---|---|
| **常规** | 积极支持性治疗 |
| | 复苏，识别病因并针对性治疗，预防进一步器官功能障碍 |
| | 液体限制和加强利尿 |
| | 考虑尽早建立 RRT |
| **通气** | 多数患者需要机械通气支持 |
| | 无适合肺部各区域病变的单一通气策略 |
| | 大潮气量通气与通气相关的肺损伤有关 |
| | 现代肺部管理策略为压力控制、小潮气量（$5 \sim 6$ ml · kg$^{-1}$）、优化的 PEEP、调节吸呼比、允许性高碳酸血症、体位调整（俯卧位） |
| **辅助治疗** | 吸入 NO 可使 2/3 患者氧合改善 > 20%，但似乎不能改善 ARDS 患者生存率 |
| | V-V ECMO |
| | 体外 $CO_2$ 清除措施 |

**框 8-7　心脏术后呼吸衰竭的原因**

| | |
|---|---|
| **中枢神经系统** | 中枢神经系统抑制药、脑卒中、疼痛 |
| **脊髓** | 轴索麻醉、外伤和缺血 |
| **周围神经** | 创伤 |
| **神经肌肉** | 神经肌肉阻滞剂、$K^+$、$Mg^{2+}$、$PO_4^{3-}$ 浓度严重降低，重症肌无力，饥饿 |
| **气道** | 分泌物蓄积、哮喘 |
| **胸壁** | 连枷胸、脊柱后凸、强直 |
| **胸膜** | 气胸、胸腔积液 |
| **肺部** | 吸烟相关疾病、肺不张、肺炎、误吸、急性呼吸窘迫综合征、肺栓塞 |
| **心脏** | 左心衰竭、低 CO 状态、瓣膜疾病、心包压塞、右向左分流 |

醉、抗凝和低体温外，心脏手术还导致全身血流的减少及重新分布。胃肠道并发症总结见框8-9。

出血和肠系膜缺血是最常见的胃肠道并发症。现已明确了一些危险因素（框8-10）。尽管围术期处理、

---

**框 8-9　心脏手术后常见的胃肠道并发症**

| | |
|---|---|
| 肠梗阻 | 常见，经常是良性和自限性的 |
| | 表现为大量胃肠引流管抽吸物、无法吸收肠内营养物、呕吐 |
| | 促胃肠动力可能有效 |
| | 对于持续者，应考虑嵌顿性疝气、肠扭转或梗阻 |
| | 可能需要探查性或诊断性腹腔镜检查或剖腹手术 |
| 出血 | 占所有胃肠道并发症的30%～40%（上≫下） |
| | 上部：食管炎、静脉曲张出血、胃炎、胃溃疡、幽门螺杆菌感染、十二指肠炎、十二指肠溃疡 |
| | 下部：肠系膜缺血、抗生素相关性结肠炎、痔疮、肿瘤、憩室病、炎症性肠病、组胺（$H_2$）受体拮抗剂的广泛使用可降低发病率 |
| | 严重内脏缺血情况下，肠内营养可使情况恶化 |
| | 不能耐受血流动力学波动的患者，宜早使用内镜诊治 |
| | 内镜检查阴性或怀疑下消化道出血，应进行直肠、乙状结肠或结肠镜检查 |
| | 出血时进行肠系膜血管造影或放射性核素扫描，发现出血部位并行栓塞止血 |
| | 手术干预仅用于对药物治疗无反应者，手术干预的死亡率显著增加 |
| 肠系膜缺血 | 占心脏手术后胃肠道并发的25% |
| | 常见非闭塞性病变，原因多为CO低或CPB时间长 |
| | 不常见原因是粥样硬化性栓塞、动/静脉血栓 |
| | 持续性加重的代谢性酸中毒和高乳酸血症可能是唯一临床提示 |
| | 腹痛常为间歇性，且出现症状较晚 |
| | 腹部CT可显示肠道扩张、肠壁增厚或小肠壁气体 |
| | 慎用肠系膜血管造影术 |
| | 改善结局的关键是提高警惕、降低对早期开腹探查的限制标准 |
| | 延迟确诊和干预时死亡难以避免 |
| 穿孔 | 可发生于胃肠道任何部位 |
| | 原因为病理性（如十二指肠溃疡、憩室病）或医源性（如TOE、插入胸腔引流管和乙状结肠镜检查） |
| | 在心脏手术中用气腹作为判断指征不可靠 |
| | 继发于TOE的穿孔，发病率高达0.1% |
| | 肝功能障碍 |
| 肝功能异常 | 术前肝功能检查正常并不能排除术后发生肝功能障碍的可能 |
| | 临床少见严重黄疸 |
| | 发展为肝炎和肝衰竭的情况极为罕见 |
| | 肝功能障碍通常提示多器官系统衰竭 |
| | 凝血功能障碍（PT升高）加重伴持续性低血糖，常为预后不良的征象 |
| 胆囊炎 | 占胃肠道并发症的10%～15% |
| | 通常发生在没有胆结石的情况下 |
| | 通常表现为不明显的非特异性症状和体征 |
| | 需要高度警觉才能做出早期诊断 |
| | 发现延迟和不及时干预会导致高死亡率（约75%） |
| 急性胰腺炎 | 心脏手术后，一过性胰腺高淀粉酶增高很常见 |
| | 胰腺对低灌注和炎性反应很敏感 |
| | 亚临床胰腺炎症状（如厌食、恶心和肠梗阻）通常为轻度，并在数天内消退 |
| | 临床处理多为支持疗法 |
| | 广谱抗生素可降低感染性并发症风险 |
| | 无并发症的急性胰腺炎死亡率为5%～10%，急性坏死性胰腺炎死亡率高达50% |
| | 未经治疗的胰腺脓肿或感染性假性囊肿是致命的 |

框8-10　心脏手术后胃肠道并发症的危险因素

**人口学特征**

年龄＞65岁

营养状况差

**消化性溃疡病史**

**术前用药**

非甾体抗炎药

阿司匹林/氯吡格雷/普拉格雷

皮质类固醇

华法林

**手术类型**

急诊手术（如主动脉夹层）

再次手术

瓣膜手术

联合手术（如瓣膜和CABG）

**术前因素**

外周血管疾病

肾功能不全

肝损伤

术前左心室射血分数＜40%

相关心律失常（如房颤）

心源性休克

**术中和术后**

严重低血压/灌注不足

CPB持续时间延长（＞120 min）

相关心律失常（如房颤）

正性肌力药物和缩血管药

使用IABP或TOE

出血和输血

24 h内再次手术

呼吸衰竭（需要长时间通气支持）

肾衰竭

胸骨/纵隔感染

---

麻醉质量和手术技术有所改善，但近年来胃肠道并发症发生率并未改变，这可能与心外科患者人群年龄大、合并症多有关。

胃肠道并发症的症状和体征起病隐匿，有些临床表现可被镇静和镇痛药掩盖。要辨别以下两类情况：手术后一过性、轻度胃肠道功能障碍，以及需要药物或手术干预的情况。缺乏早期症状和诊断延迟是导致发病率和死亡率增高的主要原因。

# 肾衰竭

成人心脏手术后发生急性肾衰竭（ARF），需要肾脏替代治疗（RRT）的总发生率约为5%。如果患者术前肌酐＞200 μmol·$L^{-1}$（2.3 mg·$dl^{-1}$），ARF发生率则可高达40%。心脏手术后出现ARF会增加ICU停留时间和住院时间。与ARF相关的额外医疗费用很高，少数患者在出院后依赖RRT。虽然ARF不是心脏手术后死亡的主要原因，但为术后死亡的独立危险因素，近一半的术后死亡与其有关。

## 定义

目前，ARF已被急性肾损伤（AKI）取代。在肾损伤分期诊断标准RIFLE（危险、损伤、衰竭、肾功能丧失和终末期肾病）中，AKI是根据血清肌酐浓度（SCreat）和尿量（UO）变化进行定义的（图8-3）。

## 围术期 AKI 的预测因素

多种围术期因素已被证明与心脏手术后肾功能不全有关（框8-11）。在区分肾功能不全是由肾前性或肾本身问题所致之前，应先排除肾后性因素。

## 机制

所有肾损伤的最终共同通路是由凋亡和坏死导致的肾小管细胞死亡。CPB导致肾损伤的机制包括：非脉动血流、儿茶酚胺和炎性介质、动脉栓子、游离Hb、肾血流量减少、继发于血稀释和低血压的$DO_2$降低。

细胞炎症在术后肾功能不全的病理生理学机制中具有重要作用。细胞和体液成分与CPB回路接触诱发全身炎症反应综合征（SIRS），其特征是凝血、激肽释放酶、补体系统的激活。

## 预防

减少促炎物质和其他肾毒素，维持肾小管氧供大于氧需，是减少围术期肾脏并发症的关键（框8-12）。

对于单纯容量反应性AKI（肾前性），尽早恢复肾脏灌注是恢复肾功能的关键。在药物干预前，应积极处理急性低血容量，这是预防重症患者AKI发生和进展的关键。

肾脏灌注压是MAP和IVC的压力差值。用缩血管药增加MAP是有争议的。去甲肾上腺素虽然提高MAP，但同时增加肾血管阻力，从而导致肾血流量

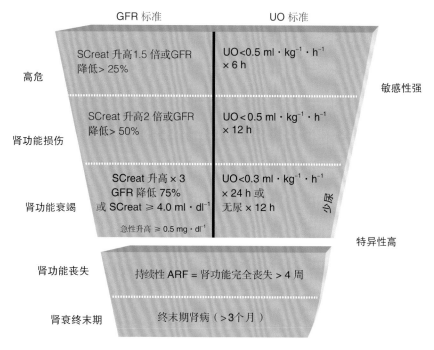

图 8-3 ARF 的 RIFLE 分级诊断标准中，包括血清肌酐（SCreat）和尿量（UO）两个指标。独立或同时应用两个指标，并以较严重指标变化作为参考进行分级诊断。例如，即使 SCreat 的增加低于 3 倍，如果新的 SCreat 结果大于 4.0 mg·dl$^{-1}$（350 μmol·L$^{-1}$），且急性增加至少 0.5 mg·dl$^{-1}$（44 μmol·L$^{-1}$）情况下，RIFLE 诊断应为"衰竭（F）"。在这种情况下，应使用"RIFLE-FC"表示"慢性肾衰竭"。同样，当 UO 标准达到"衰竭（F）"（RIFLE-F）标准时，应使用"RIFLE-FO"表示。该图的形状表示更多患者（易患人群）将列入轻度分级，包括一些实际上没有肾衰竭（特异性较低）的患者。相比之下，图底部情况的标准更严格，也更具特异性，但易漏诊（Reproduced from Bellomo *et al.*, *Crit Care* 2004；8：R204）

减少。

通过药物保护肾功能的证据级别较弱，心脏手术中尚无保护性干预药物可显著降低死亡率。给予袢利尿剂的目的是将少尿性 AKI 转化为预后更好的非少尿性 AKI。如果没有充分的液体复苏，应用袢利尿剂对预防 AKI 无效，并有可能使肾小管功能进一步恶化。

甘露醇是一种渗透性药物，该药可经肾小球过滤，但不被肾小管重吸收。甘露醇具有很强的利尿效果，可显著增加肾单位各节段（包括近端肾小管）的液体流速。在 AKI 早期给药时，甘露醇可冲掉细胞碎片并防止形成肾小管结晶，进而可能将少尿性 AKI 转化为非少尿性 AKI。甘露醇与袢利尿剂联合使用，可防止髓袢重吸收的代偿性增加。甘露醇禁用于无尿症患者。

低剂量（即 < 3 μg·kg$^{-1}$·min$^{-1}$）的多巴胺可以增加 CO 和肾血流量。2001 年一项荟萃分析认为"低剂量多巴胺不应常规使用"。

## 诊断

即使 UO（> 0.5 ml·kg$^{-1}$·h$^{-1}$）和生化指标无明显异常，也不能排除肾功能不全。超过 50% 的肾小管丧失功能时，SCreat 可依然保持正常。在肾功能进一步减少 50% 后，SCreat 则会翻倍增加。尽管这些传统指标很受关注，但因不够敏感，很难发现早期肾功能不全。这也导致急需寻找更敏感的生物标志物，如胱抑素 C、人中性粒细胞明胶酶相关脂质运载蛋白、α-1-微量白蛋白、N-乙酰-β-氨基葡萄糖苷酶、谷胱甘肽 S-转移酶和肾损伤分子 1。

## 术前肾功能不全

既往合并肾功能不全会显著增加手术风险。根据欧洲心脏手术风险评估系统（EuroSCORE），当肌酐浓度 > 200 μmol·L$^{-1}$（> 2.3 mg·dl$^{-1}$）时，术前风险评分会增加 2 分。对于这类患者，许多问题对麻醉医师的术中处理都很重要。由于 RRT 并不能清除过多血液内溶质，并易使患者呈现低血容量状态。因此，术前 12 h 内应避免 RRT，这点需要特别注意。除非确定患者为无尿状态，否则应插入导尿管。

血液透析而建立的前臂动静脉瘘会干扰脉搏血氧饱和度测定，并减少动脉和外周静脉通路的备选部

**框 8-11　心脏手术后肾功能不全和肾衰竭的危险因素**

**患者因素**

年龄增长

糖尿病

动脉高血压 / 主动脉粥样硬化

术前心肌梗死 / 低 CO 状态

术前肌酐 $> 130\ \mu mol \cdot L^{-1}$（$> 1.4\ mg \cdot dl^{-1}$）

肾路梗阻 / 腹内压升高

膀胱流出道梗阻

**手术因素**

使用 CPB 及 CPB 持续时间 /AXC 时间

二次手术和紧急手术

瓣膜和联合外科手术

高血糖

出血

血液稀释 / 贫血

感染 / 脓毒症

**药物相关因素**

造影剂

祥利尿剂

非甾体抗炎药

抗菌剂（氨基糖苷类、两性霉素）

环孢素

---

**框 8-12　预防围术期肾功能不全**

**减少促炎物质或其他肾毒素**

停用肾毒性药物

糖尿病患者持续控制血糖

避免放射性造影剂诱发的肾病

治疗脓毒症

缩短 CPB 时间，减少 CPB 相关的炎性介质

识别和治疗横纹肌溶解症

用过滤的纵隔血重新输血

**维持肾小管 $O_2$ 供需平衡**

优化容量状态、CO 和全身动脉压

在 CPB 期间保持足够的流量和平均体循环动脉压

避免过度血液稀释

---

位。另外，如果瘘管产生明显动静脉分流，在给予血管收缩剂后可产生不良影响。有时需用结扎或近端止血带的方法，将较大的瘘管与循环系统隔离。

术中，CPB 应用的血滤技术可推迟术后早期重新

建立 RRT，对于术后不宜早期抗凝的患者有利。尽管腹膜透析避免了血滤的许多潜在并发症，但膈肌功能损伤可导致呼吸功能障碍。尿毒症诱发的血小板功能障碍可导致围术期出血增加，可输注血小板和去氨加压素（DDAVP）进行处理。

## 围术期管理

心脏手术后，AKI 患者的治疗多选择支持疗法。除非有干预或有 RRT 的指征，否则多进行支持性治疗。一般措施见框 8-13。

RRT 的适应证包括：高钾血症、严重代谢性酸中毒、液体超负荷、有症状的尿毒症（脑病、神经病变或心包炎）、便于进行肠内或肠外营养、方便输注血液制品、严重低钠血症或高钠血症，极少数情况下也用于高热的处理。

RRT 可分为三大类：腹膜透析、间歇性血液透析和连续性静脉 - 静脉血液滤过（CVVHF）。多数在心脏手术后出现肾衰竭的成年患者，最初用 CVVHF 支持治疗。术前已确诊肾衰竭并已有腹膜透析的患者，可继续使用原治疗方法。对于对血滤无效的患者，可考虑持续性血液透析，从而实现更高的尿素清除率。CVVHF 需经锁骨下静脉、颈内静脉或股静脉置入，有 CVVHF 专门设计的大口径双腔插管，使用时需要一定程度的全身抗凝。

## 神经并发症

心脏手术后的神经损伤会增加死亡率，延长 ICU 停留时间和住院时间，降低恢复独立生活能力可能性。多数心脏手术患者对这类并发症一无所知。

---

**框 8-13　心脏手术后 AKI 的管理**

- 排除肾后 / 梗阻性病因
- 优化循环和肾脏灌注压
- 限制液体和 $K^+$ 的摄入量
- 停用肾毒性药物
- 减少肾衰竭时蓄积的药物剂量
- 考虑使用质子泵抑制剂预防胃肠道并发症
- 排除并积极治疗感染
- 治疗危及生命的高钾血症、酸中毒和心律失常
- 用等渗碳酸氢盐溶液缓慢纠正代谢性酸中毒
- 早期咨询肾病专科医师

## 临床表现

临床范围可从认知功能的变化和短暂谵妄，到致命的脑部严重损伤。多数情况下，一旦患者从麻醉中苏醒，神经损伤的影响就会显现。也有少数患者，严重神经损伤发生在术后几小时或数天。

临床表现取决于损伤的位置和范围大小。小的内囊或脑干梗死将导致明显的神经功能缺失。较大的皮质下或海马损伤可使认知功能发生变化。临床上，许多神经损伤（如视野缺损、耳鸣和共济失调）未报告、未做进一步检查，也未详细记录。

## 机制

心脏手术中，脑损伤主要是脑栓塞或低灌注的结果，这两种机制并不相互排斥，缺血/再灌注过程可进一步加重损伤。

50%以上围术期脑卒中是由脑血管栓塞导致。在所有 CPB 手术患者中，几乎都可以检测到脑血管内微栓。认知能力下降与术中脑血管微小栓塞之间存在关联。

## 危险因素

围术期神经损伤的风险因素中，包括患者因素、术中因素和术后因素（表 8-2）。

年龄是预测心脏手术后神经损伤发病率和死亡率的最重要因素。年龄与神经损伤风险之间的关系更多与高龄相关的各种合并症相关，而不是年龄本身。女性在心脏手术后可能面临更大神经损伤并发症风险。

糖尿病是心脏手术后神经损伤的独立危险因素，糖尿病患者更易罹患血管疾病和肾损害。高血糖可使脑卒中患者结局恶化，并可使高血压发病率增加。

在有脑卒中病史的患者中，心血管手术后神经损伤的风险不随时间推移而下降。局灶性脑血管事件发生后 3 个月内接受心脏手术，可致损伤面积扩大。脑卒中后超过 6 个月的患者行心脏手术，脑卒中可发生于不同脑血管区域。

主动脉粥样硬化的患病率和严重程度随着年龄增长而增加。主动脉近端粥样硬化与心脏手术后的脑卒中之间的相关性很明显。在主动脉病变位置进行手术操作、主动脉插管和灌注，会导致主动脉粥样硬化栓子脱落。有证据表明，用超声探测主动脉近端的粥样硬化病灶，并引导进行该部位的外科操作，可改善神经系统并发症的结局。

心脏腔室内和大血管手术的神经损伤风险最大，尤其在应用深低温停循环时。

"最佳"CPB 灌注标准仍有待确定，这将在第 26 章中进一步讨论。

## 术中管理策略

识别高风险患者的，避免已知的危险因素（低血压、灌注不足和栓塞），及时发现神经元缺血，避免加剧已有损伤的因素，均有助于降低心脏手术后神经损伤的发生率和严重程度。关于减少神经损伤措施的总结见框 8-14。

## 诊断

神经损伤的诊断基于症状和体征。对功能缺失程度要进行全面、系统、可复制的评估。

美国 NIH 的脑卒中量表可简单记录患者的意识水平、定位能力、语言指令反应、凝视、视野、面部

表 8-2 心脏手术后神经系统不良结局的危险因素

| 术前（患者）因素 | | 术中因素 | 术后因素 |
|---|---|---|---|
| 人口学 | 病史 | | |
| 年龄 | 脑血管疾病 | 手术类型 | 早期低血压 |
| 性别 | 糖尿病 | 主动脉粥样硬化 | ICU 停留时间长 |
| 基因型 | 心功能不全 | 主动脉夹闭部位 | 肾功能不全 |
| 教育水平 | IABP | 微栓 | 房颤 |
| | 饮酒 | 动脉压 | |
| | 肺部疾病 | 泵流速 | |
| | 高血压 | 温度 | |
| | 心律失常 | 输注红细胞 | |
| | 血脂异常 | DHCA 的使用 | |
| | 使用利尿剂 | | |

| 框 8-14　心脏手术中减少神经损伤的措施[*] |
| --- |
| **Ⅰ类建议** |
| CPB 使用膜肺和动脉管路微栓滤器（40 μm） |
| 主动脉超声检查用于监测升主动脉粥样硬化 |
| 避免 CPB 期间和之后的体温过高 |
| **Ⅱa 类建议** |
| 对于有动脉粥样硬化栓塞风险的患者，应使用单次主动脉钳夹阻断技术 |
| 在成人 CPB 期间，应考虑 α 稳态 pH 管理 |
| 对于高危患者，应考虑 NIRS 监测 |
| **Ⅱb 类建议** |
| 在高危患者 CPB 期间，动脉血压应保持在 > 70 mmHg |
| 静脉输注胰岛素以控制血糖水平 < 8 mmol·L$^{-1}$（< 140 mg·dl$^{-1}$） |
| 对于高危患者 Hb < 7 g·dl$^{-1}$ 或 Hb 较高的患者，如果有器官缺血证据，应考虑输注红细胞 |
| 心外吸引的血液经洗涤红细胞后再输入 CPB 回路，从开放心腔内吸出的血液可以直接输入 CPB 回路 |
| [*] Hogue CW Jr, *et al. Anesth Analg* 2006；103：21-37. |

| 框 8-15　心脏手术后确诊神经损伤患者的治疗目标 |
| --- |
| **预防继发性脑损伤** |
| 维持 CO 和脑氧合 |
| 考虑治疗性低体温 |
| 避免体温过高和高血糖 |
| 减少脑水肿 / 颅内压升高 |
| **手术** |
| 清除硬膜下或颅内血肿 |
| 颈动脉或脑动脉血管成形术 |
| 颅内动脉瘤栓塞 / 夹闭 |
| 脑室造口术 |
| **一般支持措施** |
| 输液和营养 |
| 预防褥疮 / 挛缩 |
| 抗菌治疗 / 血栓预防 |
| 康复和语言治疗 |
| **特殊药物治疗** |
| 癫痫发作：苯妥英、丙戊酸 |
| 肌肉痉挛：巴氯芬、替扎尼替丁、肉毒杆菌毒素 |
| 肌阵挛：氯硝西泮、吡拉西坦、左乙拉西坦 |
| 躁动：氟哌啶醇、可乐定、奥氮平 |
| 抑郁症：西酞普兰、氟西汀、帕罗西汀 |
| 慢性疼痛：阿米替林、加巴喷丁、普瑞巴林 |

运动、肢体运动、共济失调、感觉丧失、失语、构音障碍和注意力不集中。

在发病 24 h 内进行 CT 检查可帮助确诊脑出血，但通常很少或不能发现颅内损伤证据。相比之下，弥散加权磁共振成像（DWMRI）可在 CT 或 MRI 显示明显脑水肿之前几天内检测到是否存在脑水肿。

由于患者的主观表述常不准确，认知功能障碍的评估需用标准方法测试。患者的配偶或其他关系密切的亲属，可能更能清楚判断患者的认知功能变化。

一些床旁临床筛查工具（如 ICU 意识模糊评估法、CAM-ICU）可用于记录谵妄情况。

## 术后管理

不可逆脑缺血区域周围存在缺血但尚未坏死的脑组织，即所谓的缺血半暗带。这部分脑组织有望恢复功能，但也容易发展为更严重的损伤。限制脑损伤范围的扩大，应以限制最初缺血性损伤的范围为目标。缺血性神经元去极化导致兴奋性神经递质释放和细胞毒性通路的激活，它们通常发生在发病后的 36 ~ 72 h 内，也是决定神经元损伤最终程度的关键因素。了解脑损伤机制可帮助明确许多潜在的脑保护治疗靶点。

治疗目标包括识别可能适合早期神经外科干预的情况、一般支持措施和预防继发并发症（框 8-15）。

## 预后

25% 的心脏术后脑卒中患者可发生长期神经功能障碍。长期意识抑制、昏迷和植物人状态与死亡率显著相关（> 90%）。多数重度脑损伤患者死于长期 ICU 滞留并发症或吸入性肺炎。一般来说，发病后 24 ~ 72 h 内神经功能恢复程度是预测最终恢复程度的指标。短暂躁动和谵妄曾经被认为是不严重的情况，现在被认为是心脏手术后短期和长期神经损伤发病率和死亡率的重要危险因素。追踪研究结果表明，术后早期认知功能障碍是长期认知功能、一般健康状况和就业状况的独立预测因子。

## 关键点

- CPB 后，可能需要 PAWP > 15 mmHg。
- 临床上可能有心脏压塞诊断困难的情况，所有心脏手术后发生低血压 / 低 CO 的病例均应排除心包压塞。

- 呼吸衰竭是心脏手术后常见并发症。
- 处理 ARDS 多为支持治疗，目的是避免发生更严重的器官功能障碍。
- ARDS 患者常死于多器官衰竭。
- 提高警觉和降低对早期开腹探查的限制标准，是减少胃肠道并发症死亡率的最重要影响因素。
- 急性肾缺氧导致的血管收缩，可在恢复正常氧供后仍持续数小时。

- 心脏手术中不使用肾保护相关药物可显著降低死亡率。
- 神经系统并发症很常见，通常不能确定诊断。
- 神经系统并发症增加死亡率和住院时间。
- 动脉滤器、谨慎复温和 α 稳态血气管理等物理性干预，可改善神经系统并发症结局。

## 扩展阅读

ARDS Definition Task Force. Acute respiratory distress syndrome: the Berlin Definition. *JAMA* 2012; 307: 2526–33.

Bellomo R, Ronco C, Kellum JA, Mehta RL, Palevsky P. Acute renal failure – definition, outcome measures, animal models, fluid therapy and information technology needs: the Second International Consensus Conference of the Acute Dialysis Quality Initiative (ADQI) Group. *Crit Care* 2004; 8: R204–12.

Bernard GR, Artigas A, Brigham KL, *et al.* The American–European Consensus Conference on ARDS. Definitions, mechanisms, relevant outcomes, and clinical trial coordination. *Am J Respir Crit Care Med* 1994; 149: 818–24.

Buczacki SJA, Davies J. The acute abdomen in the cardiac intensive care unit. In Valchanov K, Jones N, Hogue CW (eds.), *Core Topics in Cardiothoracic Critical Care*, 2nd edn. Cambridge: Cambridge University Press; 2018, pp. 294–300.

Damian MS. Neurological aspects of cardiac surgery. In Valchanov K, Jones N, Hogue CW (eds.), *Core Topics in Cardiothoracic Critical Care*, 2nd edn. Cambridge: Cambridge University Press; 2018, pp. 380–91.

Ely EW, Margolin R, Francis J, *et al.* Evaluation of delirium in critically ill patients: validation of the confusion assessment method for the intensive care unit (CAM-ICU) *Crit Care Med* 2001; 29: 1370–79.

Ercole A, Prisco L. Seizures. In Valchanov K, Jones N, Hogue CW (eds.), *Core Topics in Cardiothoracic Critical Care*, 2nd edn. Cambridge: Cambridge University Press; 2018, pp. 285–93.

Hogue CW Jr, Palin CA, Arrowsmith JE. Cardiopulmonary bypass management and neurologic outcomes: an evidence-based appraisal of current practices. *Anesth Analg* 2006; 103: 21–37.

Koyi MB, Hobelmann JG, Neufeld KJ. Postoperative delirium. In Valchanov K, Jones N, Hogue CW (eds.), *Core Topics in Cardiothoracic Critical Care*, 2nd edn. Cambridge: Cambridge University Press; 2018, pp. 392-401.

Kydd A, Parameshwar J. Cardiovascular disorders: the heart failure patient in the intensive care unit. In Valchanov K, Jones N, Hogue CW (eds.), *Core Topics in Cardiothoracic Critical Care*, 2nd edn. Cambridge: Cambridge University Press; 2018, pp. 256–62.

Mangano CM, Diamondstone LS, Ramsay JG, *et al.* Renal dysfunction after myocardial revascularisation: risk factors, adverse outcomes and hospital resource utilisation. *Ann Intern Med* 1998; 128: 194–203.

Powell-Tuck J, Varrier M, Osrermann M. Renal replacement therapy. In Valchanov K, Jones N, Hogue CW (eds.), *Core Topics in Cardiothoracic Critical Care*, 2nd edn. Cambridge: Cambridge University Press; 2018, pp. 149–156.

Proudfoot A, Summers C. Respiratory disorders: acute respiratory distress syndrome. In Valchanov K, Jones N, Hogue CW (eds.), *Core Topics in Cardiothoracic Critical Care*, 2nd edn. Cambridge: Cambridge University Press; 2018, pp. 356–71.

Rodriguez R, Robich MP, Plate JF, Trooskin SZ, Sellke FW. Gastrointestinal complications following cardiac surgery: a comprehensive review. *J Card Surg* 2010; 25: 188–97.

Slogoff S, Keats AS. Does perioperative myocardial ischemia lead to postoperative MI? *Anesthesiology* 1985; 62: 107–14.

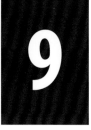

# 9 主动脉瓣手术

原著　Pedro Catarino, Joseph E. Arrowsmith
曹忠明 译　程卫平　王　锷 审校

主动脉瓣（AV）由左冠瓣（后）、右冠瓣（前）与无冠瓣三个半月瓣组成，并对应形成三个瓦氏窦。AV 的主要功能是使收缩期左室前向血流通畅，并防止左室搏出血液在舒张期向左室反流。正常成人 AV 瓣口面积为 2 ~ 4 cm²。

## AV 狭窄（AS）

AS 是由于 AV 结构问题导致的左室收缩期前向血流的固定性梗阻。

### 临床特征

AS 典型三联征为心绞痛、晕厥和呼吸困难。很多患者可能患病多年却无症状，或者表现为三联征中的一个或多个症状，可发生猝死。患者出现症状后 50% 存活率如表 9-1 所示。

### 病理学

对于多数患者，AS 是一种获得性疾病。退行性钙化使瓣叶增厚和僵硬，与高龄（> 70 岁）有关，常伴有二尖瓣瓣环钙化。慢性风湿性 AV 疾病可引起瓣叶交界融合，常导致 AV 反流。

二叶 AV 是最常见的先天性心脏病变之一，患病率为 2%。由于较早出现退行性变和钙化，二叶 AV 患者出现症状的潜伏期较短。

较少情况下，AS 发生在瓣膜上或瓣膜下水平，麻醉管理原则类似。

### 病理生理学

左室射血的固定梗阻导致慢性左室压力过负荷和室壁张力增加 [室壁张力 = 左室压力 × 左室舒张末期半径 / （2× 左室壁厚度）；拉普拉斯定律]。室壁张力增加可以被左室向心性肥厚抵消，舒张功能受损与顺应性降低导致心脏舒张功能不全，表现为 LVEDP 升高（图 9-1）。一般情况下，AS 早期左室舒张末期内径变化不明显。

### 心绞痛

即使没有明显的冠状动脉病变，AS 患者也可发生心肌 $DO_2$ 和 $VO_2$ 失衡导致的心绞痛。在左室肥厚和室壁张力增加共同作用下，收缩期心肌 $VO_2$ 升高，同时，冠状动脉灌注压的降低使心肌 $DO_2$ 降低。

### 晕厥

晕厥通常发生在患者用力时。中度或重度 AS 的每搏量受限，从而使心输出量出现固定或受限的情况。当患者运动时诱发外周血管扩张，心输出量却不能相应代偿性增加，这是导致晕厥的最常见情况。另外，室性心律失常是晕厥的另一个常见诱因。

### 呼吸困难

呼吸困难，尤其是端坐呼吸，是 AS 典型三联征中最危险的一种，可能提示左室出现功能失代偿 / 扩张。LVEDP 增加导致左室充盈压力升高和肺淤血（图 9-2）。当左室壁张力不能被室壁增厚抵消时，就会出现左室功能失代偿和扩张。左室扩张进一步导致室壁张力增加（拉普拉斯定律）。

### 外周水肿

外周水肿是晚期或终末期 AS 的典型表现，与双心室功能障碍、二尖瓣反流、三尖瓣反流和 PHT 有关。

表 9-1　AS 出现症状后的生存率

| 症状 | 50% 存活率 |
| --- | --- |
| 心绞痛 | 5 年 |
| 晕厥 | 3 年 |
| 呼吸困难 | 2 年 |

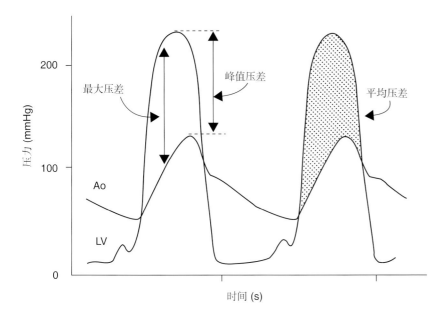

图 9-1 AS 中同时在左心室（LV）和主动脉根部（Ao）获得的压力波形，峰值压力梯度是在导管室测量的，是左心室和主动脉根部收缩压峰值的差值，注意主动脉根部峰值压力比左心室峰值压力延迟，最大压力梯度或瞬时压力梯度用 CWD 测量

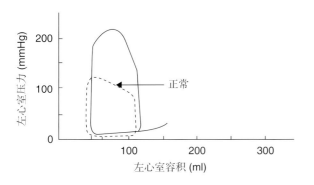

图 9-2 AS 的左心室压力 - 容积环。注意舒张末期压力升高，收缩压升高，每搏量不变

## 辅助检查

心电图：胸前导联 R 波、S 波的波幅增加，T 波倒置。

二维超声心动图：观察主动脉瓣解剖及功能、左室功能和主动脉根部内径。典型特征包括：瓣叶增厚、钙化、开口缩小。存在钙化的情况下，平面法测量的 AV 瓣口面积（AVA）不准确。

CFD：可见跨瓣口湍流。不能用于评估 AS 严重程度。可以显示反流。

CWD：由于 TTE 的超声束比经胃底切面 TOE 更容易平行于主动脉瓣血流，因此 TTE 测量的 AV 跨瓣压差更准确（见第 34 章）。AV 跨瓣压差峰值 $=4\times$ 峰值流速$^2$（修正伯努利方程）。AV 瓣口面积可以用连续性方程计算（见第 34 章）。

冠状动脉造影：用于排除冠状动脉疾病。年龄 > 40 岁的男性患者，或年龄 > 50 岁的女性患者，应常规进行此项检查。

心室造影：用于了解左室功能，左心室 - 主动脉根部压力梯度峰值。

多排螺旋 CT（MDCT）：用于 TTE 声窗较差，且无法接受 TOE 检查的患者，以确定瓣膜解剖和 AV 瓣口面积（图 9-3）。

## 麻醉目标

窦性心律和舒张晚期心房收缩对心肌顺应性差的患者至关重要。此类患者的心房收缩可占舒张期左室充盈的 30% ~ 40%（正常为 15% ~ 20%）。房颤和结性心律使左室前负荷难以维持，患者往往感觉明显不适（框 9-1）。

TOE 比 PAWP 更能直接客观地监测左室充盈情况（左室舒张末期面积），但在非常关键的麻醉诱导期间，前者无法使用。

由于降低舒张期冠状动脉灌注会导致心肌缺血，故应设法避免心动过速。由于心动过缓对 CO 有影响，也应设法避免。AS 早期，通常不影响收缩功能。心肌收缩功能维护通常在处理晚期 AS 时考虑，与左室功能失代偿相关。由于 AS 患者在 AV 水平的后负荷是固定的，因此，试图通过降低 AS 患者后负荷改善 SV 的思路偏离了正确方向，并且非常危险。因此，AS 手术麻醉时，设法维持 SVR 至少不下降是一个重要原则。

AS 患者在主动脉瓣替换术后（左室前向血流的固定梗阻已消除），麻醉医师对严重的高血压反弹现象应有预料。高血压控制不佳可增加主动脉拔管时出

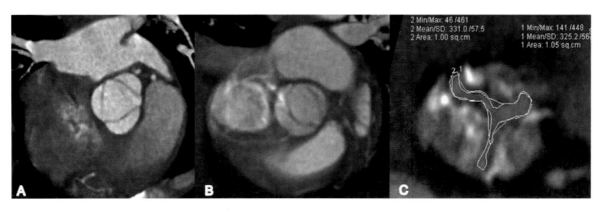

**图 9-3**　64 排螺旋 CT 检查 AV 短轴图。A．正常瓣膜。B．二叶瓣。C．狭窄钙化瓣膜的 AV 瓣口面积的平面测量

| 框 9-1 | AS 麻醉的注意事项 |
| --- | --- |
| 前负荷 | 维持充盈，避免空虚 |
| HR | 理想心率为 60 ~ 80 bpm |
| 心律* | 维持窦性心律 |
| 收缩力 | 维持稳定（大多数患者能耐受轻度抑制） |
| SVR | 维持稳定（或轻度提高）以维持冠状动脉灌注压 |

\* AVR 术后，由于房室传导阻滞发生率高，应常规放置心室起搏导线

血，并有形成主动脉夹层的风险。在这种情况下，高血压的常规处理方法包括使用血管扩张剂、调整体位降低前负荷以及吸入挥发性麻醉药。在极严重情况下，使用 A-V 起搏（设置 A-V 延迟 < 15 ms）可有效减轻舒张晚期左室充盈对血压增加的影响。

### 低血压的治疗

麻醉医师要对 AS 患者麻醉诱导后常出现低血压的情况有所准备。初步处理常用静脉输液和缩血管药，达到维持前负荷和后负荷的目的。出现低血压要尽早处理，以免出现不可控制的血压急剧下降，导致心肌缺血和心搏骤停。如果发生心搏骤停，胸外心脏按压一般无效。如无快速建立体外循环（CPB）的条件，心脏停搏后复苏成功的可能性很小。

### 主动脉瓣反流（AR）

AR 是由于 AV 结构改变，使舒张期血液通过 AV 向左室回漏、左室容量过负荷导致的。

### 临床特征

AR 临床表现特征取决于疾病是急性还是慢性。

慢性 AR：许多慢性 AR 患者，由于左室代偿性改变，发病 20 多年但无症状。左室失代偿典型症状是用力时呼吸困难。AR 患者心绞痛较 AS 少见，因为容量负荷过重导致的心肌 $VO_2$ 增加比由于压力负荷过重导致的心肌 $VO_2$ 增加要少。

急性 AR：典型表现为急性肺水肿、心动过速和外周灌注不良。

### 病理学

AR 可继发于主动脉根部扩张、瓣叶异常或两者兼有（表 9-2）。主动脉夹层（见第 13 章）与感染性心内膜炎均可引起急性 AR。心内膜炎可引起瓣叶穿孔，瓣叶赘生物可阻碍舒张期瓣叶闭合。

### 病理生理学

影响 AR 严重程度的因素包括：瓣口面积、舒张期跨 AV 压力梯度、舒张期时长（与 HR 负相关）。

无论慢性或急性 AR，主要病理生理改变都是左室容量过载。慢性 AR 患者的 LV 舒张充盈量的增加，并引起 LV 适应性改变。左室肌肉延长导致内径增加和偏心性肥厚。与 MR 不同，MR 在射血早期的左室负荷转移到左房，而 AR 收缩期的左室压力没有降低。随着 LV 内径增大，室壁厚度增加，室壁张力减小（拉普拉斯定律）。LV 实际顺应性只发生了轻微变化，但左室压力 - 容积环显著右移（图 9-4）。

慢性 AR 患者的心脏体积变大，因此被称为"牛心"。在所有瓣膜性心脏病中，慢性 AR 可发展为最严重的左室舒张末容积（LVEDV）扩大情况。收缩期 SV 增加 [LVEDV 增加超过左室收缩末容积

表 9-2 AR 的病因

| | | |
|---|---|---|
| 主动脉根部扩张 | 先天性 | 马方综合征 |
| | 获得性 | 长期高血压、主动脉夹层、动脉粥样硬化性主动脉疾病、梅毒性主动脉炎、结缔组织病 |
| 瓣叶结构异常或损害 | 先天性 | 二叶 AV（常在 40 岁后出现瓣膜关闭不全，常与主动脉缩窄并存） |
| | 获得性 | 主动脉夹层、慢性风湿性心脏病、感染性心内膜炎、结缔组织疾病（如系统性红斑狼疮、类风湿性关节炎、强直性脊柱炎）、球囊扩张瓣膜成形术 |

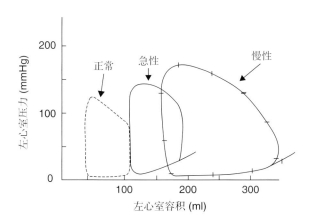

图 9-4 急性与慢性 AR 的压力 - 容积环。慢性 AR 的 LVEDV 和 SV 明显增加；在急性 AR 中，LV 顺应性没有适应性增加，LVEDV 和 SV 的增加较少

（LVESV）增加］是为了补偿舒张期反流容量并维持有效 SV。虽然发病早期 Starling 机制可使左室收缩功能得以维持，但随着 LVEDV 的增加，最终导致失代偿，表现为收缩末期压力 - 容积曲线斜率减小。LVESV 的升高伴随左室射血分数（LVEF）下降。

急性 AR 发病时，导致左室内径尚无增加、顺应性也没有变化的情况下发生舒张期容积和压力过负荷的情况。LVEDP 的急性升高使冠状动脉灌注压降低，二尖瓣过早关闭，并需要较高的 LA 充盈压。

## 辅助检查

二维超声心动图：观察 AV 叶结构、主动脉根部内径、左室功能。左室收缩末期内径 > 5.5 cm、LVEF < 50% 是 LV 收缩功能异常征象，也是手术治疗的适应证。

CFD：对比观察，了解瓣口反流束和左室流出道内径。降主动脉舒张期血流反向流动 AR 病情严重。需同时评估 MR 及其严重程度。

CWD：用压差半降时间测算反流瓣口面积。重度 AR 患者的舒张期反流流速下降较快。

冠状动脉造影：用于排除冠状动脉疾病。

## 麻醉目标

急性 AR 患者需要更大的前负荷与较高的 LVEDP 匹配。适度提高心率可缩短舒张期时长，从而减少反流，也通过缩短 MV 充盈时间，减小左室扩张程度，降低了 LVEDP，从而改善冠状动脉灌注。由于窦性心律对前向血流左室充盈有利，因此，对于急性 AR 与晚期慢性 AR 患者，设法维持窦性心律非常重要。

对于急性 AR 患者，麻醉中常需输注正性肌力药物维持心肌收缩力。

降低后负荷可降低舒张期跨 AV 压力梯度，故而会降低反流量。应用血管扩张药可延缓收缩功能障碍的发展。舒张压较低时，难以耐受后负荷的降低，在紧急情况下更是如此（框 9-2）。

## 低血压的治疗

合理应用正性肌力药物与扩血管药物。由于可加重反流并引起左室扩张，因此术前禁忌应用 IABP。

## 外科手术入路

近年来，在需要 AV 或主动脉根部手术的患者中，提倡采用"J"形（微创）上半胸骨开胸技术。与传统的（完全）劈开胸骨比较，该技术有利于伤口愈合，缩短住院时间，加快术后恢复。

框 9-2 AR 麻醉的注意事项

| | 急性 AR | 慢性 AR |
|---|---|---|
| 前负荷 | 增加 ++ | 增加 |
| HR | 快 | 中到快 |
| 心律* | 窦性 | 窦性 |
| 收缩力 | 正性肌力药物支持 | 支持 / 维持稳定 |
| SVR | 低，维持稳定 | 低 |

* AVR 术后，由于房室传导阻滞发生率高，务必放置心室起搏导线

麻醉方面的注意事项大部分与手术入路受限有关，如需要心外除颤设备、更大限度上依赖术中 TOE 监测、做好快速转换为完全劈开胸骨的准备，以及在脱离 CPB 前存在心内排气不完全的风险。

## 关键点

- AS 可导致左室收缩和舒张功能障碍。
- AS 难以耐受心动过速、严重的心动过缓与血管扩张。
- AS 麻醉中，应及早处理低血压，防止血流动力学崩溃。
- 在特殊情况下，A-V 起搏可用于处理 AS 患者 AVR 术后高血压。
- 在各种瓣膜病损害中，慢性 AR 容积超负荷可导致最明显的 LVEDV 增加。
- AVR 术后房室传导阻滞较常见，务必放置心外膜起搏导线，并在 ICU 内进行密切监护。

## 扩展阅读

Bonow RO, Brown AS, Gillam LD, *et al.* Appropriate use criteria for the treatment of patients with severe aortic stenosis: a report of the American College of Cardiology Appropriate Use Criteria Task Force, American Association for Thoracic Surgery, American Heart Association, American Society of Echocardiography, European Association for Cardio-Thoracic Surgery, Heart Valve Society, Society of Cardiovascular Anesthesiologists, Society for Cardiovascular Angiography and Interventions, Society of Cardiovascular Computed Tomography, Society for Cardiovascular Magnetic Resonance, and Society of Thoracic Surgeons. *J Am Soc Echocardiogr* 2018; 31: 117–47.

Nair SK, Sudarshan CD, Thorpe BS, *et al.* Mini-Stern trial: a randomized trial comparing mini-sternotomy to full median sternotomy for aortic valve replacement. *J Thorac Cardiovasc Surg* 2018; 156: 2124–32.

Nishimura RA, Otto CM, Bonow RO, *et al.* 2014 AHA/ACC guideline for the management of patients with valvular heart disease: executive summary. A report of the American College of Cardiology/American Heart Association task force on practice guidelines. *J Am Coll Cardiol* 2014; 63: 2438–88.

# 10 二尖瓣手术

原著 Jonathan H. Mackay, Francis C. Wells

徐金东 译　吴安石 于 晖 审校

正常成人二尖瓣口（MV）的面积为 4～6 cm²。与其他心脏瓣膜不同，二尖瓣由两个不对称的瓣叶组成。二尖瓣前叶面积占瓣膜面积的 65%，但其基底部只占瓣环周长的 35%。后叶通常由 3 个主要扇形皱褶组成，皱褶也可能多达 5 个。两个瓣叶于前外侧与后内侧交界接合在一起。二尖瓣前叶与主动脉瓣无冠瓣附着于共同的纤维组织。

完整的瓣膜装置由起源于房室交界处的瓣叶与腱索组成。腱索连接瓣叶与乳突肌（左室心肌非致密层的凸起）（图 10-1）。两个纤维性致密区形成纤维三角，分别位于后上与前下部位，它们到两个瓣叶交界点的距离大致相等。纤维性致密区最多可占瓣环的 1/3，却常被误解为二尖瓣环是一个完整的纤维环。

心脏舒张时，二尖瓣瓣叶开放使血流由左心房顺畅流向左心室。心脏收缩时，瓣叶的对合保护肺循环免受左心室高压的影响。腱索与乳头肌构成的腱索装置对维护左心室功能和射血分数至关重要。

正中胸骨劈开二尖瓣手术仍然最常用式式，右侧开胸用于再次二尖瓣手术。目前，通过外周静脉插管、右侧小切口开胸的微创二尖瓣手术越来越多，但其效果有待前瞻性随机对照研究证实（见第 12 章）。

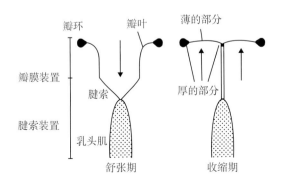

**图 10-1** 舒张期二尖瓣瓣叶打开，收缩期对合并处于相对一致高度

## 二尖瓣狭窄

成人二尖瓣狭窄（MS）定义为瓣口面积 < 2 cm²，< 1 cm² 则为重度狭窄。大多数 MS 由风湿热引起，多数情况下没有早期急性发热病史。瓣叶增厚及融合是炎症过程的结果，其他瓣膜病变以主动脉瓣与三尖瓣受累尤为常见。混合性 MS 伴反流比单纯 MS（其瓣膜开口固定）更常见。

### 临床特征

劳力性呼吸困难为最常见的临床表现，通常起病隐匿。其他临床表现包括咯血、新发房颤或栓塞事件。

### 病理生理学

左心房血液经有固定阻碍的二尖瓣流入左心室时产生压力梯度，通过升高左房压（LAP）以维持心输出量（CO）。

压力梯度 = [流速 / (K × 瓣口面积)]²

K 为液压常数。LAP 升高与左室舒张末压（LVEDP）降低导致二尖瓣跨瓣压差增加（图 10-2）。LAP 升高的后果包括：

- 左心房肥厚，随后扩张；
- 房颤；
- 肺顺应性降低；
- 肺动脉高压（PHT），导致右心室（RV）负荷增加与三尖瓣反流（TR）。

房颤使左室充盈减少，尤其在房颤伴快速心室率的情况下。PHT 最初可逆，但当肺血管阻力（PVR）长期持续升高后，转变为不可逆 PHT。

二尖瓣狭窄时的左室压力 - 容积环很小，并因左室压力与容积负荷降低而左移（图 10-3）。

左室收缩功能由于心肌纤维化与慢性低负荷状态而受到抑制。图 10-4 提示瓣口面积减小对跨瓣流速与跨瓣压差之间关系的影响。二尖瓣瓣口面积逐渐减

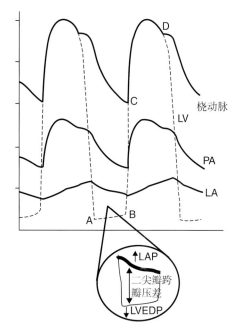

图 10-2 二尖瓣狭窄的压力波型

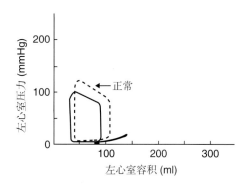

图 10-3 二尖瓣狭窄时左心室压力 - 容积环

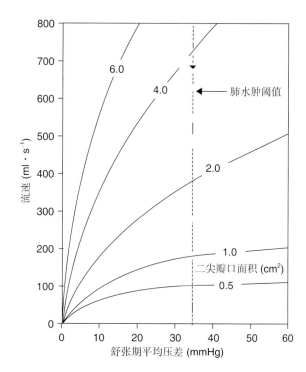

图 10-4 正常（4 ~ 6 cm²）与二尖瓣狭窄（0.5 ~ 2 cm²）的舒张期血流速度和二尖瓣平均跨瓣压差

少，对跨瓣血流速度具有显著影响，并使跨瓣压差逐渐增加。舒张期跨瓣压差逐渐增加到一定程度可诱发肺水肿。

## 辅助检查

二维超声心动图：可发现瓣叶增厚、钙化、隆起、瓣膜张开度减小。脉冲多普勒（PWD）压力梯度（压力半降时间法，PH-T）：经二尖瓣血流可采用PWD 与连续多普勒（CWD）评估（图 10-5）。二尖瓣狭窄时，E 波（左心室舒张早期充盈）的血流下降速率降低。PH-T 法通过 E 波降速的斜率，计算二尖瓣瓣口面积。如果并存主动脉瓣功能异常，用 PH-T 法计算二尖瓣瓣口面积的结果不可信。主动脉瓣关闭不全影响左心房对左心室舒张期的充盈，导致跨二尖瓣血流速度下降更快，PH-T 法将低估二尖瓣狭窄的

严重程度。

CFD：近端等速表面积（PISA）法计算二尖瓣瓣口面积。

MV 瓣口面积（cm²）= 220/ 压力半降时间（ms）

## 麻醉目标

维持较高的左房压可以克服左室充盈阻力，但前负荷过高可导致左房扩张与房颤。心率控制至关重要。心动过速可致左室充盈时间不足，使左室舒张末容积（LVEDV）降低。由于 SV 相对固定，对心动过缓的耐受性较差。非窦性心律可使心排血量降低20%。急性房颤发作时，如果不存在左房血栓，可考虑同步电转复。

需要维持体循环血管阻力（SVR），尤其是重度狭窄与交感张力较高的患者。单纯 MS 很少出现左室收缩功能问题，此时应更加重视 PVR 和 PHT 管理以保护右室功能（框 10-1）。

## 低血压的治疗

低血压通常伴有心动过速。如果心动过速由房颤急性发作引起，则考虑电转复。窦性心动过速的处理最好先行静脉补液，然后使用去氧肾上腺素。如果这些措施效果不佳，可使用艾司洛尔改善血流动力学。

| 前负荷 | 宜维持较高 |
| HR | 避免心动过速 |
| 心律 | 窦性心律优于房颤 |
| SVR | 维持不变 |
| 心肌收缩力 | 维持不变 |
| PVR | 避免升高 |

重度 MS 患者行体外心肺复苏不易成功。心搏骤停时，重点是迅速实施胸内心脏按压与紧急 CPB。

## 手术治疗

经皮经房间隔球囊扩张术可用于二尖瓣瓣膜形态良好（瓣叶无钙化、柔韧，瓣叶对合缘无钙化），无明显二尖瓣反流或左房血栓的患者，从而避免外科手术。瓣膜粘连切开术是一种姑息性手术，复发率高。瓣膜钙化、纤维性增厚与瓣膜下融合患者的并发症较多且复发率较高，需要实施直视心脏手术。

## 二尖瓣反流（MR）

轻度 MR 常见于接受心脏手术的缺血性心脏病患者，此类情况多数不需要对瓣膜进行手术干预。需要修复的瓣膜情况包括瓣膜黏液样变性、后叶脱垂与腱索断裂。心脏麻醉医师利用 TOE 提供瓣膜反流的病因、严重程度与转归过程等信息，协助外科医师进行手术决策。

## 病理学

急性 MR 通常是由于乳头肌断裂或缺血、腱索断裂所致。由于前乳头肌由单支冠状动脉供血，后乳头肌由两支冠状动脉供血，因此，后乳头肌功能障碍比前乳头肌更常见。

- 二尖瓣后叶的瓣膜黏液样变性比前叶常见。腱索很细，容易断裂。瓣叶冗长、增厚。瓣膜与左心室大小不匹配导致脱垂。
- 慢性风湿性瓣膜病导致腱索与瓣叶挛缩，瓣叶增厚，常有钙化。
- 缺血性二尖瓣反流时，乳头肌功能障碍，收缩能力降低，并随之发生瓣叶脱垂、瓣环扩张与乳头肌断裂。
- 心内膜炎性瓣叶穿孔、腱索断裂、赘生物、脓肿形成、瘢痕干扰瓣叶对合。
- 先天性二尖瓣瓣叶裂、双孔二尖瓣和心内膜垫缺损。

## 临床特征

慢性 MR 通常表现为劳力性呼吸困难与疲乏，发生房颤可使症状加重。急性 MR 患者，在尚未出现左房增大时，即可出现急性左心衰与肺水肿。

## 病理生理学

心脏收缩时，血液反流到压力相对低的左房，其严重情况很大程度上取决于 MR 的发病过程是急性还是慢性的。

- 急性 MR 导致左房压力突然增加。左房和左室

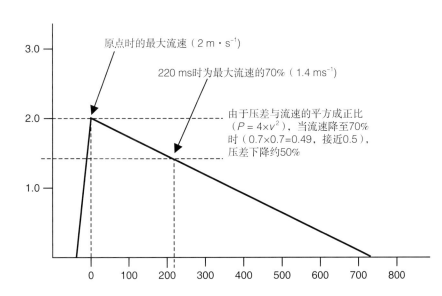

图 10-5 以舒张期跨二尖瓣血流速度计算 PH-T 的方法来评估 MV 面积。PH-T 定义为二尖瓣瞬时跨瓣压差幅度下降一半所需时间。从修正伯努利方程 $P=4×v^2$（其中 $P=$ 压力，$v=$ 速度）可以推断，要使压力减半，速度需下降 30%。在上述示例中，PH-T 为 220 ms，计算出 MV 瓣口面积为 220/220=1.0 cm$^2$

不能适应容积负荷的突然增加。左室舒张末压（LVEDP）与左房压（LAP）的增加会导致急性肺水肿。通过体循环血管阻力（SVR）增加维持血压。心输出量（CO）减少和心率（HR）增加对心肌氧供需平衡产生不利影响。当急性二尖瓣反流继发于乳头肌缺血功能障碍或断裂时，心内膜下心肌缺血的风险很高。

● 慢性二尖瓣反流导致左室容积超负荷、左室扩张和左室压力 - 容积环右移（图 10-6）。在发病早期，左室舒张末容积（LVEDV）增加的同时，左室舒张末压（LVEDP）无明显提高。

## 麻醉目标

慢性 MR 患者常伴有房颤。因为舒张晚期进入左室的血液在收缩早期快速反流到入左房，因此，窦性心律有利于血流动力学稳定，但不像在其他瓣膜性疾病中表现得那么重要。减轻后负荷以改善前向血流。非缺血性 MR 患者相对于主动脉瓣反流（AR）患者，可较好耐受低平均动脉压（MAP），这是由于其冠状动脉灌注压（即主动脉根部压）在舒张期可维持稳定（框 10-2）。

## 低血压的治疗

此类患者发生对药物处理反应不佳低血压的风险低于瓣膜狭窄患者。因此，低血压很少干扰麻醉医师通过 TOE 获取瓣膜高质量图像这项重要工作。然而，MR 患者也可发生严重低血压，特别是在急性心肌缺血所致 MR 的情况下。主动脉瓣功能正常的患者发生低血压，应首选使用小剂量去氧肾上腺素。如果患者主动脉瓣功能异常，处理的一线药物应选择正性肌力药。

**框 10-2　急性 MR 和慢性 MR 麻醉的注意事项**

| | 急性 MR | 慢性 MR |
|---|---|---|
| 前负荷 | 维持不变 | 维持不变 |
| HR | 维持不变 | 控制心室率 |
| 心律 | 窦性心律更佳 | 通常为房颤 |
| SVR | 维持冠状动脉灌注 | 稍降低，通常可耐受 |
| 心肌收缩力 | 适当增强 | 维持不变 |
| PVR | 维持不变 | 维持不变 |

## 辅助检查

左房是二尖瓣检查极好的声学窗口。TOE 在检查心脏后部结构时优于 TTE。二尖瓣修复和心内膜炎手术都是术中 TOE 的良好适应证。使用经食管与经胃切面进行完善的 2D 检查，是二尖瓣评估的重要基础。图 10-7 显示了经食管中段 0°、60°、90° 与 150° 二尖瓣的扫描切面。应用 TOE 评估二尖瓣功能详见第 34 章。

## 手术治疗

与完全切除瓣膜的二尖瓣替换术相比，二尖瓣修复术可以更好地保留左室功能。此外，二尖瓣修复术可降低发生细菌性心内膜炎的风险，减少对术后抗凝的需要，降低手术死亡率，提高长期生存率。几乎所有的 Carpentier Ⅰ 型和大多数 Carpentier Ⅱ 型病变行瓣膜修复均可获得满意效果。其常见问题与处理见表 10-1。

急性 MR 行急诊手术治疗的并发症发生率和死亡率较高。慢性二尖瓣病变常伴发左房增大，有利于手术操作，而急性 MR 通常不伴左房增大。

风湿性与缺血性二尖瓣病变（Carpentier Ⅲ 型）的瓣膜修复具有挑战性。广泛的风湿性瓣膜钙化通常仅留下少量柔韧瓣叶组织。对于部分性或完全性同种移植物替换或应用心包的瓣膜修复术，其长期稳定性与耐久程度尚有待证明。

心肌缺血可导致 Ⅰ 型（环状扩张）、Ⅱ 型（乳头肌断裂）或 Ⅲ 型（瓣下装置纤维化）病变。其二尖瓣反流的机制往往很复杂。除了与结构性瓣膜异常相关外，更多与左室功能异常有关。心肌梗死后的心室壁纤维化变形引起的瓣膜 Carpentier Ⅲ 型病变尤其难以修复。因为乳头肌头部断裂修复术后容易再次断裂，

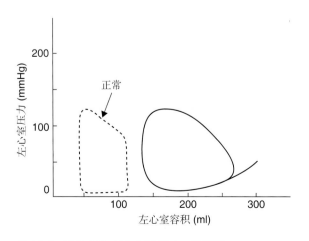

图 10-6　慢性 MR 左心室的压力 - 容积环

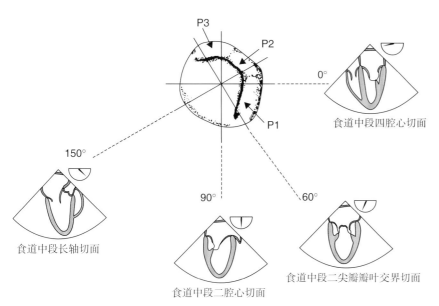

图 10-7 经食管中段二尖瓣 TOE 扫描切面，显示超声平面在不同角度旋转后的效果。P1，后叶前部；P2，后叶中部；P3，后叶后部。二尖瓣后叶的三个部分通常可见于食管中段 60°（瓣叶交界切面）与 150° 切面

表 10-1 MR 的手术方式

| Carpentier 分型 | 机制 | 处理 |
|---|---|---|
| Ⅰ 型 | 瓣环扩张 | 瓣环成型环 |
| | 瓣叶孔洞 | 心包补片 |
| Ⅱ 型 | 后叶脱垂（腱索断裂 / 冗长） | 矩形切除术 + 瓣环标准修复术 / 滑行修复术 |
| | 前叶脱垂 | 后叶翻转；Gortex® 人工腱索；缘对缘（Alfieri）对合 |
| | 交界处脱垂 | 瓣叶切除 / 折叠术；缘对缘技术；部分性同种移植物植入 |
| Ⅲ 型 | 瓣叶活动受限 | 有挑战性，修复较难 |

风险很大，因此，由于缺血导致的乳头肌头部断裂最好选择瓣膜替换术。轻度 MR 通常通过冠状动脉血运重建术即可改善。对于重度反流病例，可通过保留瓣下装置的瓣膜替换术获得较好治疗效果。

MR 行修复术后的机械性并发症包括瓣膜持续性反流、医源性狭窄与左室流出道（LVOT）梗阻（表 10-2）。

高速反流可以产生严重溶血，导致贫血与血尿患者可能需要再次手术。继发于收缩期前向运动（SAM）产生的 LVOT 梗阻（图 10-8）是一种罕见并发症，梗阻程度可表现为从重度（无法脱离 CPB）到轻度 / 暂时性（劳力性症状）之间的各种程度。SAM 的病因见表 10-3。

二尖瓣修复术患者术后处理包括抗凝、抗心律失常与预防继发性感染。

● 抗凝

如果术后呈窦性心律：

无需长期抗凝；

使用抗血小板治疗的证据较弱。

如果术后发生房颤：

房颤是抗凝治疗的重要指征。

表 10-2 二尖瓣修复术的机械性并发症

| 问题 | 机制 | 讨论 |
|---|---|---|
| 反流 | 瓣叶变形 | 人工瓣环位置不良或型号不适 |
| | 瓣周漏 | 缝线间隙或成形环的缝线切割瓣环导致左房 - 左室孔隙形成 |
| 狭窄 | 二尖瓣口面积过小 | 从很轻微至各种程度都存在 |
| | | 可能需要再次手术 |
| LVOT 梗阻 | 二尖瓣前叶在收缩期出现 SAM | 收缩期前叶移位至 LVOT |

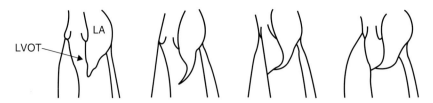

图 10-8　SAM 导致 LVOT 梗阻的机制

表 10-3　二尖瓣前叶 SAM 的病因

| 病因 | 机制 | 预防 / 治疗 |
| --- | --- | --- |
| 后叶位置过高 | 收缩早期把前叶推向 LVOT。随着收缩期进程，前叶被进一步吸入 LVOT，导致潜在的完全性梗阻 | 确保重建时后叶位置不要过高 |
| 成形环偏小 / 偏硬 | | 使用大小适合的成形环 |
| 室间隔肥厚 | LVOT 直径缩短 | |
| 左室腔大小 | LVOT 直径缩短 | 避免低血容量谨慎使用正性肌力药物 |

- **心律失常**

  房颤是最常见的心律失常，尤其在老年人中。

  发病时常伴有低钾血症 / 低镁血症。

  胺碘酮已取代地高辛成为一线治疗药物。

  胺碘酮至少持续服用至出院后第一次门诊随访。

- **感染**

  二尖瓣修复术后细菌性心内膜炎的风险低于二尖瓣替换术。

  自本书上一版发行以来，国际指南相关内容提示在口腔科、泌尿生殖道与胃肠道手术前，不再推荐使用预防性抗生素。

  具体情况，请以当地或所在国家的规范为准。

在二尖瓣反流产生的心房拉伸效应得到纠正后，高达 50% 的术前房颤患者术后可恢复窦性心律。窦性心律恢复的可能性和持续时间，取决于术前房颤的持续时间。

## 关键点

- 保留二尖瓣瓣下装置对维持左室功能正常很重要。
- MS 患者对心动过速与心动过缓的耐受性较差。
- 重度 MR 患者的左室功能评估很困难。
- 麻醉引起的相对低血容量与低体循环血管阻力，可导致低估 MR 严重程度。

## 扩展阅读

Anderson RH, Spencer DE, Hlavecek AM, Cook AC, Backer CL. *Surgical Anatomy of the Heart*, 4th edn. Cambridge: Cambridge University Press; 2013.

Nishimura RA, Otto CM, Bonow RO *et al.* 2017 AHA/ACC focussed update of the 2014 AHA/ACC guidelines for the management of patients with valvular heart disease: a report of the American College of Cardiology/American Heart Association task force on practice guidelines. *J Am Coll Cardiol* 2017; 70: 252–89.

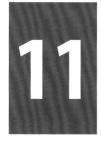

# 11 三尖瓣及肺动脉瓣手术

原著　Joanne Irons, Yasir Abu-Omar

卢桉宜　译　程卫平　王　锷　审校

## 三尖瓣（TV）

TV 复合体位于右心房（RA）和右心室（RV）之间，与左侧的二尖瓣（MV）比较，位置更靠近心尖。TV 结构包括以下部分：

- 三个不等大的瓣叶——前叶（通常最大）、隔叶、后叶；
- 马鞍形瓣环；
- 腱索；
- 乳头肌。

## 三尖瓣狭窄（TS）

TS 定义为 TV 口狭窄引起的梗阻，导致右室充盈受限。病因大多为风湿性心脏病，且常合并 TV 关闭不全。风湿性 TS 通常合并左心瓣膜疾病。

非风湿性 TV 狭窄非常少见，病因包括先天性 TV 闭锁或狭窄、右心肿瘤（如右房黏液瘤）、系统性红斑狼疮、心内膜弹力纤维增生症、类癌综合征、人工瓣膜心内膜炎、起搏器导线感染或粘连等。

### 临床表现

TV 的临床表现常被左心瓣膜疾病，特别是二尖瓣疾病所掩盖。正常 TV 瓣口面积为 $7 \sim 9 \ cm^2$，在所有心脏瓣膜中为最大。只有当瓣口面积小于 $2 \ cm^2$ 时才可出现临床症状。因此，TS 患者通常有很长的临床无症状期。

单纯 TS 通常表现为体循环静脉高压及 RV 衰竭（呼吸困难、疲劳、周围性水肿、肝大、腹水）。体格检查时，于胸骨左缘听诊，可闻及舒张中期高调的开瓣音，且中心静脉波形上表现为 a 波明显及 y 降支变缓（图 11-1）。听诊时，可闻及全收缩期杂音可能提示合并三尖瓣关闭不全（TR；见第 2 章）。

### 辅助检查

心电图：Ⅱ、Ⅲ、aVF 导联可见 p 波高尖，提示右心房增大。有时可伴心房扑动或心房颤动。

超声心动图：是最有效的检查手段，用于评估瓣膜形态、测量狭窄程度、判断是否合并有 TR 不全及左心瓣膜疾病。二维和三维超声心动图检查可发现瓣叶增厚或钙化，活动受限。舒张期可见瓣叶呈拱顶样改变，RA 增大及下腔静脉扩张常见。

通过二维或三维超声心动图来测量 TV 口面积比较困难，目前无有效手段或不作为推荐。

CWD：由于 TV 流速受呼吸、心率、心律及是否伴有 TV 反流等因素影响，采取 CWD 评估 TS 严重程度的作用有限。相较于 MS，用压力半降时间评估 TS 不准确。当合并轻度以上 TR 时，使用连续方程（根据左室或右室血流量计算每搏量）进行测定也不准确。正常 TR 平均跨瓣压差通常小于 1 mmHg。TS 的特征见框 34-1。

右心导管检查：很少使用，可能有助于评估 TS 相关临床症状的严重程度。TS 时，LAP 和 RVEDP 的改变与 MS 引起的左心压力变化相似（图 11-1）。

### 手术治疗

TV 手术常和其他瓣膜手术同期进行。对于是否

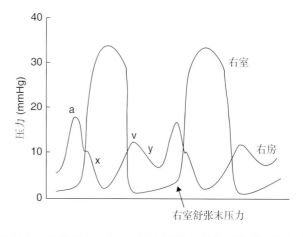

图 11-1　TS 患者 RA 和 RV 压力波形表现为明显的 a 波和平缓的 y 降支；舒张末期，由于右室舒张末压力（RVEDP）下降，RA 压力升高，RA 和 RV 间存在显著压差

单独进行 TV 手术，则需综合考虑患者临床症状及狭窄的严重程度。因为这类患者常合并 TR，经皮球囊扩张可能会导致或者加重 TV 反流程度，并缺乏长期预后数据。因此，TS 优先考虑手术治疗。

手术术式包括 TV 交界切开及瓣膜替换。由于机械瓣形成血栓风险高，且 TV 的生物瓣耐久性较好，因此若行 TV 替换术，优先选择生物瓣膜。

### 麻醉目标

麻醉目标汇总于框 11-1。

## 三尖瓣反流（TR）

TR 定义为收缩期 RV 血流反流回 RA。"生理性"或轻度的 TR 可见于 70% 左右的正常人群，通常没有临床症状。明显的临床症状通常源于功能性 TR，一般由 RV 增大或 TV 瓣环扩大引起，常继发于其他心脏疾病，如左心的 MV 或 AV 疾病、PH、先天性心脏病和心肌病。

继发性 TV 反流预后较差，因为进行性 RV 扩大和重构，导致 TV 瓣环扩大、乳头肌移位及瓣叶牵拉，进而加重 TV 反流，RA 和 RV 继续扩大，进一步导致 TV 瓣环扩大及变平。此外，RVP 增高后，可使室间隔左移、左室容积变小、左室舒张末压力（LVEDP）增高，从而导致 PHT，进一步加重 TR，导致 RV 功能进一步恶化。

原发性 TR 较少见，病因包括三尖瓣下移畸形（Ebstein 畸形）、感染性心内膜炎、风湿性心脏病、类癌综合征，以及由于手术操作、心内膜活检、导管或起搏器等引起的瓣膜医源性创伤。

### 临床表现

患者对单纯 TR 耐受较好，可发病后多年没有临床症状。类似于 TS，严重 TR 患者表现为疲劳、呼吸困难、运动耐量降低及体循环静脉高压相关症状。听诊可闻及胸骨角左下缘全收缩期杂音。CVP 波形表现为明显的 cv 波、x 降支消失和陡峭的 y 降支（图11-2）。

### 辅助检查

心电图：可表现为 RV 功能障碍、电轴右偏、P 波增高、右束支传导阻滞及 AF。

超声心动图：很难在同一个切面同时完整显示三个瓣叶，测量上也比二尖瓣要困难，所以评估时要结合二维及三维形态、右心结构、下腔静脉及多普勒频谱来综合确定病损的严重程度。经食管超声心动图（TOE）可发现感染性心内膜炎、导管性及起搏器损伤。反流明显时可在二维图像中见到瓣叶被牵拉，瓣环扩张。瓣叶牵拉程度可以通过测量收缩期 TV 穹窿面积（心尖四腔心切面，收缩中期瓣环和瓣体间的面积）或者瓣叶闭合高度（瓣叶对合点和瓣环平面间的距离）来评估。TV 穹窿面积超过 1 cm$^2$ 或瓣叶闭合高度超过 0.8 cm 提示为重度 TR。一般在舒张期四腔心切面测量 TV 瓣环。正常瓣环直径是 $28 \pm 5$ mm。当瓣环直径超过 40 mm 时提示瓣环扩张，且作为手术治疗的指征（相当于术中测量前隔叶交界到前、后叶交界的距离超过 70 mm）。

CWD：对反流程度的评估不如 MR 可靠，而且受偏心反流束、血流动力学情况及设备影响较大。

CFD：常用的测定技术，如果发现 TV 的偏心反流束达到 RA 后壁，常提示重度 TR；如果发现到小束的中心性反流，通常为轻度 TR。尽管 TV 结构复杂，测量困难，但如果缩流颈宽度（VC）> 7 mm，有效反流口面积（EROA）超过 75 mm$^2$，Nyquist 极限为 28 cm·s$^{-1}$，近端等速表面积（PISA）为 9 mm 时，

---

**框 11-1 TS 麻醉的注意事项**

- 术前药物治疗：针对心衰和肝淤血使用利尿剂，治疗房性心律失常
- 注意左心瓣膜疾病
- 右室充盈：保持前负荷，维持前向血流，但容量过多会使静脉淤血加重，需权衡利弊
- HR：AF 或其他室上速可致快速心血管系统崩塌，需要尽快处理。相反，心动过缓也有不利影响，控制窦性心律在 70 ~ 80 bpm 为宜
- RV 收缩：RV 收缩力突然下降可使心 CO 明显减少，RAP 显著升高。应维持足够的灌注压及 RV 冠状动脉血流量，避免体循环低血压
- 肺动脉导管：此类患者置入 PAC 较为困难，如放置，术中会被移开，并需要外科医师协助在 CPB 后将 PAC 管放置到位

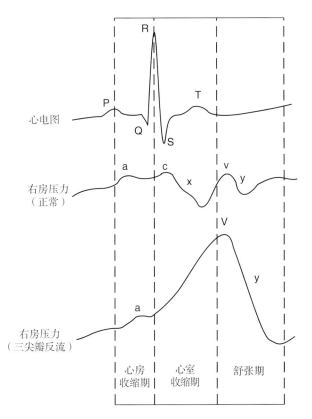

图 11-2 TR 患者的右房压（RAP）波形表现为明显的 cv 波、x 降支消失、y 降支陡峭，重度 TR 患者颈静脉可出现搏动和收缩性震颤，易与颈动脉搏动混淆

则通常提示重度 TR。PA 收缩压可用修正的伯努利方程计算。

估测的 PA 收缩压 = $4 \times$ （TR 峰值流速）$^2$ + RAP

PWD：可用于评估 TV 流入血流。在没有 TS 情况下，E 波峰值大于 $1 m \cdot s^{-1}$ 提示重度 TR，而 CWD 测定的 TR 束密度也可以提示反流严重程度。具体见表 34-5。

重度 TR 在 TOE 上的其他表现包括肝静脉收缩期反向血流（特别是重度 TR）、下腔静脉搏动及扩张、冠状静脉窦扩张及 RA 扩大导致房间隔向 LA 移位，以及 RV 功能障碍等。

## 手术治疗

重度 TR 需要手术治疗，通常与左心瓣膜手术同期进行。对于有原发性中度 TR 或继发性的轻 - 中度 TR 且瓣环扩张 > 40 mm 的患者，也应考虑手术治疗。对于有症状的原发性重度 TR 患者和 TV 进行性扩大或早期右心衰竭的患者，应考虑行单独的 TR 手术。

瓣环成形术通常适用于单纯的 TV 瓣环扩张，若瓣叶有变形则可能需要行瓣膜修复。部分患者采用 Devega TV 成形术，可获得很好的预后结果。如果需要进行三尖瓣替换，优先选择较大的生物瓣膜，生物瓣发生血栓栓塞并发症的风险较机械瓣低。

## 麻醉目标

麻醉目标见框 11-2。

# 肺动脉瓣（PV）

PV 将右室流出道（RVOT）与主肺动脉隔开。其结构与 AV 结构相似，由三个瓣叶组成，每个瓣叶都有自己的瓦氏窦和一个窦管连接。瓣环有心室肌附着，因此容易受到右心室前负荷和后负荷的影响。正常成人 PV 的瓣口面积为 2 cm$^2$。

## 肺动脉瓣狭窄（PS）

PS 可发生于瓣下、瓣膜、瓣上或近端肺动脉等不同位置。多数 PS 是先天性瓣膜畸形，可表现为三叶、二叶、单叶或瓣叶发育不良（如 Noonan 综合征）。其特征可表现为交界融合、瓣叶增厚或拱顶样改变。瓣上狭窄见于先天性风疹综合征和 Williams 综

---

**框 11-2　TR 麻醉的注意事项**

- 由于多数 TR 是继发性的，围术期管理通常以处理原发病因为主
- 右心室前负荷：保证足够的前负荷以维持足够的前向血流，减少反流。CVP 下降可致心输出量严重下降。机械通气过程中应保持较低的气道压，以避免右室充盈下降
- HR：大多数患者都合并慢性 AF，很难转复成正常窦性心律，正常或偏快的心率有利于保证足够的前向血流
- RV 收缩力：RV 衰竭通常是病情恶化的原因，一般需要正性肌力药物支持
- PVR：应避免高碳酸血症、低氧血症、酸中毒等增加 PVR 的因素，可考虑使用吸入 NO 等肺血管扩张剂，如果需要正性肌力支持，应考虑使用依诺昔酮或多巴酚丁胺等具有扩血管作用的强心药
- TV 手术后，反流回右心房的血流量减少，每搏量全部进入右心室，可导致右心室负荷增加，可能需要正性肌力药物的支持

合征，而瓣下狭窄或漏斗部狭窄常合并室间隔缺损（如法洛四联症、右室双腔心）。生理性肺动脉近端狭窄常见于新生儿。获得性 PS 很少见，病因包括类癌综合征和风湿性心脏病。肿瘤或瓦氏窦瘤压迫也可导致 PS。

### 临床表现

成人 PS 通常没有临床症状，常在体检时闻及收缩期杂音后才被发现。中度到重度 PS 的儿童可有劳力性呼吸困难，应尽早干预。重度 PS 表现为体循环静脉淤血和右心衰竭，通过卵圆孔或房间隔产生的右向左分流可导致发绀。CVP 波形出现明显 a 波、心前区震颤和胸骨旁隆起可能提示重度 PS（见第 2 章）。

患者早期即可出现由 RV 肥厚引起的舒张功能障碍。RV 压力超负荷会导致 RV 收缩功能障碍、扩张，TV 反流及体循环淤血。

### 辅助检查

心电图：电轴右偏及 RV 肥厚的心电图表现。

超声心动图：解剖结构对评估狭窄程度很重要。不同病因可有不同表现，如瓣叶增厚、钙化或发育不良。其他表现有瓣叶收缩期呈拱顶状、狭窄远端肺动脉扩张及 RV 肥厚（RV 壁厚度 > 5 mm）。当怀疑成人患者存在 PS 时，应注意是否存在肌性瓣下狭窄和室间隔缺损。

多普勒：一般使用 CWD 测量跨瓣压差（图 11-3，表 34-6），同时结合二维解剖结构及脉冲多普勒频谱评估狭窄程度。对于 PV，很难用平面描记法来测定其瓣口面积，并且连续性方程也较少用于 PS 的测定。

### 麻醉目标

PS 患者的麻醉目标见框 11-3。

## 肺动脉瓣反流（PR）

PR 定义为舒张期血流从肺动脉逆行流入右室，轻度的"生理性"PR 可见于正常心脏。

成人患者继发于 PHT 的 PV 瓣环扩张是病理性 PR 的主要原因。PR 也常见于 PS 手术后，也是法洛四联症手术的常见并发症。因此，很多重度 PR 需要行 PV 替换的患者既往曾行过其他心脏手术。

其他 PR 的病因包括感染性心内膜炎、类癌综合征、风湿性心脏病、漂浮导管损伤和结缔组织疾病（如马方综合征）等。先天性畸形极其罕见，如肺动

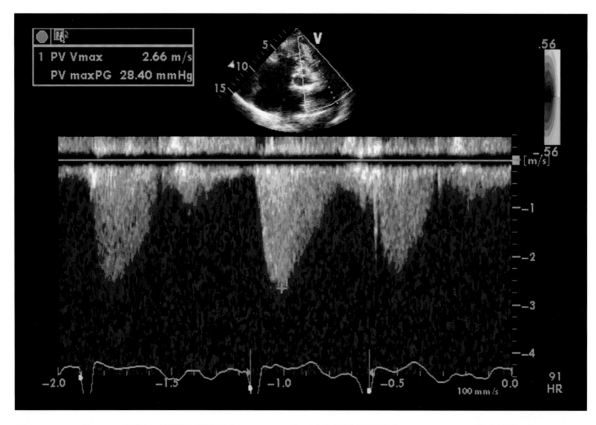

图 11-3　PV 的 CWD 频谱。跨瓣峰值流速为 2.66 m·s⁻¹，对应的峰值压差为 28.4 mmHg，提示轻度 PS

脉瓣缺如综合征。

### 临床表现

多数患者能耐受 PR，在患病后多年内不会出现临床症状。随着病情进展，RV 扩大导致患者出现运动耐量下降及其他右心衰竭的临床表现。晚期患者就诊时通常已合并不可逆的 RV 功能障碍，患者发生室性心律失常和心源性猝死的风险增加。

体格检查可发现胸骨旁隆起，左侧胸骨上缘听诊可闻及轻微舒张期杂音，$P_2$ 音响亮。合并 PHT 时，听诊可闻及舒张早期高调杂音，即 Graham Steel 杂音（见第 2 章）。

### 辅助检查

ECG：可有右心室肥厚、右束支传导阻滞、电轴右偏、心律失常等心电图表现。

超声心动图：2D 和 3D 超声心动图检查有助于了解瓣叶数量及结构、瓣叶运动情况（呈拱顶样或脱垂）。同时可见 RV 扩大，舒张期右心容量超负荷导致的室间隔变平以及 TR 等。

多普勒：CFD 用于测量反流束宽度、喷射入 RVOT 的血流束长度以及评估反流程度。反流束宽度超过 RVOT 的 50% 提示重度 PR。缩流颈宽度及 CWD 也可以用于评估反流程度，但这些缺乏明确依据。CWD 信号密度低且降速斜率平缓，提示轻度 PR；而高密度、降速斜率陡峭且提前终止的 CWD 信号，则提示重度 PR。压力减半时间小于 100 ms 也提示重度 PR。CWD 或 CFD 中发现肺动脉全舒张期反向血流，是重度 PR 特有的典型表现（表 34-7）。

心脏 MRI：是 PR 患者随访评估的金标准检查，可准确评估 RV 功能和 PR 严重程度，可作为慢性 PR 患者进行及时干预决策的参考。

### 手术治疗

当患者有重度 PR 且伴有 RV 功能障碍的症状或体征时，可考虑手术治疗。

### 麻醉目标

PR 患者的麻醉目标见框 11-4。

## 类癌心脏病

类癌是一种少见的神经内分泌肿瘤，来源于胺前体摄取脱羧细胞。大约 70% 的类癌肿瘤起源于胃肠，小部分起源于肺支气管系统或其他内分泌腺和器官。当肿瘤侵袭或转移到其他部位（通常为肝），可导致类癌综合征。

类癌综合征是血管活性物质（如 5- 羟色胺、前列腺素、组胺）不能被肝灭活，这些物质进入体循环而引起的一系列症状和体征的症候群。典型表现包括间歇性支气管痉挛、面部潮红、胃肠动力亢进以及某些心血管症状等。

### 病理生理学

大约有 50% 的类癌综合征患者出现类癌心脏病，主要累及右心。其特有的珍珠样白色纤维斑块可沉积在心内膜任何部位，并引起限制性舒张功能障碍。瓣膜下结构受累时，可导致瓣膜变形及活动受限。

约 20% 的类癌患者右心衰症状继发于 TV 及 PV 受累。几乎所有患者都表现为 TR，其次是 PR，较少见的是 TS 及 PS。因为肺可以灭活血管活性物质，所以类癌心脏病中左心瓣膜病变较少见，除非存在心房间分流或支气管类癌。类癌综合征患者假如出现心衰症状，多在 1 年内死亡。

## 辅助检查

超声心动图：表现为 TV 和 PV 瓣叶增厚、挛缩，或瓣膜保持在半开放状态，常见瓣膜下结构增厚和挛缩（图 11-4）。这类患者右心瓣膜均可受累，以 TR 最常见（图 11-5），反流严重时，CWD 可见典型的"匕首征"。其余表现包括 RA 及 RV 扩大，并有 RV 容量超负荷和右心射血分数降低。

生化检查：类癌肿瘤主要分泌 5- 羟色胺，其代谢物为 5- 羟基吲哚乙酸（5-HIAA），经尿液排出。因此，24 h 尿液中的 5-HIAA 浓度可用于本病的诊断，并可用于评估病情进展和治疗反应。类癌心脏病患者的尿 5-HIAA 水平和血清 5- 羟色胺水平明显高于无心脏受累患者。

## 麻醉目标

麻醉目标见框 11-5。

## 预防类癌危象

可能引发类癌危象的因素包括低体温、低血压、

| 框 11-5　类癌心脏病麻醉的注意事项 |
| :--- |
| ● 内科治疗：术前应使用药物控制心血管症状及类癌症状，生长抑素类似物（如奥曲肽）作用于生长抑素受体，其是目前主流治疗用药 |
| ● 血流动力学目标：取决于原发心脏病变及 RV 功能 |
| ● 预防类癌危象 |

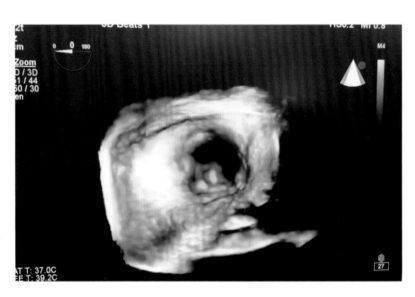

图 11-4　TOE 检查，类癌患者收缩期 RA 观下的 TV 的 3D 图像。TV 前叶关闭，间隔和后叶完全挛缩，活动限制，瓣叶间出现巨大裂隙，提示重度 TR

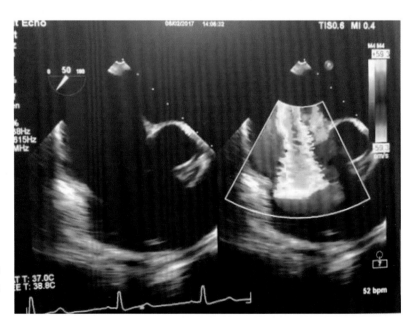

图 11-5　TOE 检查，类癌患者收缩期 TV 的 2D 成像及 CFD。可见 TV 隔叶及后叶活动受限、挛缩，瓣叶中间出现巨大裂隙，提示重度 TR

高碳酸血症、抑郁情绪和某些药物（如硫喷妥钠、阿曲库铵、琥珀胆碱和吗啡）。苯二氮䓬类、丙泊酚、依托咪酯、神经肌肉阻滞药（如维库溴铵、罗库溴铵、泮库溴铵）以及合成阿片类药物（如芬太尼和舒芬太尼）可安全用于此类患者的麻醉。

这类病情复杂患者的临床管理常需多学科协作。麻醉诱导前可先输注奥曲肽（50 ~ 200 μg · h⁻¹），并持续应用至术后，术中如有需要可追加剂量。目前，奥曲肽进入临床应用后，由儿茶酚胺诱发的类癌危象已罕有报道。奥曲肽抑制胰岛素生成，可导致血糖升高，因此使用过程中应密切监测血糖。围术期应用抗组胺药物可预防面部潮红和支气管痉挛。同时，皮质类固醇也可以减少缓激肽的生成。

## 低血压

围术期出现低血压的原因包括右室功能障碍、类癌危象、术中失血以及体外循环后血管扩张等。应用术中 TOE、中心静脉压和肺动脉压的监测，可协助确定低血压原因。

低血容量时应行补液治疗。若怀疑是类癌危象，则应使用奥曲肽。若出现心衰，可以使用外源性儿茶酚胺类药物、钙剂及去氧肾上腺素进行处理。

## 手术治疗

瓣膜替换术是类癌心脏病的首选治疗方法，尤其是对有临床症状、右室功能严重受损的患者。一般选用机械瓣，因为机械瓣更能抵抗类癌斑块沉积。然而，合并肝转移的患者如使用华法林治疗则会增加出血风险。对于这类患者，可以考虑选用生物瓣，但需要权衡利弊，根据患者具体情况决策。另外，此类患者瓣膜替换后的中位生存时间为 6 ~ 11 年，现代生物瓣膜的耐久程度很可能长于此类患者的预期寿命。

## 关键点

- TS 较罕见，病因多为风湿性心脏病，临床症状和体征常常被左心瓣膜疾病所掩盖。
- TR 多为功能性病变，常继发于右室扩大和 TV 瓣环扩张，手术治疗通常与左心瓣膜手术同时进行。
- 超声心动图用于评估右心瓣膜疾病严重程度，判断是否需要手术及确定手术的时机。
- 右心瓣膜病变手术中应避免增加 PVR。
- 在处理类癌疾病患者时，多学科协作是必不可少的，麻醉的主要挑战是预防右心衰竭和类癌危象。

## 扩展阅读

Baumgartner H, Hung J, Bermejo J, *et al.* Echocardiographic assessment of valve stenosis: EAE/ASE recommendations for clinical practice. *Eur J Echocardiogr* 2009; 10: 1-25.

Castillo JG, Filsoufi F, Adams DH, *et al.* Management of patients undergoing multivalvular surgery for carcinoid heart disease: the role of the anaesthetist. *Br J Anaesth* 2008; 101: 618-26.

Kaltsas G, Caplin M, Davies P, *et al.* ENETS consensus guidelines for the standards of care in neuroendocrine tumors: pre- and perioperative therapy in patients with neuroendocrine tumors. *Neuroendocrinology* 2017; 105: 245–54.

Lancellotti P, Tribouilloy C, Hagendorff A, *et al.* Recommendations for the echocardiographic assessment of native valvular regurgitation: an executive summary from the European Association of Cardiovascular Imaging. *Eur Heart J Cardiovasc Imaging* 2013; 14: 611–44.

Nishimura RA, Otto CM, Bonow RO, *et al.* 2017 AHA/ACC focused update of the 2014 AHA/ACC guideline for the management of patients with valvular heart disease: a report of the American College of Cardiology/American Heart Association task force on clinical practice guidelines. *Circulation* 2017; 135: e1159–95.

Vahanian A, Alfieri O, Andreotti F, *et al.* Guidelines on the management of valvular heart disease (version 2012): the Joint Task Force on the Management of Valvular Heart Disease of the European Society of Cardiology (ESC) and the European Association for Cardio-Thoracic Surgery (EACTS). *Eur J Cardiothorac Surg* 2012; 42: S1–44.

# 12 微创与非体外循环心脏手术

原著 Ben Gibbison

韦锦锋 译　薛富善　王　锷 审校

心脏手术过程对机体内环境平衡可产生很大影响。为了减少心脏手术后机体的炎症反应，在减轻手术刺激强度方面做了很多尝试。目前，被认为是心脏手术对机体产生炎症反应最强的刺激是：术中组织破坏和机体与体外循环（CPB）管道之间的相互作用。为减轻刺激，发展了微创心脏手术技术（微创手术）和完全不用 CPB 的心脏手术技术（非 CPB 手术）。

## 非体外循环手术

非体外循环冠状动脉旁路移植术（OPCAB）是指不使用 CPB 进行的冠状动脉血运重建术。需要注意，不要将其与保持心脏搏动的心脏手术混淆，其中包括 CPB 辅助下的不停搏心脏手术。

## 发展过程

CABG 起源于 20 世纪 50 年代。20 世纪 60 年代，CPB 和心脏停搏技术的进步使心脏手术的安全性提高和手术种类不断扩展，心脏手术数量明显增加。随后，人们很快发现了很多心脏手术相关并发症，并在很大程度上认为这些并发症与 CPB 相关。随着心外科技术的改进和心脏固定器、牵开器以及冠状动脉分流栓的开发，OPCAB 再次成为热点。

目前，OPCAB 应用于临床已经有很多年了。由于该手术无需使用昂贵的一次性耗材，因此，特别适合在受经济成本制约的地区实施。为了降低主要由 CPB 导致的手术并发症发生率和死亡率，人们对于 OPCAB 的兴趣重燃，并将该项技术广泛应用。更先进的手术器械研制得到制造商的支持，他们制造出有利于实施 OPCAB 的器材和设备。初期，随着 OPCAB 手术量的增加，心内科医师和患者对 OPCAB 的需求也在增加。后来，随着经皮冠状动脉介入治疗（PCI）技术的发展，原本考虑外科手术治疗的患者转向接受 PCI 治疗。目前，高龄冠心病患者在增加、冠状动脉病变更复杂，伴发各种合并症的患者也在增加。具有以下

情况的患者不适合做 OPCAB 手术，包括心肌深部肌桥、同时行动脉内膜剥脱术、左心室功能受损严重等。

## 手术方法

一般多支血管血运重建术多采用正中开胸。OPCAB 术中，需要将心脏的位置进行移动以适合手术需要。吻合左前降支（LAD）血管对心脏位置的要求最小，如果仅为 LAD 单支病变，可考虑经左前胸小切口行微创手术。吻合心脏下壁和右侧冠状动脉血管时，需较大程度地将心脏抬起或旋转至适合的位置。

调整心脏位置时，需在心脏后侧填塞纱布或使用特制吸盘将心脏抬起。术中应用固定器将血管吻合的位置进行固定。固定器的作用类似缝纫机的固定部件，实际上，其最初设计也是基于这一原理。目前，该设备为包括微吸盘固定器和特制胸骨牵开器的复合结构装置。

在 OPCAB 开展的初期，手术吻合血管时需要外科缝合阻断冠状动脉血流。现代临床实践中，使用末端呈橄榄形的柔性硅胶分流栓，将其置入冠状动脉血管内，保证在旁路移植过程中的冠状动脉血流以及手术视野相对少血。由于术野少量血液仍会干扰手术操作，并无法使用标准吸引装置，因此，术中使用吹二氧化碳气体的方法，将术野的血液"吹净"。

当在升主动脉上缝合冠状动脉桥血管近端吻合口时，需要使用侧壁钳。此类手术的多数并发症就源于侧壁钳的使用。因此，接受 OPCAB 下单支左乳内动脉（LIMA）-左前降支冠状动脉移植术（不使用侧壁钳）的患者，可明显获益（表 12-1）。

## 麻醉管理

与 CPB 下 CABG 相比，行 OPCAB 需要麻醉医师和手术医师之间进行更多沟通。麻醉技术对手术的顺利进行很重要，麻醉医师设法使患者的心脏呈搏动慢、心肌柔软的状态，可使手术操作更容易。

OPCAB 中，手术操作会导致心室腔受压、瓣膜

表 12-1 OPCAB 的优势与不足

| 优势 | 不足 |
|---|---|
| 无需心脏停搏（K$^+$ 负荷 / 液体负荷） | 技术挑战更大 |
| 无需主动脉或心房插管（减少可能发生出血 / 夹层的部位） | 手术不能覆盖所有血管，使再血管化不完全（由于桥血管有限） |
| 无需阻断主动脉（单支 LIMA-LAD 移植） | 早期冠状动脉移植失败率较高 |
| 炎性因子释放少 | |
| 出血少，输血少 | |
| 时效更高 | |

变形、瓣膜反流（主要是二尖瓣）、静脉回流障碍、右室流出道梗阻、心肌缺血以及心律失常等。CO 和平均动脉压（MAP）降低，可造成终末器官灌注下降。可通过调整心脏的解剖学位置或减轻心脏牵引减轻血流动力学波动。如果采取措施后，在短时间内未见血流动力学恢复，则可能出现心肌功能受损。对判断心脏是否能够耐受手术操作带来的影响，通过调整心脏位置后观察血流动力学恢复的速度比实时血流动力学绝对值更有预测价值。

## 基本原则

术前评估和管理原则与常规心脏手术相同。麻醉管理目标包括：

- 防止发生术中心肌缺血；
- 严格控制血流动力学；
- 尽可能减少对心血管系统的抑制；
- 保障手术操作的入路和术野的显露（可能需要双腔气管导管）。

为了达到以上管理目标，现已在 OPCAB 中应用多种麻醉技术，但未发现出哪种技术更具优势。

## 术中监测

所有患者均需标准的心脏麻醉监测（见第 4 章）。尽管许多医学中心使用 CO 监测技术（肺动脉导管、食管多普勒、脉搏轮廓分析等），但不作为常规监测。

推荐术中常规应用 TOE 监测评估室壁节段运动情况，但要注意术中心脏位置移动和纱布填塞对超声成像有影响。TOE 可用于指导术中液体治疗和发现心脏其他异常情况。术中经颅多普勒（TCD）、脑电图（EEG）和近红外光谱分析技术等神经系统监测均已用于临床，但目前无足够证据表明以上监测方法的应用可以改善预后。

## 保温措施

在没有 CPB 复温的条件下，应对手术过程由于对流、体液蒸发以及热辐射导致的热丢失、产生明显低体温有所预期。减少发生低体温情况的措施包括：

- 提高手术室温度（25℃左右），但外科医师通常会反对；
- 应用加温设备（如加温毯）；
- 获取大隐静脉后，使用无菌的下半身空气温毯；
- 使用输液加温装置；
- 头颈部保温，减少头部热丢失。

## 血流动力学管理

### 一般处理

容量治疗：注意避免低血容量，切记这类患者无 CPB 预充的容量效应。注意维持前负荷，但要注意心脏膨胀会增加手术难度，因此血管旁路移植过程中心脏不能过度充盈。

维持脑灌注压：维持适合的 MAP，避免中心静脉压（CVP）长时间过高。

体位调整：通过调整体位，应用头低脚高（Trendelenburg）和侧倾体位，可一定程度缓解因静脉回流减少导致的 CO 降低。

打开右侧胸膜腔可以减轻由于心脏位置旋转造成的影响。

已有报道，对高风险患者可在血管旁路移植前放置主动脉内球囊反搏（IABP）。

### 药物处理

心率：目标值为 60 ~ 80 bpm，必要时静脉使用 β 受体阻滞剂（如艾司洛尔）控制心率。

心肌收缩力：心率增快可能导致心肌缺血，在 CABG 时应尽量避免使用强心药。如确有需要，可使用小剂量多巴酚丁胺或者磷酸二酯酶抑制剂。

收缩血管：间羟胺在收缩血管的同时，会伴有反射性心率下降。由于药物作用不能快速滴定，通常在 CABG 术中不使用静脉输注去甲肾上腺素收缩血管。

扩张血管：当心脏过度膨胀时，可使用硝酸甘油、硝普钠或酚妥拉明类等扩血管药物进行处理。

心律：补充 K$^+$ 和 Mg$^{2+}$ 可减少心肌应激性。

### 起搏器

心外膜起搏：通过固定频率心房起搏（AOO）增

加心率，可维持心排量，并减少心脏过度充盈风险。如在右冠状动脉移植时出现暂时性传导阻滞，也可以使用心室起搏维持心率。

### 抗凝

正常血流中断以及血管内皮破坏带来的促血栓形成作用，需要一定程度的抗凝处理。目前，尚未针对最佳抗凝策略达成共识。由于肝素可通过监测调整抗凝效果，抗凝效应可被快速中和，因此依然是目前最常用的术中抗凝药物。不同机构和术者对抗凝要求有所不同，一些外科医师偏爱完全抗凝（ACT > 400 s）。一般情况下，应用 150 IU·kg⁻¹ 肝素，使 ACT 达到基础值的 2 倍或 ACT > 300 s 即可。不同机构对肝素中和的要求有所不同，有的机构应用全中和的方法，有的机构则完全不中和。非 CPB 手术潜在的血液保护获益有所不同，其原因可能是应用不同抗凝策略的差异。

## 术后管理

OPCAB 术后管理的原则与常规心脏手术相同。

由于术中不使用 CPB 以及应用部分抗凝的策略，OPCAB 手术出血少，对输血的需求小。

尽管 OPCAB 避免了 CPB 手术后常见的术后低温，但患者在进入 ICU 时仍可见低体温现象。

不使用 CPB 避免了预充液和心脏停搏液对机体的影响。然而，过度限制术中补液，可导致低血容量。

## 术中转为 CPB 手术

在 OPCAB 期间，由于各种情况可能需要转为 CPB 手术。一些情况下，术中转为 CPB 手术是紧急状况下的处理策略。此时，需要给予足量肝素达到完全抗凝（ACT > 400 s）。

常见指征包括：

- 外科操作难以暴露；
- 剧烈的血流动力学波动；
- 顽固性心律失常；
- 新诊断瓣膜异常，需要手术处理。

## 结局

许多推测的 OPCAB 获益并没有实现。虽然 OPCAB 的并发症与传统开胸手术不同，但两者死亡率的差异很小。最近研究表明，接受 OPCAB 患者的冠状动脉血管桥数量较少，其再血管化不完全情况是常规

CABG 的 2 倍，手术后中期血管通畅率下降，再次手术的概率较高。

# 微创心脏手术

微创心脏手术（MICS）的支持者认为，减小手术切口的大小可以减少组织损伤，从而降低机体炎症反应，改善患者预后。尽管缩略词 MICS 被广泛使用，但其意思更接近于"微小入路手术"。尽管这类手术切口较小，但仍然涉及进入胸腔、建立 CPB、心脏停搏以及同样的外科处理。此类手术的心脏和纵隔视野受限，明显依赖 TOE 指导手术操作。对于经验丰富的微创手术医师来说，应用微创手术对心脏异常的处理效果并不优于标准术式。MICS 的获益被认为是保留了胸壁结构完整性，减轻术后疼痛、减少呼吸系统并发症，患者能够更快康复。MICS 的美容效果好，然而这对麻醉医师来说并不重要，但对患者来说很重要。表 12-2 概括了 MICS 的优势和不足。

## MICS 的类型

MICS 包括一系列外科术式和入路。最基本术式（标准术式）包括：正中小切口下行主动脉瓣置换（见第 9 章）和胸廓小切口行心脏前侧单支血管 OPCAB。另外，机器人二尖瓣手术也是 MICS 的代表性术式，是目前已经比较成熟的手术技术。使用 MICS 的手术类型见框 12-1。

## 术前评估

MICS 的术前评估应遵循与其他常规心脏手术相同的原则。在评估中，要明确病变的严重程度，阐明其相关表现及其对终末脏器的影响，结合患者其他合并症以及手术风险和获益进行综合评估。与 MICS 相关的术前评估要点如下。

心血管系统：

- 心脏病变情况和心室功能；
- 排除静脉回流障碍、合并其他瓣膜异常等心脏病变；
- 通过 CT 血管造影检查，排除严重心外系统动脉粥样硬化疾病，确定股动、静脉情况能否满足 CPB 插管。

呼吸系统：

- 进行气道和肺功能评估，了解胸腔镜手术患者能否耐受单肺通气；

表 12-2  微创心脏手术（MICS）的优势和不足

| 优势 | 不足 |
| --- | --- |
| 术后疼痛减轻 | 对于过度肥胖、既往有胸腔手术史以及漏斗胸的患者，手术难度增加 |
| 患者可以早期活动和更快恢复正常运动 | CPB 需要大口径的插管，增加了外周血管并发症的风险 |
| 降低伤口感染风险 | 技术上具有一定挑战性 |
| 改善伤口美容效果 | 复杂术式（如主动脉瓣替换联合二尖瓣替换）会增加手术的难度 |
| 可减少二次手术时带来的创伤和开胸困难（如微创开胸手术） | MICS 使用股动脉进行动脉插管，逆行主动脉灌注时会增加脑卒中的风险 |
| 使用高分辨率屏幕和光纤摄像头可提供更好的手术视野 | 对于血流动力学不平稳的患者，快速建立 CPB 存在很大的技术难度 |

框 12-1  适合微创心脏手术的术式

- 二尖瓣修复术 / 置换术
- 三尖瓣修复术 / 置换术
- 心房肿物切除术
- 房缺 / 卵圆孔修补术
- 主动脉瓣修复术 / 置换术（正中开胸小切口）
- CABG 手术［微创 LIMA-LAD 搭桥（微创冠状动脉旁路移植术、MIDCAB）］

- 既往心脏手术、肺部病变和胸壁畸形或放疗均会导致胸壁粘连，增加手术难度。
  消化系统：
- 由于术中 TOE 对 MICS 至关重要，因此要了解是否存在食管静脉曲张、食管狭窄、食管憩室、既往食管切除术等 TOE 检查禁忌证，以上各项也是实施 MICS 的禁忌证。

## 麻醉的实施

根据手术计划制定麻醉方案。经胸廓入路手术需要单肺通气，需要置入双腔气管导管或支气管封堵器。如果术中使用主动脉内球囊阻断，则需要行双侧桡动脉血压监测。通过监测右桡动脉压力，可以发现球囊是否发生移位堵塞无名动脉。监测大脑血供可使用 TCD 和 rSO$_2$ 监测。由于 MICS 术中进行体内除颤受限，术前应将体外除颤电极贴在手术野以外的合适部位。

## CPB

在狭小的手术空间内使用传统 CPB 插管，在技术上具有挑战性，并且可能因手术入路的空间狭小，导致无法手术。使用扁平的低张力静脉插管，可改善正中小切口的手术视野（图 12-1）。对于胸腔镜下的微创手术，通常在远离手术区域的部位进行 CPB 的插管，如通过经皮穿刺技术进行颈内静脉或股静脉插管（图 12-2）。推荐使用超声引导确保插管准确到位（图 12-3）。

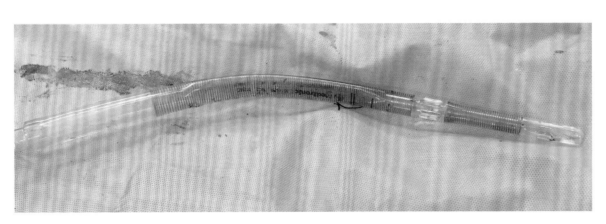

图 12-1  Medtronic 二级低张力静脉插管。插管中段呈扁平状，并由金属丝加固

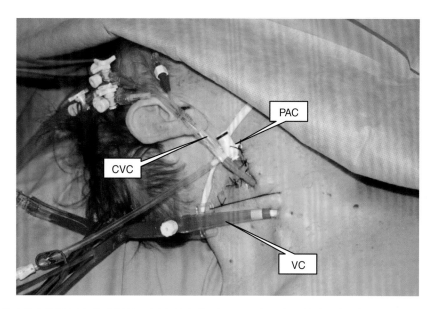

图 12-2　腔镜手术中通过颈内静脉置入各种插管。图中患者分别置入了多腔中心静脉导管（CVC）、肺动脉导管（PAC）鞘管以及用于 CPB 的静脉引流管（VC）

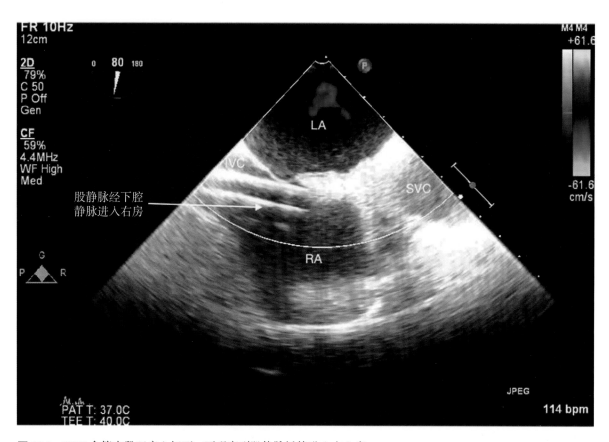

图 12-3　TOE 食管中段双房心切面，可观察到股静脉插管进入右心房

经外周血管放置的其他 CPB 管道还包括逆行心脏停搏液灌注管以及肺动脉吸引管，两者均可通过颈内静脉入路进行置管。通过使用 TOE 引导，将逆行停搏液灌注管通过右心房（RA）插入冠状静脉窦。操作者必须确定逆行灌注管的尖端有 1 cm 进入到冠状静脉窦。如果位置不准确，可导致心肌保护不当以及冠状静脉窦穿孔。如果右房中只有一根静脉插管，肺动脉吸引管的作用则很重要。在 TOE 的引导下，将肺动脉吸引管放置到主肺动脉分叉处。

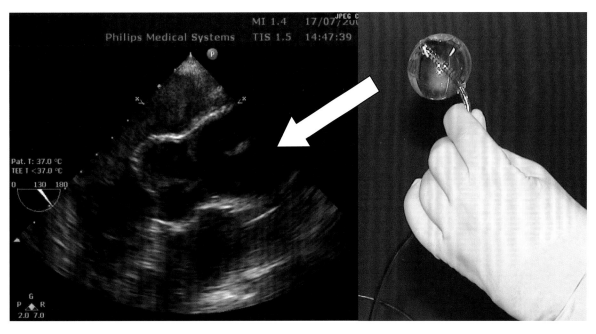

**图 12-4** 主动脉内阻断球囊（右图）。使用 TOE 食管中段主动脉长轴切面确认球囊被正确放置在升主动脉近端（左图）

### 主动脉阻断

微创手术中，可通过长的阻断钳（通过手术部位或单独切口）钳夹升主动脉实施主动脉阻断，也可以通过股动脉或锁骨下动脉置入主动脉内球囊实施。在 TOE 引导下，把主动脉内阻断球囊放置到升主动脉近端，然后进行球囊充气（图 12-4）。通过球囊远端端口或单独的主动脉根部插管，实施顺行心脏停搏液的灌注。

### 术后管理

MICS 患者的术后护理应遵循与传统心脏手术相同的原则。如果没有围术期临床路径，就无法达到 MICS 在提高医院效率、缩短 ICU/ 住院时间方面的获益。与传统正中开胸相比，MICS 术后的 48 h 内，术后疼痛更常见。超过 48 h 后，微创患者恢复正常功能的速度更快、疼痛评分更低。许多医疗机构使用多模式镇痛，包括静脉注射阿片类药物、局部麻醉药浸润和周围神经阻滞等。非甾体抗炎药物的镇痛效果非常确切，但由于存在药物相关肾功能损害风险，一般情况下，在手术后 48 h 开始使用。

### 关键点

- 与 CPB 手术相比，OPCAB 需要外科医师和麻醉医师之间更大程度的理解和沟通。
- OPCAB 有助于减少失血和输血，但血运重建不完全和早期再次手术的风险较大。
- 由于手术入路和视野空间的减小，微创心脏手术对 TOE 的依赖更大。
- 非胸骨入路心脏手术需要对麻醉技术和设备进行相应调整。

### 扩展阅读

Lamy A, Devereaux PJ, Prabhakaran D, et al. Five-year outcomes after off-pump or on-pump coronary-artery bypass grafting. *N Engl J Med* 2016; 375: 2359–68.

Moscarelli M, Terrasini N, Nunziata A, et al. A trial of two anesthetic regimes for minimally invasive mitral valve repair. *J Cardiothorac Vasc Anesth* 2018; 32: 2562–9.

Shroyer AL, Hattler B, Wagner TH, et al. Five-year outcomes after on-pump and off-pump coronary-artery bypass. *N Engl J Med* 2017; 377: 623–32.

Vohra HA, Vaja R, Iakovakis I, et al. Starting out in minimally invasive aortic valve replacement in the UK. *Interact Cardiovasc Thorac Surg* 2016; 22: 1–4.

# 13 胸主动脉手术

原著　Seema Agarwal，Andrew C. Knowles

韦锦锋 译　程卫平 薛富善 审校

胸主动脉疾病因急性发作前无明显症状而不易被发现，故其具有合并症多和致死率高的特点。本章针对择期和急诊胸主动脉手术的麻醉进行概述。

## 病理学

胸主动脉外科疾病包括动脉瘤和夹层。两者即可单独发病也可并存，分先天性和获得性两类。尽管梅毒曾是历史上获得性胸主动脉疾病的重要原因，但目前其危险因素以高血压和动脉粥样硬化为主。先天性高危因素包括马方综合征、埃勒斯 - 当洛综合征、特纳综合征、勒斯 - 迪茨综合征以及多囊肾病等结缔组织病。

### 动脉瘤

真性动脉瘤指动脉管壁全层永久性扩张超过其原始内径的 50%；假性动脉瘤为动脉管壁全层破坏后，血液、血栓和周围组织包裹形成；而夹层则指动脉内膜撕裂，血液进入中层。

未经治疗的 6 cm 以上降主动脉和胸腹主动脉瘤患者，每年发生破裂、夹层或死亡的风险高达 14.1%，并且其保守治疗 5 年生存率仅为 10% ～ 20%。当预测手术风险低于最优药物保守治疗风险时，手术指征应基于患者的个体化评估，包括：

- 破裂或急性夹层；
- 有症状的主动脉扩张——疼痛或对邻近组织造成压迫；
- 动脉瘤每年增大 > 1 cm 或快速增大；
- 直径 > 6.5 cm 或结缔组织病患者直径 > 6.0 cm。

### 主动脉夹层

体力活动或精神压力诱发的急性高血压与主动脉夹层的发生密切相关。内膜撕裂往往发生在主动脉壁薄弱处，主要累及中膜中层和外层。薄弱的动脉管壁对搏动血流产生的剪切力更加敏感。因升主动脉和峡部（左锁骨下动脉远端）相对固定而受剪切力冲击最大，故内膜撕裂最常见于这两处（图 13-1）。

### 夹层分型

DeBakey 分型（图 13-2）根据内膜撕裂部位和主

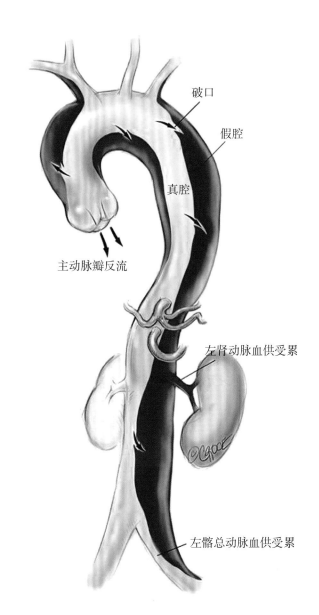

图 13-1　主动脉夹层（reproduced with kind permission from the Annals of Cardiothoracic Surgery：www. annalscts.com)

动脉累及范围，将主动脉夹层分为以下三型。

Ⅰ型：内膜撕裂起源于升主动脉，但累及胸主动脉的全程（升部、弓部和降部）。

Ⅱ型：内膜撕裂起源于升主动脉，但仅累及升主动脉，止于无名动脉起始部。

Ⅲ型：内膜撕裂起源于左锁骨下动脉以远的胸主动脉降段，一般也仅累及胸主动脉降段。Ⅲ型夹层可逆撕累及弓部，但此类情况较少见。

Stanford（Daily）分型（图 13-2）包括以下两种。

A 型：夹层累及升主动脉，与破口位置和累及范围无关，A 型夹层病情发展更加凶险。

B 型：夹层累及左锁骨下动脉以远的主动脉。

未经治疗的主动脉夹层患者生存率较低，其 2 日死亡率高达 50%，6 个月死亡率接近 90%。常见死亡原因为假腔破裂和致命性出血。尽管整体手术死亡率约 30%，但其是大多数患者唯一有效的治疗手段。

## 术前评估

如果时间允许，应进行详尽的术前评估（图 13-3）。具体评估要点如下。

- 发病前的活动耐量。
- 是否存在相邻组织受压：
  - 喘鸣或呼吸困难与侵犯气管或左主支气管有关；
  - 吞咽困难可能提示食管受压；
  - 声音嘶哑表明可能存在喉返神经受压。
- 基本神经功能检查评判是否存在神经功能障碍。

**动脉夹层分型**

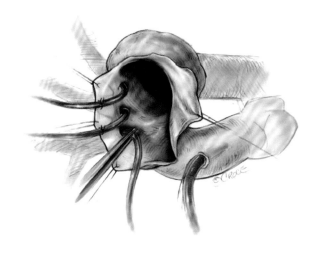

图 13-3　主动脉弓手术中使用顺行脑灌注插管。在深低温停循环（DHCA）下，切开主动脉，将动脉插管置于无名动脉、左颈动脉或左锁骨下动脉（reproduced with kind permission from the Annals of Cardiothoracic Surgery：www. annalscts.com）

- 问诊是否有心绞痛、心肌梗死、脑血管意外或肾功能异常病史。

框 13-1 概述了基本检查项目。根据手术的紧迫性和患者病情的稳定程度尽可能完善相关检查。条件允许时，行冠状动脉造影检查决定是否同期行冠状动脉旁路移植术。主动脉 CT 血管造影能通过 3D 重建辅助动脉瘤手术决策，特别是帮助鉴别阻塞部位是否有血栓形成以及重要血管是否通畅。可根据影像学检查中气管或左主支气管受压程度判断双腔气管插管是否存在困难。因走行于 T5 和 L2 脊柱节段的大前根动脉是脊髓前动脉的主要供血动脉，因此部分医疗中心建议术前判断其通畅程度。

## 主动脉手术的麻醉

无论预期手术范围如何，都应常规采用心脏麻

| 百分比 | 60% | 10%～15% | 25%～30% |
|---|---|---|---|
| 类型 | DeBakey Ⅰ | DeBakey Ⅱ | DeBakey Ⅲ |
| | Stanford A（近端） | | Stanford B（远端） |

图 13-2　主动脉夹层的 DeBakey 和 Stanford 分型

**框 13-1　大血管手术前检查项目**

- 血液系统：血常规、尿素和电解质、肝功能、凝血、葡萄糖、交叉配血
- 心电图
- 后前位和侧位胸部 X 线
- 肺功能检查：基本肺活量测定和弥散功能指标
- 主动脉 CT
- TTE
- 冠状动脉造影
- 根据心肺运动试验明确最大摄氧量和无氧阈值

醉管理的大口径静脉通道、有创性动脉压监测和中心静脉通道。特殊的监测和血管通路会在下文中单独阐述。手术全程定期监测血红蛋白浓度、血糖、电解质、ACT、动脉血气和酸碱状态。

## 累及主动脉根部和升主动脉的手术

若在无名动脉近端阻断主动脉，麻醉管理类似主动脉瓣手术。需行冠状动脉移植的根部置换术，建议采用 TOE 评估 CPB 前主动脉结构和 CPB 后瓣膜与心室功能。

## 累及主动脉弓部的手术

累及主动脉弓部的手术术中必然存在大脑血供中断期，因此应采用 CPB 和 DHCA。静脉插管一般选择右心房或股静脉。采用直接插管或使用人工血管行股动脉或右腋动脉灌注预防肢体缺血。

尽管对 DHCA 降温深度存在争议，但其脑保护效应毋庸置疑。相比中低温（20～28℃）10～20 min 的安全停循环时间，14～20℃ DHCA 可达 20～30 min（无需行额外脑灌注）。尽管冰枕或冰帽可增强降温效果，从而延长安全时限，但尚无客观证据证明其获益。

部分医疗中心选择中低温结合选择性顺行或逆行脑灌注以缩短 CPB 降温和复温时间，这样可致手术中的灌注技术更加复杂，并可能产生安全错觉。

### 麻醉管理

当主动脉阻断位于左锁骨下动脉近端时，连续血压监测应首选右桡动脉。如涉及降主动脉操作，应选择双腔气管导管。可选择股动脉置管监测远端动脉压，以及大口径导管行股静脉置管（常为血液透析管）以备快速输液。

降温和复温期间应密切监测大脑温度和核心温度，避免温差过大。鼻咽温度与大脑温度密切相关，而直肠或膀胱温度能较好反映核心温度。

#### 脑氧监测

近红外光谱仪（NIRS）可实现大脑前循环的连续、实时、无创监测（见第 31 章）。因此，其在主动脉手术中的应用越来越广泛。

最好在麻醉诱导前采集基线监测指标结果。当局部脑氧饱和（$rSO_2$）低于基线水平的 25% 时，应及时检查原因并处理。NIRS 已被证实能降低术后神经功能障碍的发生率。提高 CPB 流量、血红蛋白浓度、加深麻醉深度和降低温度均是有效提升 $rSO_2$ 的策略。$rSO_2$ 突然降低，应排除 CPB 管道移位或脑静脉梗阻。

## 累及降主动脉的手术

### 体位

采用胸腹联合切口以暴露整个胸腹主动脉。采取

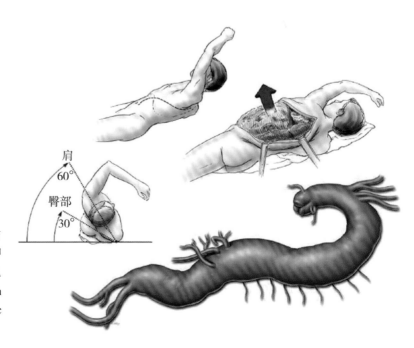

图 13-4　胸腹主动脉手术的体位。患者上身与水平面呈 60°，臀部与水平面呈 30°，从左肩胛骨后方，沿第 7 肋，越过肋缘，向左脐周区做乙状切口，经第 6 肋间进入胸腔（reproduced with kind permission from the Annals of Cardiothoracic Surgery：www. annalscts.com.）

用体位垫将患者左侧躯干和肩部垫高 60°、臀部垫高 30° 的半侧位（图 13-4）。

## 手术方式

根据瘤体累及范围不同，手术方式差异较大。术前，手术麻醉团队应做详尽沟通。手术医师决定采用左心转流（LHB）方式或传统 CPB 联合 DHCA。当累及主动脉弓或者无法于左锁骨下动脉远端阻断主动脉时，只能选择传统 CPB。如果手术过程不中断大脑血供，LHB 是非常实用的方法。图 13-5 为经典 LHB 系统。

长时间的 CPB、深低温以及动脉瘤广泛粘连都会导致严重的炎症反应和凝血功能障碍。尽管 LHB 技术也会导致机体出现以上反应，但在严重程度上可有显著改善。特殊情况下，当患者无法耐受单肺通气，并且主动脉阻断部位适合操作时，也可采用分别在升主动脉 / 弓部或股动脉插管 CPB 的方式进行手术。

## 麻醉管理

因需要监测神经功能，麻醉诱导应使用短效、非去极化肌松药。采用双腔气管插管（左肺萎陷）以暴露胸主动脉。选择股动脉置管监测远端灌注压。股静脉置管选用大口径血液透析管，其快速输液速度可超过 750 ml·min$^{-1}$。患者的体位可能导致右侧颈内静脉导管扭曲，因此应选择左侧行中心静脉导管和鞘管置入。麻醉维持选用丙泊酚联合阿片类药物以避免干扰神经功能监测（下文详述）。TOE 除可评估心脏和瓣膜功能外，还能辅助确认外管路位置。

## LHB

相比腹主动脉置换术，阻断胸降主动脉会导致明显的血流动力学波动和器官缺血。心肌收缩力和需氧量会随左室后负荷和近端血压快速升高而增加，可导致机体氧供失衡，诱发急性心肌缺血。同时，阻断远端的脏器会出现灌注不足，这个过程可持续数小时。

部分 LHB 是通过人工泵将左心引流的血液输注到远端主动脉，心脏和大脑的灌注依靠自主循环维持。这种技术在降低近端动脉压和左室后负荷的同时，可保护阻断远端的脊髓和脏器血供。LHB 实现了左心房或肺静脉与股动脉或主动脉阻断部位远端部位间的转流。LHB 期间，CPB 管道较短且不涉及膜肺，因此，维持 ACT 在 200～300 s 的部分肝素化即可，并降温至 34 ℃ 以避免发生脑组织灌注不足。

一般选择在主动脉阻断前建立 LHB。尽管 LHB 缓解阻断主动脉导致的后负荷升高，但这期间仍需密切监测近端和远端血压波动。可通过增加远端旁路流量、应用扩血管药或挥发性麻醉药缓解近端严重高血压的情况。

循环阻断后切开主动脉，可能会出现大量失血和血流动力学不稳定的情况。应通过血液回收和快速输血装置将血液快速回输。期间需要灌注医师和麻醉医师的紧密配合保证脑灌注，有时需要降低、甚至停止 LHB 流量。

手术后期开放主动脉时，可导致血流动力学不稳定，降主动脉开放可引起左室后负荷和血压下降。此外，组织缺血期诱发的血管活性介质释放可进一步加

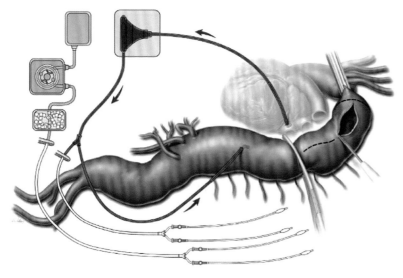

图 13-5 LHB 引流管通过左下肺静脉置入左心房，输出管道连接胸降主动脉（reproduced with kind permission from the Annals of Cardiothoracic Surgery：www.annalscts.com）

剧心肌抑制和 SVR 下降。可通过血管收缩药物、输液和逐步开放主动脉阻断钳等预处理缓解上述现象。

## 维持脊髓灌注

术后截瘫是胸主动脉手术术后毁灭性和缩短生存率的严重并发症，其发生率为 4% ～ 16%。主动脉阻断引起远端血供减少和中心静脉压升高，从而减少脊髓灌注。病变部位主动脉置换过程中会暂时阻断甚至结扎侧支动脉，这会诱发脊髓缺血和后续的再灌注损伤。而由缺血引起的脊髓水肿、充血和炎症，又会导致继发性脑脊液压力增高，这势必进一步影响脊髓的血液灌注。脊髓缺血的高危因素包括：动脉瘤累及范围、主动脉阻断时间过长、急诊手术、远端主动脉手术史、严重动脉粥样硬化、围术期低血压、高龄和糖尿病。

目前认为可降低脊髓损伤风险的干预措施包括：逐段阻断主动脉并重新建立肋间和腰段血管、神经功能监测和脑脊液（CSF）引流。

### CSF 引流

脊髓灌注压（SCPP）为平均动脉压（MAP）减去鞘内压（ITP），因此，留置 CSF 引流导管可通过降低 ITP 而增加脊髓灌注。

多数医疗中心选择全麻诱导以及放置其他有创监测导管后，于 L3/4 或 L4/5 水平放置引流管。但部分医疗中心主张在麻醉诱导前置入引流管，以减少脊髓或神经根直接损伤的风险。

通过 CSF 引流，将 ITP 维持在 10 ～ 15 mmHg，一般控制引流速度为 20 ml·h$^{-1}$。多数医疗中心的目标 SCPP 为 70 mmHg。这往往需要使用缩血管药（如去甲肾上腺素），以维持 ITP < 15 mmHg、MAP > 80 mmHg 的目标。如果 CSF 引流无法维持 ITP < 15 mmHg，则需继续升高 MAP。若出现脊髓缺血表现，则应以 5 mmHg 的速度逐步提升 SCPP 和 MAP，直到灌注得到改善。

### 神经功能监测

围术期应全程监测运动诱发电位（MEP）或体感诱发电位（SSEP）进行神经功能评估，尽早发现脊髓缺血并及时干预。神经功能监测配合主动脉分段阻断，可帮助识别必须重建的关键脊髓供血血管，并有助于确定维持脊髓灌注的最低 MAP。

MEP 监测脊髓前角下行运动通路的神经功能。其原理为通过皮下电极刺激运动皮层，记录外围靶肌肉收缩。麻醉中，应使用短效肌肉松弛剂，以避免对 MEP 产生干扰。

虽然 SSEP 并不常用，但要了解其不但能检测后角上行感觉通路，还能用于监测感觉运动混合神经功能。除监测脊髓神经功能外，SSEP 还可判断大脑中动脉和大脑前动脉供血的大脑皮质灌注情况。

当脑电信号幅度下降超过 50% 时，应考虑重建肋间动脉，同时采取改善脊髓灌注的措施，包括维持 MAP > 80 mmHg，远端主动脉压力 > 60 mmHg，血红蛋白浓度不低于 100 g·L$^{-1}$，以及 20 ml·h$^{-1}$ 的 CSF 引流速度。手术团队应在神经监测参数改变 3 ～ 5 min 内决定是否需要手术干预。

### ICU 内脊髓灌注的维持

术后应持续监测神经功能、ITP 和 CSF 至少 72 h。当镇静减轻、患者能够配合临床检查时，应重点评估近端和远端腿部肌力。

出现神经损伤时，应启动 Estrera 提出的 COPS 方案以优化脊髓灌注。COPS 方案名称由 CSF 引流（**C**SF drain status）、优化氧供（**O**ptimizing O**xy**gen Delivery）和评估患者状态（assessing the **P**atient **S**tatus，包括 MAP、SCPP 和认知状态）的首字母组成。若椎管内留置导管通畅，应让患者平卧并尽量维持 ITP < 5 mmHg。通过吸氧或插管辅助通气提高氧供，以确保达到 SpO$_2$ > 95%、血红蛋白浓度 > 120 g·L$^{-1}$、心脏指数（CI）> 2.5 L·min$^{-1}$·m$^{-2}$、SCPP > 80 mmHg、MAP > 90 mmHg 的目标。若因急诊手术等原因术前未能放置 CSF 引流管，通过放置引流管可防治迟发神经功能障碍。

## 液体管理和止血措施

这类手术围术期和术后出血发生率较高。血小板功能障碍、凝血酶活化、凝血因子功能破坏、体温过低、纤维蛋白溶解和全身性抗凝药物的使用，均可对凝血系统造成不利影响。纤溶过程可平衡损伤部位的凝血变化，但大量失血和手术本身可诱发纤溶亢进。应用氨甲环酸、ε- 氨基己酸和抑肽酶可抑制纤溶功能。

应常规使用血液回收装置。在 CPB 停机前，需进行即时检测以评估凝血障碍的严重程度。CPB 停机后，根据血栓弹力图和实验室凝血检验结果给予鱼精蛋白逆转残余肝素的作用，并补充相应血液制品，包括新鲜冰冻血浆（FFP）、冷沉淀和血小板以及凝血因子浓缩物，根据再次凝血检验结果指导进一步输血治疗。对于应用以上措施难以纠正的持续性出血，建议使用重组人凝血Ⅶa因子。

## 术后管理

### 镇静和镇痛

术后可使用丙泊酚、阿芬太尼和右美托咪定等静脉药物维持镇静和镇痛。应使用最低剂量镇静药物，以便评估神经功能。术中有中断脑灌注操作的手术，术后神经认知功能障碍的发生率升高。

胸腹主动脉手术后切口痛，常导致镇静和镇痛药物的停药以及呼吸机撤机时间延迟。通过椎管内导管鞘内注射吗啡亦能达到良好的镇痛效果。

## 并发症

主动脉瘤手术虽可以挽救患者生命，但并发症率和死亡率均较高。据报道，此类手术不良事件发生率达16%（如出院时需透析的肾衰竭、脑卒中或永久性截瘫或轻瘫），手术总死亡率可达8%～10%。

## 关键点

- 急性A型主动脉夹层是高死亡率的外科急症。
- 主动脉弓手术可能涉及停循环，需要应用选择性脑灌注技术。
- 即使采用所有预防措施，胸降主动脉手术后仍可能发生截瘫。

## 扩展阅读

Bavaria J (ed.). Aortic arch surgery (I). *Ann Cardiothorac Surg*: 2013; 2: 147–244.

Bavaria J (ed.). Aortic arch surgery (II). *Ann Cardiothorac Surg*: 2013; 2: 247–386.

Cameron D, Price J (eds.). Type A aortic dissection (I). *Ann Cardiothorac Surg*: 2016; 5: 155–255.

Cameron D, Price J (eds.). Type A aortic dissection (II). *Ann Cardiothorac Surg*: 2016; 5: 257–406.

Catarino P, Iyer S. Aortic surgical patients in the intensive care unit. In Valchanov K, Jones N, Hogue CW (eds), *Core Topics in Cardiothoracic Critical Care*, 2nd edn. Cambridge: Cambridge University Press; 2018, pp. 347–55.

Coselli J, LeMaire S (eds.). Thoracoabdominal aortic aneurysm repair. *Ann Cardiothorac Surg* 2012; 1: 264–425.

Estrera AL, Sheinbaum R, Miller CC, *et al.* Cerebrospinal fluid drainage during thoracic aortic repair: safety and current management. *Ann Thorac Surg* 2009; 88: 9–15.

O'Neill B, Bilal H, Mahmood S, Waterworth P. Is it worth packing the head with ice in patients undergoing deep hypothermic circulatory arrest? *Interact Cardiovasc Thorac Surg* 2012; 15: 696–701.

Subramaniam K, Park KW, Subramaniam B (eds.). *Anesthesia and Perioperative Care for Aortic Surgery*. New York: Springer-Verlag; 2011.

# 14 心肌心包疾病手术

原著 Jonathan Brand, Florian Falter

段雪飞 译　薛富善 程卫平 审校

心肌病是一类影响心肌形态、功能以及传导系统的疾病，发病率为 1/500。该类疾病通常无法治愈，但通过控制症状，患者的生活质量及预后可以得到显著改善。

## 肥厚型梗阻性心肌病

肥厚型梗阻性心肌病（HOCM）是一种进展性疾病，由 9 个肌原纤维相关基因中的特定基因发生突变所致，为常染色体显性遗传，同时伴有不同表型，发病率为 0.2% ~ 0.5%。

### 病理生理学

室间隔增厚导致左室流出道（LVOT）逐渐狭窄，左室游离壁可出现进行性变薄。LVOT 狭窄使收缩期血流速度增快，通过文丘里效应（Venturi effect）将二尖瓣前叶（AMVL）向增厚的室间隔方向吸引。同时收缩期前向运动（SAM）也使二尖瓣前叶接近室间隔。二者的共同作用使收缩中后期发生左室流出道梗阻，以及继发于二尖瓣形变的二尖瓣反流（图 14-1）。表 14-1 总结了这一病生理变化的影响因素。心肌质量增加、左室容积下降、肌浆网 $Ca^{2+}$ 浓度增加以及心肌纤维化最终导致心肌顺应性下降和舒张功能障碍。

### 临床特征

既往无症状患者发生猝死是本病典型临床表现之一。少数患者表现为与主动脉狭窄类似的劳力性症状，常伴有房性及室性心律失常。

### 辅助检查

对有猝死家族史的患者进行基因检测十分必要，但影像学检查仍是 HOCM 诊断的"金标准"。常用检查手段包括心脏超声、心导管以及心脏 MRI。

心脏超声检查在实时观察心脏病理生理改变的同时，可以观察标志性的室间隔增厚以及 LVOT 内径

变化。由于该病收缩期的 SAM 现象导致跨瓣血流速度增快，连续波多普勒（CWD）可见特征性"鲨齿"状血流速波形（图 14-2），这也是与主动脉瓣狭窄（AS）的不同之处。

## 治疗

药物治疗：β 受体阻滞剂是一线用药。如果 LVOT 压力梯度及患者症状持续存在，则应加用 $Ca^{2+}$ 通道阻滞剂，如维拉帕米。植入双腔起搏器可改善患者症状。对于高危患者，应该考虑联合植入起搏器与植入式心脏复律除颤器（ICD）。

介入手术：经主动脉瓣室间隔心肌切除术可缓解 LVOT 梗阻症状，用于经最大限度药物治疗依然有症状的患者。一项择期手术患者资料分析显示，经冠状

表 14-1　影响 HOCM 左室流出道梗阻程度的因素

| 加重梗阻的因素 | 减轻梗阻的因素 |
| --- | --- |
| 动脉血压降低 | 动脉血压升高 |
| 前负荷下降 | 左室容积增加 |
| 血流速度增加——使用正性肌力药物 | 血流速度减慢——使用 β 受体阻滞剂 / 维拉帕米 |
| SVR 下降 | SVR 增加 |

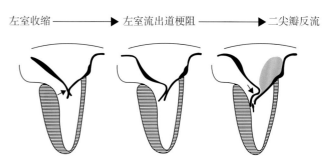

图 14-1　HOCM 患者二尖瓣前叶收缩期前向运动，动力型 LVOT 和二尖瓣反流（Adapted from Grigg LE, Wigle ED, Williams WG, Daniel LB, Rakowski H. *J Am Coll Cardiol* 1992；20：42-52.）

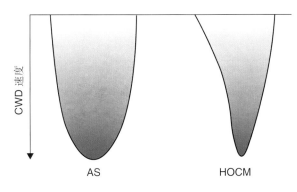

图 14-2 HOCM 和 AS 患者的 CWD 影像学特点

动脉左前降支的间隔支，注射酒精完成室间隔消融也可达到类似效果。介入手术的并发症包括残余 LVOT 梗阻、室间隔缺损和传导异常。

## 麻醉目标

当患者存在 LVOT 梗阻时，麻醉过程中应避免血流动力学变化诱发的病情恶化。在各种情况下，均需要围术期 TOE 协助处理（框 14-1）。

## 扩张型心肌病

扩张型心肌病（DCM）是最常见的心肌病类型，患者多为 20 ～ 60 岁男性。在所有充血性心衰病例中，有 1/3 的病例是由 DCM 发展而来。多数 DCM 病例为特发性，由继发因素导致的 DCM 有所增加，这些因素包括中毒、感染或代谢损伤，如镰形细胞贫血、假肥大性肌营养不良症、心肌缺血、感染（病毒、克氏锥虫病）、中毒（乙醇、阿霉素、钴、电离辐射）、兴奋剂（苯丙胺）、甲状腺疾病（黏液性水肿）、病态肥胖以及妊娠。常染色体显性遗传者占 DCM 病例的 20% ～ 40%。

### 病理生理学

DCM 的病理生理学特点是收缩和舒张功能受损，进行性心室扩大，心功能和心肌顺应性下降。由于血流速度变慢，心内血栓形成风险升高。继发性房室瓣膜反流可进一步加重心房扩大，并增加房颤发生率。

### 临床特征

疾病初期可无症状，逐渐发展为进行性心室功能衰竭。在疾病晚期，心律失常和外周动脉血栓为常见临床情况。

### 辅助检查

DCM 诊断一般需要超声心动图检查结果。2D 超声心动图上可表现为 4 个心腔扩大和心室收缩下降。心导管和心脏 MRI 对 DCM 的诊断价值不大，但前者可发现并存的冠状动脉和瓣膜问题。

### 治疗

应按照标准心衰治疗方案进行治疗。用药方案包括血管紧张素转换酶抑制剂（ACEI）和利尿剂，可使用地高辛。当患者存在传导阻滞和心律失常时，应考虑植入起搏器或 ICD。即使如此，在患者出现症状并接受药物治疗的 3 年内，死亡病例数量依然较多。机械心室辅助装置（VAD）和心脏移植有利于改善预后。

### 麻醉目标

麻醉目标见框 14-2。

## 限制型心肌病

限制型心肌病或称闭塞性心肌病，是导致严重舒张功能障碍的少见原因，约 70% 的患者在症状出现后 5 年内死亡。限制型心肌病分为原发性（多为特发性）和继发性，后者的致病原因为淀粉样变、结节病、血色素沉着病、类癌、糖原贮积病、放射损伤以及热带心内膜心肌纤维化症。

| 框 14-1 | 肥厚型梗阻性心肌病患者麻醉的注意事项 |
| --- | --- |
| 前负荷 | 充足优于空虚 |
| HR | 60 bpm 优于 80 bpm |
| 心律 | 维持正常窦性节律 |
| 收缩情况 | 维持稳定（只要心室充盈，多数患者可耐受轻度的心肌收缩抑制） |
| SVR | 维持稳定或轻度升高，以保证冠状动脉的灌注 |

| 框 14-2 | 扩张型心肌病患者麻醉的注意事项 |
| --- | --- |
| 前负荷 | 已较高，应避免过度充盈 |
| HR | 避免心动过速——影响心室舒张 |
| 心律 | 维持正常窦性节律，对舒张晚期充盈依赖很小 |
| 收缩情况 | 维持稳定（均需使用正性肌力药物） |
| SVR | 维持稳定或轻度降低（难以耐受 SVR 升高） |

## 病理生理学

此病特点是逐渐发展的心肌纤维化和心内膜血栓形成，心室顺应性下降，舒张早期充盈速度增快。其心肌无增厚，临床表现与缩窄性心包炎类似。

## 临床特征

患者通常表现为双心室衰竭的症状和体征，以右心衰表现为主。胸痛和晕厥不常见。

## 辅助检查

辅助检查包括超声心动图、心内膜活检、CT 和心脏 MRI。超声心动图的关键征象包括双房扩大、收缩功能正常、心脏舒张受限以及充盈障碍。

## 治疗

本病临床治疗的原则是在不影响心输出量的同时降低充盈压。由于标准心衰治疗方案使静脉回流减少并降低体循环血压，对本病的治疗不利。一些情况下，利尿剂可用于缓解组织水肿。

## 麻醉目标

麻醉目标总结见框 14-3。

# 缩窄性心包炎

缩窄性心包炎导致舒张功能障碍。结核病曾是该病主要病因，但目前只有 2% 的病例由结核所致。患者发病原因常为不明，常见原因包括感染、胸部放射治疗、结缔组织病、胸部创伤、心脏手术以及慢性肾衰。

## 病理生理学

慢性心包炎症导致心包纤维化与钙化，形成无顺应性外壳包裹心脏，心脏舒张期充盈受限，导致心室舒张早期快速充盈，当心室舒张达到限制水平时，

| 框 14-3　限制型心肌病患者麻醉的注意事项 | |
| --- | --- |
| 前负荷 | 维持容量充足 |
| HR | 维持快心率（要考虑每搏输出量相对恒定） |
| 心律 | 维持正常窦性节律（轻度依赖舒张晚期充盈） |
| 收缩力 | 维持稳定（需要使用正性肌力药物支持） |
| SVR | 维持稳定（要考虑每搏输出量相对恒定） |

充盈快速停止（图 14-3，图 14-4）。由于心内容积固定，导致心室功能与心内压和胸膜腔内压的相互影响会变大。

## 临床特征

主要表现为右室充盈受限的相关体征。肝大和腹水较组织水肿更常见。在疾病后期，患者常出现营养不良和黄疸。尽管限制型心肌病和缩窄性心包炎的表现非常相似，但二者的治疗方法不同（表 14-2）。

## 辅助检查

缩窄性心包炎的诊断常较困难，需要提高认识，避免漏诊。

## 治疗

对于轻度缩窄性心包炎，可应用利尿剂降低静脉充盈压力。根治性治疗需行心包切除术。患者生理状况通常较差，术中分离心包过程中易发生出血或血流动力学波动，因此，手术风险较高，相关死亡率可达6%。术中宜使用不加 PEEP 的压力控制通气模式，设

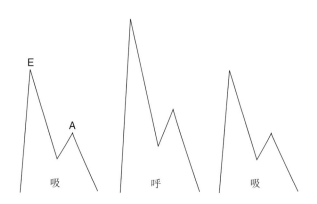

**图 14-3**　PWD 显示的缩窄性心包炎舒张期跨二尖瓣血流示意图，E 波明显，时程缩短

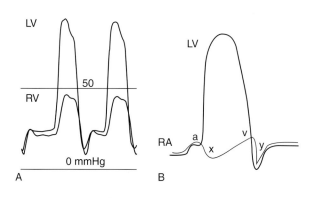

**图 14-4**　A．左室和右室压力波形可见特征性的"方根征"。B．右房压力波形可见较快的舒张早期充盈和由于舒张早期充盈突然中止形成较深的 y 降支

表 14-2　缩窄性心包炎与限制型心肌病的鉴别诊断

| | 缩窄性心包炎 | 限制型心肌病 |
|---|---|---|
| **CXR** | 心包弥漫性钙化 | 心脏形态正常 |
| **CVP** | y 波明显，x 波低平 | 上升。三尖瓣关闭不全时 cv 波显著 |
| **肺动脉导管** | 肺动脉收缩压通常 < 40 mmHg | 肺动脉收缩压 ≥ 50 mmHg |
| **左心室导管** | "方根征" 征象，RVEDP = LVEDP<br>右室收缩压 ≤ 50 mmHg | LVEDP − RVEDP > 5 mmHg<br>右室收缩压 ≥ 50 mmHg |
| **2D 超声心动图** | 心包增厚，有渗出 | 心包正常 |
| **多普勒超声心动图** | 限制性模式<br>吸气相跨二尖瓣血流速度峰值随呼吸摆动变异率 > 25% | 血流速度受呼吸摆动影响小 |
| **CT 和 MRI** | 心包厚度 > 4 mm | 心包厚度 < 4 mm |

法使左室充盈最大化。

## 麻醉目标

　　麻醉中的注意事项与心脏压塞的相似，心室充盈在缩窄性心包炎中发生在舒张早期，而心脏压塞则发生在舒张后期（框 14-4）。

## 室壁瘤

　　左心室室壁瘤分为真性和假性两种。假性室壁瘤是心室游离壁破裂后被周围心包组织包裹形成的血肿（图 14-5）。这种室壁瘤通常发生在心肌梗死后，以及二尖瓣、主动脉瓣和先心病手术后。由于存在破裂和心脏压塞的风险，需要尽快手术。

　　真性室壁瘤的形成是因扩张的瘢痕组织代替了正常心肌组织。心室舒张时，该区域室壁膨出，收缩时表现为运动下降或反向运动（图 14-6）。

　　多数室壁瘤位于左室前壁或心尖，与相应冠状动脉（通常为左前降支）或心肌梗死部位一致，功能性二尖瓣反流较常见，室性心律失常和左心衰是最常见的死亡原因，血液流速较慢的患者存在附壁血栓风险。

| 框 14-4 | 缩窄性心包炎患者麻醉的注意事项 |
|---|---|
| 前负荷 | 维持容量充足 |
| **HR** | 维持快心率（每搏输出量相对恒定） |
| 心律 | 维持正常窦性节律（可能依赖舒张晚期充盈） |
| 收缩力 | 维持稳定（可能需要使用正性肌力药物） |
| **SVR** | 维持稳定 |

## 手术指征

　　无症状患者如不做手术，预后一般较好。室壁瘤手术常与冠状动脉旁路移植术同期进行，通过手术缩小心室形态、降低室壁张力和破裂风险。

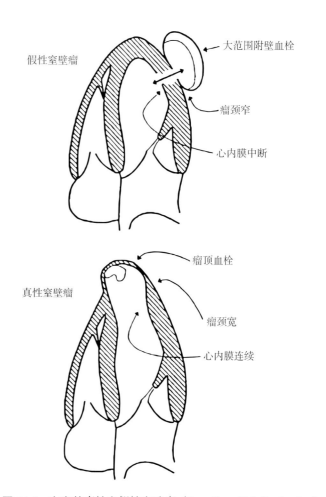

图 14-5　左室的真性和假性室壁瘤（from Otto CM. *Textbook of Clinical Echocardiography*，2<sup>nd</sup> edn. WB Saunders，Philadelphia 2000：221）

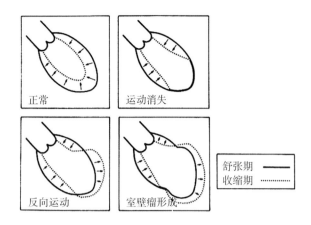

图 14-6 左室真性室壁瘤发展过程示意图（from Grondin P, Kretz JG, Bical O, et al. Natural history of saccular aneurysms of the LV. *J Thorac Cardiovasc Surg* 1979；77：57-64）

## 致密化不全心肌病

致密化不全心肌病（NCC）或海绵状心肌病是一种罕见的先天性心肌异常。通过心脏超声检查或 MRI，当肌小梁厚度超过其下方室壁厚度的 2 倍时，可予以诊断。NCC 可完全无症状，急性发病时可表现为突发室性心动过速、血栓栓塞，或出现进行性心力衰竭症状。

## Takotsubo 心肌病

Takotsubo 心肌病是一种非缺血性、可逆的"应激"性心肌病，表现为在情绪或躯体发生应激后，心肌收缩力突然下降。这一疾病在绝经后妇女中更为常见。其症状和心电图改变通常与前壁心肌梗死相似，特征性表现为收缩期左室心尖球囊样改变和基底段心肌运动亢进，室壁运动异常通常不能用冠状动脉异常解释。本疾病名称来源于日语中的"捕章鱼罐"一词，形象描述该病患者左心室收缩时的形态。该病通常采用支持疗法，避免使用诱导儿茶酚胺分泌的药物。此病预后通常良好，左室功能可在数周至数月内恢复正常。

## 致心律失常性右室心肌病

自 1982 年 Marcus 等首次报道了致心律失常性右室心肌病（ARVC）以来，该病已被确定为青少年和运动员发生心律失常致心脏骤停的主要原因之一，多为常染色体显性遗传病，以右心室心肌逐渐被脂肪纤维性组织替代为特征。心肌组织活检显示，心肌细胞桥粒结构异常或缺失，出现心肌细胞的连接中断、细胞间脱离及细胞死亡。目前认为，脂肪组织取代心肌组织可引起瘢痕相关大折返机制诱发室性心律失常，与心肌梗死后心律失常机制类似。ARVC 的发病率长期被低估。目前认为，在一般人群中发病率为 1：5000，在意大利和德国等一些欧洲国家为 1：2000。男性患病后恶性程度更高，这可能是由于性激素的直接影响，也可能是由于运动强度的性别差异所致。

ARVC 患者通常在 20～40 岁出现明显临床症状，伴有劳力性心悸或晕厥。心电图表现包括右胸前导联 T 波倒置、室性心律失常伴左束支传导阻滞。部分患者以心脏骤停、猝死为首发表现。由于 ECG 特异性低，导致室性心律失常的原因多，并且基因检测结果具有不确定性，导致 ARVC 的诊断较为困难。为了使诊断标准化，同时使家族筛查更加准确，2010 年相关工作组制定了定量诊断及遗传学结果分析指南。

目前，针对该疾病的各种治疗方法都是对症处理。包括 β 受体阻滞剂在内的药物治疗，通常与胺碘酮、ICD 植入或导管消融联合使用，旨在降低心源性猝死的风险，提高生活质量。但以上处理无法防止疾病进展。当出现了不可逆的心律失常或终末期心力衰竭时，双心室机械支持或心脏移植是 ARVC 的最终治疗方案。

幸运的是，全麻药不会增加心律失常发生率，反而通过降低交感兴奋程度，具有降低心律失常发生率的效果。

## 关键点

- 减轻肥厚型梗阻性心肌病患者左室流出道梗阻的策略包括增加前负荷和后负荷，同时降低心肌收缩力。
- 扩张型心肌病是最常见的心肌病，可导致收缩性和舒张性心力衰竭。
- 缩窄性心包炎和限制型心肌病的鉴别诊断较困难。
- 假性室壁瘤由心包包裹破裂的心室游离壁形成。
- 部分平素健康的致心律失常性右室心肌病患者以心脏骤停为首发表现。

## 扩展阅读

Corrado D, Link MS, Calkins H. Arrhythmogenic right ventricular cardiomyopathy. *N Engl J Med* 2017; 376: 61–72.

Irpachi K, Kumar KA, Kapoor PM. Echocardiography for hypertrophic obstructive cardiomyopathy. *Ann Card Anaesth* 2017; 20: 279.

Marcus FI, Fontaine GH, Guiraudon G, *et al*. Right ventricular dysplasia: a report of 24 adult cases. *Circulation* 1982; 65: 384–98.

Pick JM, Batra AS. Implantable cardioverter–defibrillator implantation for primary and secondary prevention: indications and outcomes. *Cardiol Young* 2017; 27: S126–S131.

Varian K, Tang WHW. Therapeutic strategies targeting inherited cardiomyopathies. *Curr Heart Fail Rep* 2017; 14: 321–30.

Weintraub RG, Semsarian C, Macdonald P. Dilated cardiomyopathy. *Lancet* 2017; 390: 400–14.

Zhang L, Piña IL. Stress-induced cardiomyopathy. *Heart Fail Clin* 2019; 15: 41–53.

# 15 肺血管手术

原著 Choo Y. Ng, Andrew Roscoe

潘韫丹 译　程卫平　王 锷 审校

肺血管手术包括急诊手术（如肺栓塞取出术、肺血管创伤修复术）和择期手术 [如肺动脉高压（PHT）的姑息性治疗、肺动脉内膜剥脱术（PTE）、肿瘤切除术和 Ross 手术]。本章重点是 PHT 和行 PTE 手术患者的管理。

## 肺动脉高压（PHT）

PHT 的定义：静息状态下，平均肺动脉压（mPAP）> 20 mmHg。临床分级可分为轻度（mPAP 20 ~ 30 mmHg）、中度（mPAP 30 ~ 40 mmHg）与重度（mPAP > 40 mmHg）。根据肺动脉楔压（PAWP）结果，PHT 可分为毛细血管前 PHT（PAWP < 15 mmHg）与毛细血管后 PHT（PAWP > 15 mmHg）。基于病理生理学特点的 PHT 分类见框 15-1。

通过心输出量（CO）和 mPAP 值可计算得出肺血管阻力（PVR）Wood 单位：

$$PVR = \frac{mPAP}{CO}$$

正常 PVR 值小于 3 个 Wood 单位（3 mmHg · min · L$^{-1}$，240 dyn · s · cm$^{-5}$）。

## 治疗

依据 PHT 的病因进行治疗。

1 型：表现为远端肺动脉中膜肥厚和内膜增生。治疗包括应用抗凝药和肺血管扩张药（表 15-1）。经充分药物治疗后，病情继续进展且出现右室衰竭，可考虑进行肺移植。

1′型（肺静脉闭塞症）：表现为肺微小静脉纤维化闭塞。目前尚无有效治疗方法，建议尽早进行肺移植。

2 型：毛细血管后 PHT，典型表现包括肺静脉充血、毛细血管扩张与间质性肺水肿。治疗目标是解除左心系统病变。肺血管扩张药可能导致患者预后更差，不推荐使用。

3 型：远端肺动脉内膜闭塞性增生导致，采用吸氧治疗，无其他特异性治疗方法。

4 型：慢性血栓栓塞性肺动脉高压（CTEPH），表现为网状和条带状机化血栓占据正常肺动脉内膜并堵塞肺动脉。同时，平滑肌细胞增殖导致中膜增厚和肺动脉重构，主要治疗方法是 PTE 手术。

5 型：由其他不同病理变化导致的 PHT，治疗方法根据病因而定。

## 房间隔造口术

合并 PFO 的 1 型 PHT 患者存活率更高。因此，肺血管扩张药治疗无效的患者可考虑行球囊房间隔造口术（BAS）作为姑息性或过渡性手术。BAS 可以降低右心压力并增加左室前负荷，从而增加 CO。术后右向左分流增加，因此基础 SaO₂ 值低于 80% 的患者应禁忌行 BAS，避免 SaO₂ 进一步降低。

## 右心室病理生理学

正常右心室（RV）腔的壁较薄，很难耐受急剧升高的 PVR，比如肺栓塞（PE）导致的高 PVR。患者 RV 后负荷急剧增加可导致 RV 衰竭而死亡。慢性 PVR 增加早期，RV 代偿性肥大。如果不及时治疗，RV 将逐渐扩大，最终导致 RV 衰竭。右冠状动脉（RCA）灌注压取决于主动脉根部压力和 RV 压力，正常情况下，整个心动周期都可进行 RV 心肌灌注。随着 PHT 的升高，RV 灌注主要在舒张期。当 PHT 高于体循环动脉压时，RV 灌注仅限于舒张期，而舒张期时间由于右室功能障碍的代偿性心动过速而更加缩短（图 15-1）。

心肌氧供需的失衡导致 RV 易发生缺血和功能障碍。继而出现右室舒张末压力（RVEDP）升高、CO 下降和体循环血压下降，导致冠状动脉灌注压进一步降低，引发恶性循环，进一步加重 RV 功能不全和降

表 15-1 肺血管扩张药

| 吸入 | 静脉 | 口服 |
|---|---|---|
| 一氧化氮 | PDE-5 抑制剂 | PDE-5 抑制剂 |
| PGI₂ 类药物 | PGI₂ 类药物 | PGI₂ 类药物 |
| 米力农 | 米力农 | ET 拮抗剂 |
| | 多巴酚丁胺 | 利奥西呱 |
| | 硝酸甘油 | 钙通道阻滞剂 |

**框 15-1　PHT 分类**

**1 型**　肺动脉高压

  1.1　特发性

  1.2　遗传性

  1.3　药物诱发

  1.4　结缔组织病、HIV 感染、门静脉高压、先天性心脏病、血吸虫病

**1' 型**　肺静脉闭塞症

**1" 型**　新生儿持续 PHT

**2 型**　左心疾病所致 PHT

  2.1　左心室收缩功能障碍

  2.2　左心室舒张功能障碍

  2.3　瓣膜病

  2.4　先天性 / 获得性左心流入 / 流出道梗阻和先天性心肌病

**3 型**　肺病和（或）缺氧所致 PHT

  3.1　慢性阻塞性肺病

  3.2　间质性肺病

  3.3　其他合并限制性和阻塞性的混合型肺病

  3.4　睡眠呼吸障碍

  3.5　肺泡通气不足性疾病

  3.6　长期高海拔

  3.7　肺发育障碍

**4 型**　慢性血栓栓塞性肺动脉高压（CTEPH）

**5 型**　不明机制或多因素导致的 PHT

  5.1　血液系统疾病：慢性溶血性贫血、骨髓增生性疾病、脾切除术

  5.2　全身性疾病：结节病、肺组织细胞增生症、淋巴管平滑肌瘤

  5.3　代谢性疾病：糖原贮积病、戈谢病、甲状腺疾病

  5.4　其他：肿瘤性梗阻、纤维化性纵隔炎、慢性肾衰竭、节段性 PHT

From 5th World Symposium on Pulmonary Hypertension，Nice，France.

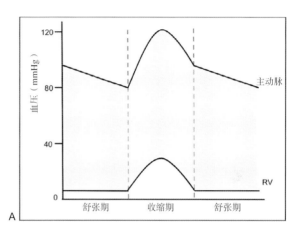

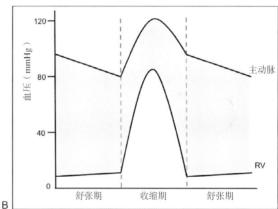

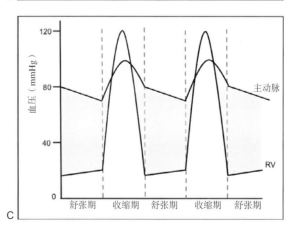

**图 15-1**　在正常心脏（A）、中度 PHT（B）和超过体循环动脉压的 PHT（C）等情况下，右室的冠状动脉灌注压（阴影区域）

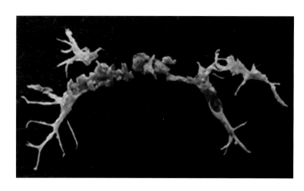

图 15-2　典型的 PTE 手术病理标本

低 CO，最终导致 RV 衰竭。

# 肺动脉内膜剥脱术（PTE）

慢性血栓栓塞性肺动脉高压（CTEPH）发病机制仍不明确，如果不治疗，预后很差。急性 PE 患者中，CTEPH 的发病率高达 4%。CTEPH 可继发于患者单次 PE 后，特别是大于 70 岁且首次 mPAP > 50 mmHg 的患者，其发生率更高。如果 CTEPH 病变处于近端肺动脉，满足手术切除要求，大多数患者可行 PTE 手术治疗。远端肺动脉的 CTEPH 病变选择药物治疗。

## 麻醉注意事项

术前避免使用抗焦虑药，这些药可加重缺氧或高碳酸血症，导致 PVR 和 RV 后负荷增加。术前常规抗凝治疗，现在采用新的凝血酶直接抑制剂和 Xa 因子抑制剂后，华法林已不再广泛使用。抗凝药通常在手术前几天停用，改用低分子肝素桥接抗凝。使用华法林的患者 INR > 1.3 时，常规用维生素 K 逆转其抗凝作用。

诱导前必须建立好常规监测和有创动脉测压。静脉诱导药物可以按各医院不同的习惯进行选择，麻醉目标包括：

- 维持 RV 心肌灌注；
- 维持窦性心律／避免心动过缓；
- 增强 RV 收缩力；
- 不增加 RV 前负荷；
- 避免低氧血症与高碳酸血症。

为了达到以上目标，诱导期间应使用缩血管药防止低血压，并使用正性肌力药物增强 RV 收缩。为避免 RV 前负荷急剧增加，患者通常半卧位开始麻醉。气管插管后，患者宜采用高 $FiO_2$ 和过度通气，减少

发生低氧血症和高碳酸血症的风险。

诱导后进行中心静脉压（CVP）、肺动脉（PA）导管、经食管超声心动图（TOE）和脑氧饱和度等监测。静脉输注丙泊酚维持麻醉。

患者胸骨切开并建立体外循环（CPB）后，体温降至 20℃。由于支气管循环多会增生大量侧支血管，采用深低温停循环（DHCA）停止支气管循环的血流，可避免它干扰动脉内膜剥脱手术的视野。脑保护措施包括静脉注射甲泼尼龙、头部局部降温以及监测脑氧饱和度控制每次 DHCA 的时长。肺血栓动脉内膜剥脱术切下的典型病理标本如图 15-2 所示。

其他需要同时进行的手术，如瓣膜手术或冠状动脉旁路移植术（CABG），可以在复温期间完成。当核心体温稳定在 36℃ 时，CPB 可试停机。推荐输注小剂量正性肌力药物，TOE 有助于评估 RV 功能。手术成功的标志是术后 PVR 和 mPAP 降低。

## 并发症

再灌注损伤：患者再灌注肺水肿发生率高达 15%。通常发生在 PTE 术后 24 ~ 48 h，但也可在 CPB 停机后即刻发生。最轻微的症状是持续的低氧血症，可采用呼吸支持治疗。症状最严重时会出现出血性肺水肿。这种情况下，必须建立静脉 - 静脉体外膜氧合（VV-ECMO）供氧直到肺水肿消退，通常 1 周内可以恢复。

PA 破裂：肺血管破裂是剥脱手术的一种罕见并发症，但可能导致患者死亡。表现为 CPB 停机后气管导管内持续出血。TOE 检查可见左心气体持续存在。处理方法是立即重建 CPB，减少肺循环血流，随后由 CPB 转为中心静脉 - 动脉 ECMO。逆转抗凝作用后，患者继续使用 ECMO 直到气道内出血停止。

RV 衰竭：PHT 和 RV 衰竭的处理包括优化 RV 前负荷、降低 RV 后负荷，并通过维持冠状动脉灌注压来增加 RV 收缩力。RV 的容量压力曲线比 LV 更平坦，前负荷的增加很少使每搏量（SV）增大，而是导致 RV 扩大。因此 RV 衰竭时，难以耐受容量负荷增加。RV 扩大将导致以下不良后果：

- RVEDP 增加、RV 灌注压降低；
- RV 游离壁张力增加、心肌需氧增加；
- 三尖瓣环扩张，三尖瓣反流加重；
- 室间隔左移，左室舒张期充盈受限。

应避免低氧血症、高碳酸血症和酸中毒，并使用肺血管扩张药降低 RV 后负荷（表 15-1）。避免体循

环低血压以维持 RV 灌注压，并使用正性肌力药物增强 RV 收缩力。

## 球囊肺血管成形术

对于无法手术的 CTEPH 患者或 PTE 术后残存 PHT 的情况，可通过经导管球囊肺血管成形术扩张 PA 血管。目标血管通常位于亚段肺动脉，可用 2 mm 血管成形气囊进行扩张。手术通常在局麻下进行，不用镇静剂。并发症包括再灌注肺水肿和 PA 穿孔，这两种并发症的死亡率都很高。

## 结局

PTE 手术成功后，血流动力学指标通常会立刻

改善，包括 PVR 降低和 RV 缩小。随后几个月内，重塑的 RV 逐渐被逆转并且心功能恢复。根据报道，PTE 术后 1 年的生存率约为 93%。

## 关键点

- CTEPH 易漏诊。
- 大多数 CTEPH 患者首选 PTE 治疗。
- 必须保持右冠状动脉灌注压以避免 RV 缺血。
- RV 衰竭的患者预后不良。
- 无法手术的 CTEPH 患者可实施球囊肺血管成形术。

## 扩展阅读

Ashes CM, Roscoe A. Transesophageal echocardiography in thoracic anesthesia: pulmonary hypertension and right ventricular function. *Curr Opin Anesthesiol* 2015; 28: 38–44.

Delcroix M, Lang I, Pepke-Zaba J, *et al.* Long-term outcome of patients with chronic thromboembolic pulmonary hypertension. *Circulation* 2016; 133: 859–71.

Galie N, Humbert M, Vachiery JL, *et al.* 2015 ESC/ERS Guidelines for the diagnosis and treatment of pulmonary hypertension. *Eur Heart J* 2016; 37: 67–119.

Haddad F, Elmi-Sarabi M, Fadel E, *et al.* Pearls and pitfalls in managing right heart failure in cardiac surgery. *Curr Opin Anesthesiol* 2016; 29: 68–79.

Hosseinian L. Pulmonary hypertension and noncardiac surgery: implications for the anesthesiologist. *J Cardiothorac Vasc Anesth* 2014; 28: 1064–74.

Kanwar MK, Thenappan T, Vachiery JL. Update in treatment options in pulmonary hypertension. *J Heart Lung Transplant* 2016; 35: 695–703.

Ogo T. Balloon pulmonary angioplasty for inoperable chronic thromboembolic pulmonary hypertension. *Curr Opin Pulm Med* 2015; 21: 425–31.

Shenoy V, Anton JM, Collard CD, *et al.* Pulmonary thromboendarterectomy for chronic thromboembolic pulmonary hypertension. *Anesthesiol* 2014; 120: 1255–61.

Simonneau G, Montani D, Celermajer DS, *et al.* Haemodynamic definitions and updated clinical classification of pulmonary hypertension. *Eur Respir J* 2019; 53: 1801913.

# 16 心室辅助装置植入术

原著 Nicholas J. Lees

董秀华 译 晏馥霞 程卫平 审校

## 引言

机械循环支持（MCS）用于治疗经过筛选的急性与慢性难治性心衰、对药物治疗反应差的患者，目的是改善心脏泵功能衰竭所致的循环衰竭和脏器功能衰竭。目前，已有一些短期或长期 MCS 产品在临床中应用。长期循环支持的治疗方法包括心室辅助装置（VAD）或心脏移植。VAD 多用于左室辅助（即 LVAD），也可用于右室辅助（即 RVAD）或双心室辅助（即 BIVAD）。

心脏移植是不可逆性心衰患者的"金标准"治疗方法，但由于目前心脏移植供体远远不能满足需求，这个现状促使各种 VAD 技术迅速发展，并且设计逐渐趋于小型化，安全性逐渐提高，对人体的创伤程度越来越小。

尽管 VAD 仍然无法替代心脏移植，但可作为因高龄或并存疾病而不具备心脏移植条件心衰患者的替代治疗方法；也可作为通过心脏去负荷使心功能获得功能恢复前的过渡治疗手段；最常见的是作为心脏移植过渡治疗（BTT；此种情况占 80% ~ 90%）。在英国，VAD 作为心力衰竭的永久性治疗尚未获得批准。

严重心衰给患者的生活质量带来明显影响。LVAD 的主要目的是改善心衰症状，提高生活质量。除心脏移植外，植入 LVAD 是唯一能显著改善 NYHA 3 ~ 4 级心衰患者症状的治疗方法。另外，植入 LVAD 有利于其他脏器功能的恢复（尤其是肾功能、肝功能），降低肺动脉高压与肺血管阻力，以上脏器功能与指标异常可使患者失去心脏移植的机会。2001 年的一项研究报道了 MCS 治疗充血性心力衰竭的随机临床试验（REMATCH）。研究发现，植入 LVAD（Heart-Mate V）患者的 1 年生存率，比优化药物治疗的患者高 2 倍以上，生活质量更好，70% 以上植入 LVAD 的患者的生存期 ≥ 2 年。

## 设备与设计

VAD 由入血管、血液泵（可植入体内或体外携带）、电池与出血管组成。血液泵经泵缆与控制器相连。LVAD 可使左房或左室的血液泵入主动脉以维持循环，并减轻左室压力。RVAD 可使右房或右室的血液泵入肺动脉，支持已经衰竭的右室。BIVAD 有两个血泵，可完全植入人体内部，作为全人工心脏。不同 VAD 之间的区别主要表现在血泵方面（搏动式与非搏动式）、植入体内或体外佩戴、左室辅助或右室辅助。新一代 VAD 采用非搏动血流灌注方式，产生无脉动血流，精心设计的设备体积较小，易于植入，血液破坏轻微。LVAD 植入的患者是否有脉搏取决于植入前患者左室功能情况以及 LVAD 的血流特征。

## 适应证与患者的选择

机械辅助循环支持注册机构（INTERMACS）分级表有助于在等待心脏移植的心衰患者中筛查出适宜 MCS 的患者（表 16-1）。MCS 的管理策略与仪器选择主要视患者病情危急程度与风险程度而定，需要考虑的因素包括：患者是否存在不利于 VAD 植入或影响仪器正常工作的解剖异常，是否存在各种围术期风险（如脓毒症、出血、器官衰竭），是否需要加用临时或长期的 RVAD 或 BIVAD，以及患者在移植名单中的等待时间。

### 急性心力衰竭与心源性休克

对于使用正性肌力药物仍不能维持血流动力学稳定，以及脏器功能进行性恶化的严重心源性休克患者（INTERMACS 1 级），适宜使用临时性 MCS。主动脉内球囊反搏（IABP）常作为临时性 MCS 措施，尤其对于急性心肌梗死和冠状动脉介入操作所致心源性休克患者。但应用 IABP 对患者预后的影响与常规治疗相比并无统计学差异。静脉 - 动脉体外膜氧合（VA-

表 16-1　INTERMACS 心衰患者分级

| 分级 | 患者情况 | 发病时长 |
|---|---|---|
| 1 | **严重心源性休克**：存在危及生命的低血压，需要不断增加正性肌力药物与升压药物用量，合并重要脏器低灌注，酸中毒与高乳酸血症逐渐加重 | 数小时 |
| 2 | **进展性恶化**："依赖"于正性肌力药物支持，全身营养、肾功能、体液潴留以及其他主要状态指标不断恶化 | 数天 |
| 3 | **病情稳定**，但需要小至中等剂量的正性肌力药物支持（或需临时应用 MCS） | 数天至数周 |
| 4 | **静息状态下有症状**：患者在家口服药物治疗 | 数周至数月 |
| 5 | **静息时无症状但活动受限**：患者在家口服药物治疗 | 数月至数年 |
| 6 | **静息时无症状但活动耐量低**：患者在家口服药物治疗 | |
| 7 | **NYHA 心衰分级 3 级**：患者在家口服药物治疗 | |

ECMO）常作为首选治疗措施，因其建立迅速（尤其经皮置入）并可快速对衰竭的循环提供支持。

另外，还有其他类型的临时 MCS 可供使用（表16-2），有的适宜使用几天（如 Impella），有的可使用更长时间。其目的是作为病情恢复前的过渡，也可作为下一步治疗（如外科手术、其他药物治疗、长期性 VAD 植入或心脏移植）前的过渡性处理。需要在导管室外紧急置入 VAD 的常见情况包括：心脏手术中心衰（即体外循环无法脱机）以及心功能尚有恢复可能的急性心肌炎。LVAD 与 ECMO 比较，其优势是可以减轻左室负荷，减轻左室壁张力，利于心功能恢复。LVAD 植入后右心衰是临时性应用 RVAD 的常见适应证。在急救情况下，通常不植入长期 VAD，尤其是在不能确定神经系统功能是否完好的情况下。

在紧急情况下常用的 VAD 为 CentriMag（图16-1）。此装置含有一个耐久磁悬浮离心泵，能产生 $10 \, L \cdot min^{-1}$ 流速，且对血液破坏性小。此装置可用于 LVAD 或者 RVAD，必要时可增加一个氧合器。流入管道与流出管道经皮下从上腹部皮肤引出体外，方便关胸并利于术后护理。

### 移植过渡治疗或终生性 VAD 治疗

筛选适合的患者对于成功结局至关重要。VAD 作为等待心脏移植患者的过渡性治疗措施时，患者多为药物治疗下病情依然恶化，或植入 VAD 后器官功能可以逆转（INTERMACS 分级为 2 ~ 4 级）的情况。这种情况下，通常会使用长期 VAD，除非患者病情急剧恶化，并已列入紧急心脏移植等待名单。

表 16-2　短期心室辅助装置

| 装置 | 原理 | 特点 |
|---|---|---|
| CentriMag® (Thoratec Corporation，St Jude Medical) | 离心泵，离心血流 | LVAD、RVAD、BIVAD<br>可内置氧合器 |
| Thoratec 气动 VAD | 气动，搏动性血流 | LVAD、RVAD、BIVAD<br>体积较大<br>体外装置<br>> 30 年的临床经验 |
| Protec Duo 导管 (CardiacAssist Inc，USA) | 与血泵连接（如 CentriMag）形成连续血流的 RVAD | 经皮穿刺置入的双腔导管，将血液从右房导入肺动脉 |
| Abiomed Impella (Abiomed Inc，USA) | 经主动脉瓣进入左室，使用微轴血泵流量可达 2.5 ~ 5 $L \cdot min^{-1}$ | 在导管室经皮置入 Impella 5.0™ 支持 5 $L \cdot min^{-1}$ 的流量，期限 6 天 也可手术置入（Impella LD™） |
| HeartMate PHP (Thoratec Corporation，St Jude Medical) | 与 Impella 类似 流量可达 4 $L \cdot min^{-1}$ | 经皮置入 |

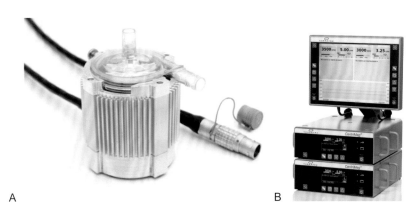

图 16-1 CentriMag® VAD。A．CentriMag® 离心泵及其驱动装置。B．驱动控制台（Images courtesy of St. Jude Medical，Inc.）

目前，临床上可供选择的长期 LVAD 见表 16-3 以及图 16-2～图 16-4。与老式搏动性血流灌注的机器相比，采用连续性血流灌注的装置安全性更好。一旦 LVAD 开始工作，患者即可出院回家治疗。由于心脏供体短缺，许多患者可能最终无法等到心脏移植供体。在此情况下，LVAD 可成为患者的终生性治疗方式。VAD 作为终生治疗手段可能应用更为广泛。

## 术前评估

无论是等待心脏移植前的过渡或作为终生性的替代治疗方法，植入长期 VAD 患者的病情虽不危急，但均属严重心力衰竭。术前需全面评估患者心衰的病因、当前的治疗方案以及其他合并症。通常此类患者体内已植入起搏器或心内除颤器，术者应详细了解这些植入设备的设置，并在手术当天将其调为待机

状态。术前需由多学科专家团队共同决定是否植入 LVAD，包括外科医师、心内科医师、麻醉医师、重症监护医师以及其他心脏移植团队成员。在植入前需要仔细核查术前讨论等相关文件。需要特别强调，严重右心功能不全是 LVAD 植入的相对禁忌证，术前准确评估右心功能非常重要。术前心脏超声心动图有多项指标反映右心功能，右心功能不全使植入临时性 RVAD 的可能性显著增加。

如果在心脏手术过程中需要植入 LVAD，可将入血管直接连接左房或左室，出血管连接升主动脉。一旦 LVAD 启动，患者就可以脱离体外循环，随后转入 ICU 进一步治疗。

## 围术期管理

麻醉诱导前，应进行有创动脉血压监测，并建

表 16-3 长期心室辅助装置

| 装置 | 原理 | 特点 |
| --- | --- | --- |
| HeartMate II（Thoratec Corporation，St Jude Medical，USA） | 连续性轴向血流 6000～15000 rpm，流量 ≤ 10 L·min⁻¹ | 经腹腔内植入 全世界已植入超过 20 000 例 |
| HeartWare HVAD（HeartWare International Inc.，USA） | 磁悬浮离心泵，连续性离心血流，1800～4000 rpm，流量 ≤ 10 L·min⁻¹ | 经心包内植入 全世界已植入超过 10 000 例，卒中后非致残存活指标，不亚于 HeartMate II |
| HeartMate 3（Thoratec Corporation，St Jude Medical，USA） | 磁悬浮，连续性血流，4800～6500 rpm，流量 ≤ 10 L·min⁻¹ | 经心包内植入 |
| RelianHeart aVAD（RelianHeart，USA） | 磁悬浮，轴向血流 | 经心包内植入（血泵置于心室内），可测定真实血流 |
| Syncardia 全人工心脏（Syncardia Systems，USA） | 气体驱动，搏动性血流，4 个机械瓣膜 | 经心包内植入 唯一获得认证、可长期使用的 BIVAD |
| HeartMate VE/XVE LVAD（Thoratec Corporation，St Jude Medical，USA） | 搏动性血流，早期产品 | 已获美国认证的替代治疗 |

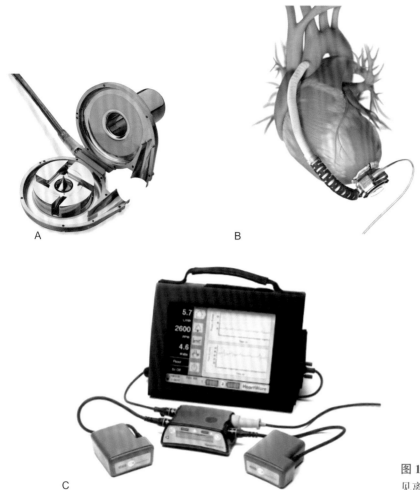

图 16-2　HeartWare HVAD。A．泵打开状态，可见离心泵。B．植入后。C．体外控制器和电池

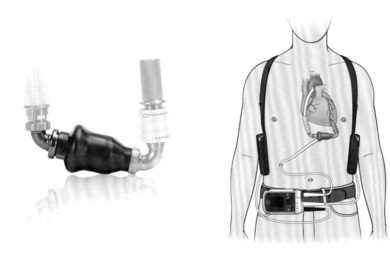

图 16-3　HeartMate Ⅱ LVAD（images provided courtesy of St. Jude Medical，Inc.）

立管径较大的静脉输液通道。麻醉诱导应缓慢，并随时观察变化，及时处理。一般采用单腔气管插管进行气道管理，但在行小切口微创心脏手术时，需用双腔气管插管以行左右肺隔离。诱导后，放置中心静脉导管、肺动脉导管、另一条外周静脉输液通路、尿管以及 TOE 探头。体外除颤电极应贴在胸壁远离术野的位置。应准备好缩血管药、正性肌力药（如米力农、肾上腺素）以及 NO 吸入装置备用。心脏手术一般选

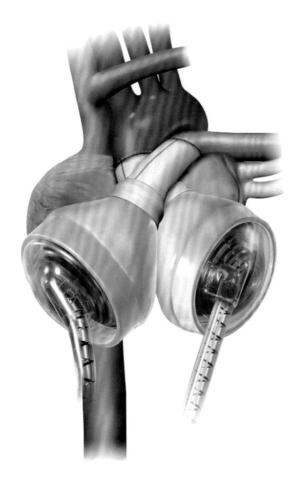

图 16-4　Syncardia 全人工心脏。人工心室与心房、升主动脉和肺动脉连接示意图（courtesy of Syncardia.com）

---

**框 16-1　VAD 植入时 TOE 检查内容**

**VAD 植入前评估**

右室功能

三尖瓣反流程度

是否有心内分流（房间隔缺损、卵圆孔未闭、小的室间隔缺损）（需在心脏手术时将其闭合）

主动脉瓣反流（中度与重度反流需要外科干预）

肺动脉瓣反流（行右室辅助装置植入时需要考虑）

二尖瓣狭窄（中度与重度时需要行二尖瓣置换术）

主动脉病变（主动脉瘤、主动脉夹层、主动脉斑块）

心内血栓

**VAD 植入后评估**

心腔内排气

右室功能评估、三尖瓣反流

管道方向与血流方向一致（LVAD 出血管血流不在 TOE 视野内）

室间隔位置

左室的负荷排空情况

主动脉瓣的开闭情况（LVAD 启动后，可能发生主动脉瓣处于断续开放或一直关闭状态）

主动脉瓣反流

新的心内分流

其他手术相关情况

---

择正中开胸、在 CPB 支持下进行，也可选择其他开胸方式。笔者常规采用股动静脉插管 CPB、双侧前外侧开胸，左侧开胸经左室心尖插管植入入血管，右侧开胸经升主动脉插入出血管。

术中 VAD 植入后，必须用 TOE 证实装置的位置是否正确，指导心内排气，检查主动脉瓣膜功能（框16-1）。VAD 启动后，通过 TOE 可观察左室负荷减轻程度、室间隔运动情况以及右室功能状态。在 CPB 停机以及 VAD 流量增加时，麻醉医师需要与超声科医师、外科医师、CPB 灌注师，以及 VAD 管理者之间充分沟通。需快速发现并迅速处理右心衰竭的体征。在 CPB 停机前，通常需要使用正性肌力药物进行支持。米力农可降低肺血管阻力，但增加缩血管药物使用率。肾上腺素也是临床常用药物。另外，在体外循环停机时，可以吸入 NO 扩张肺血管和减轻右室后负荷。

在转回重症监护病房之前，应仔细止血并避免容量过负荷。许多患者术前一直服用抗血小板药物或抗凝药物，因此，术中常用凝血酶原复合物浓缩剂，从而减少对容量补充的需求。出血过多与输血过多为右心衰竭的危险因素，必要时需要 RVAD 植入进行支持。

## 术后护理

患者在镇静状态下转入 ICU，需继续机械通气和全面监测，包括术后继续吸入 NO。ICU 内早期 LVAD 的管理集中在右心功能保护。建议继续使用 PAC 进行连续 CO 监测。当发现 CO 降低时，需尽快行 TOE 检查。右心室功能衰竭的表现包括 MAP 下降、CVP 升高、PAP 升高、CO/CI 降低，以及 VAD 流量下降。此时，可加大正性肌力药用量以增强右心功能。如果经过处理依然出现右心室衰竭，如代谢性酸中毒加重、血清乳酸水平升高以及少尿，应考虑尽早植入 RVAD。在某些情况下，可使用 VA-ECMO 作为过渡使右心功能得以恢复。VA-ECMO 的优势是可在床旁进行、创伤相对小。最近，已研发一款新型经皮植入 RVAD（Protec Duo 插管），该设备可在影像学监测下经颈内静脉植入。除此以外，应及时处理各种心律失常（直流电复律不是禁忌证），以避免右心功能恶化。肾脏替代治疗（RRT）除用于术后急性肾损伤外（发生率超过 10%），也可用于调节容量。

当外科出血情况和右心室功能状态允许时，逐渐减停吸入 NO，然后可唤醒患者并拔除气管插管。如果持续存在肺动脉高压，并影响右心室功能，可通过静注或口服西地那非替代吸入 NO，并开始输注普通肝素。患者病情稳定转回普通病房后，可开始抗血小板、抗凝、抗心衰药物治疗，每日严密监测病情变化。一般情况下，很少出现 VAD 功能异常情况。相关并发症和风险包括凝血异常、脑卒中、泵内血栓形成和泵缆相关感染。

## 关键点

- VAD 可作为过渡治疗帮助心功能恢复，或作为等待心脏移植的过渡治疗方法。
- VAD 可作为不能心脏移植患者的终生性替代治疗，但此适应证尚未在英国获批。
- 紧急 LVAD 植入的最常见适应证是心脏手术中心源性休克和急性心肌炎。
- 维护右心室功能在 LVAD 植入术中和术后都非常重要。
- 患者植入 LVAD 后可能没有脉搏，给常规无创血压监测带来影响。

## 扩展阅读

Desai SR, Hwang NC. Advances in left ventricular assist devices and mechanical circulatory support. *J Cardiothorac Vasc Anesth* 2018; 32: 1193–213.

Feldman D, Pamboukian SV, Teuteberg JJ, *et al.* The 2013 International Society for Heart and Lung Transplantation guidelines for mechanical circulatory support: executive summary. *J Heart Lung Transplant* 2013; 32: 157–87.

Lampert BC. Perioperative management of the right and left ventricles. *Cardiol Clin* 2018; 36: 495–506.

Rogers JG, Pagani FD, Tatooles AJ, *et al.* Intrapericardial left ventricular assist device for advanced heart failure. *N Engl J Med* 2017; 376: 451–60.

Rose EA, Gelijns AC, Moskowitz AJ, *et al.* Long-term use of a left ventricular assist device for end-stage heart failure. *N Engl J Med* 2001; 345: 1435-43.

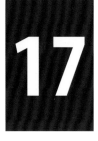

# 17 心脏移植

*原著* Lenore F. van derMerwe, Alan D. Ashworth

王佳琬 译　郭克芳　吴安石 审校

1967 年，Christiaan Barnard 成功进行了首例人同种心脏移植手术，但预后不佳。20 世纪 80 年代，随着环孢素在器官移植中的应用，移植后存活率显著改善，心脏移植数量明显增加。截至 2017 年 7 月，全球 302 个移植中心共进行了 5149 例心脏移植，其中包括 4547 例成人移植，1 年生存率为 86%，10 年生存率高于 50%，中位生存时间为 11 年。在过去的几年里，心死亡供体捐献（DCD）作为脑死亡供体捐献（DBD）之后另一种用于器官移植的方式，该方法可使捐献器官数量增加 20% 以上。研究表明，DCD 移植 2 年生存率与 DBD 移植相同。

## 适应证

尽管对药物治疗、应用辅助装置以及手术治疗技术进行优化，但对于左室收缩功能受损、NYHA 3 ～ 4 级、症状明显的终末期心衰患者来说，心脏移植仍然是终极解决方案。框 17-1 为成人接受心脏移植患者发生终末期心衰的病因。

## 禁忌证

对心脏移植时机的判断至关重要（框 17-2）。患者应在发生不可逆并发症之前及时转诊，避免使移植难度增加或发展为移植禁忌情况。

所有显著增加移植后死亡率和并发症发病率、缩短预期寿命、术后康复困难或无法长期使用免疫抑制剂的情况，均为移植禁忌证（框 17-3）。

器官功能障碍可由严重心力衰竭引起，通过药物治疗或机械循环支持（MCS）疗法作为移植前桥接措施，可能使器官功能障碍得到改善。受体移植后常发生肺静脉淤血相关的肺动脉高压（PHT），与移植患者的右心室功能障碍和死亡率增加有关。跨肺动脉压力梯度（TPG）高于 15 mmHg 和肺血管阻力（PVR）高于 5 Wood 单位（400 dyn·s·cm$^{-5}$）时，死亡率显著增加，因此是心脏移植的禁忌证。

TPG = 平均 PAP − PAWP

PVR = TPG/CO

---

**框 17-1　成人心脏移植受体心力衰竭的病因**

- 心肌病——扩张型心肌病为主（56%）
- 缺血性心脏病（35%）
- 瓣膜性心脏病（3%）
- 成人先天性心脏病（3%）
- 移植体衰竭再移植（3%）
- 其他较少见的病因：

标准治疗后的顽固性室性心律失常

常规治疗后的难治性心绞痛

限制型心肌病

肥厚型心肌病

致心律失常性右室心肌病

围产期心肌病

急性心肌炎

---

**框 17-2　心脏移植适应证**

- 右心衰竭或规范治疗后肺动脉压仍进行性增高
- 心力衰竭致肾功能不断恶化
- 规范治疗下，持续心力衰竭和（或）BNP 不断升高
- 1 年内，因失代偿性心力衰竭入院 2 次以上（含 2 次）
- 顽固性室性心律失常，应用药物、电生理等方法仍不能控制
- 西雅图心力衰竭模型（SHFM*）评估 1 年死亡率 ≥ 20%
- 心脏衰竭所致的肝功能障碍、低钠血症、贫血或体重下降

**急诊入院指征：**

- 需要持续输注正性肌力药和（或）IABP 辅助
- 持续性冠状动脉缺血
- 持续性心源性循环休克

\* Data from Circulation 2006；113：1424-33.

**框 17-3 心脏移植禁忌证**

- 抗人白细胞抗原抗体阳性
- 不可逆重度肺动脉高压
- 年龄 > 70 岁（英国为年龄 > 65 岁）
- 肥胖：BMI > 35 kg·m$^{-2}$
- 糖尿病伴终末器官损害或伴血糖控制差
- 严重肾功能不全（每 1.73 m$^2$ GFR < 30 ml·min$^{-1}$）
- 活动性恶性肿瘤或有复发可能的恶性肿瘤病史
- 严重脑血管疾病
- 严重外周血管疾病
- 晚期肝病或肺病
- 近期肺栓塞
- 感染（脓毒症和活动性感染）
- 衰弱状态
- 精神类药物滥用
- 严重认知行为障碍、痴呆、缺乏照顾、无法听从指令或药物治疗依从性差
- 依赖机械通气
- 自身免疫性疾病
- 浸润性心肌病
- 严重骨骼肌疾病

## 心脏移植麻醉

心脏移植麻醉面临巨大挑战。终末期心衰患者常同时存在收缩期和舒张期功能减低，表现为低心排量和每搏量、心室舒张末期容量和压力升高，以及肺静脉和肝静脉淤血。循环中儿茶酚胺水平升高，导致肾上腺素能受体下调，心肌儿茶酚胺储备减少，对正性肌力药的敏感性降低。衰竭的心脏具有前负荷依赖、后负荷敏感的特点，不能耐受微小的体循环血管阻力（SVR）、中心静脉压（CVP）、心率、心律和心脏收缩力改变。此外，心力衰竭可以改变许多麻醉药物的药效学和药代动力学特点，麻醉医师应提前做出预判，避免过度心肌抑制和引起血管阻力变化。

心脏移植患者类型各异，有急诊入院患者，也有在正性肌力药、IABP 或机械循环支持（MCS）下处于稳定状态的重症患者。由于供体器官短缺，约 50% 的受体需要使用 MCS 作为移植前过渡措施。

心脏移植通常被视为紧急或急诊手术，各种因素导致的移植前时间拖延均可增加缺血时间和缺血 - 再灌注损伤风险，因此需要取供体人员与移植手术各团队人员间保持密切联系，尽量减少时间拖延。

除紧急手术以外，多数受体应在术前进行充分评估、检查和准备。术前应尽量做到快速全面评估受体患者，包括移植前症状和心功能状态、用药情况（包括抗凝和抗血小板治疗）、循环支持的程度、禁食情况以及气道情况。另外，为了解近期是否存在病情恶化，还需回顾最近的实验室检查、影像学检查、肺功能和右心导管检查结果。

移植手术开始时间和取供体过程，要考虑延长受体准备时间的因素，如患者曾经做过心脏手术的情况。当患者禁食时间不足时，可以采用改良快速续贯麻醉诱导。

在麻醉诱导前，应详细询问患者是否置入起搏装置以及治疗方案，手术结束时需要取出。诱导前，还应对术前治疗药物的失活程度进行了解。

另外，术前应进行交叉配血，保证有充足的血液制品随时备用。如果供体和受体均为巨细胞病毒（CMV）阴性，应使用去白细胞且 CMV 阴性的悬浮红细胞。

## 血管通路和监测标准

大不列颠和爱尔兰麻醉协会（AAGBI）推荐的标准术中监测指标包括核心温度、尿量、有创压力监测（MAP、CVP、PAP）、心输出量（CO）和经食管超声心动图（TOE），麻醉深度监测和脑氧饱和度监测可选择使用。

麻醉诱导前至少需建立较粗的外周静脉通路和有创动脉压监测导管。根据患者术前情况，必要时诱导前也可以考虑建立中心静脉通路。所有接受心脏移植的患者均需放置多腔中心静脉导管、可以快速补液的中心静脉鞘管和肺动脉导管。在体外循环（CPB）前，需注意将肺动脉导管回退到右室外。对于心脏移植患者，由于术前已经多次在同一部位进行过中心静脉穿刺，且处于抗凝状态，这类患者建立中心静脉有一定风险，应引起注意。另外，由于术后免疫抑制治疗使感染风险增加，无菌操作技术极其重要。

## 麻醉诱导和维持

麻醉诱导和维持的目标是在建立体外循环之前维持血流动力学稳定和重要器官灌注。由于麻醉诱导药物导致的交感张力抑制作用可使血管扩张并产生心肌抑制，如不及时处理，则可迅速发生血流动力学失代偿和循环衰竭。为了避免以上情况，麻醉药的给药方式比选择给哪种药物更为重要。为避免麻醉药和正压

通气对血流动力学的不利影响，可提前给予正性肌力药和血管活性药，或加大正在使用中的药物剂量。

TOE 除了观察心脏形态、评估心功能外，还可了解心脏充盈程度、肺动脉高压严重程度，是否存在心内栓子、主动脉斑块或胸腔积液情况。

## 恢复灌注和 CPB 脱机

供体心脏失去神经控制，在缺乏迷走神经的刺激下，其固有心率为 80 ～ 110 bpm。心动过缓和交界性心律可能提示窦房结和房室结组织存在外科损伤或缺血性损伤。所有心脏移植患者均需临时性心外膜起搏，维持心率在 90 ～ 110 bpm。12% 的患者最终需要安装永久起搏器。由于缺乏正常的调节心率和心肌收缩的神经体液机制，心率和心肌收缩的调节将依赖于循环中的儿茶酚胺水平。因此，心肌开始再灌注后，通常需应用正性肌力药和血管活性药辅助 CPB 脱机。

用 TOE 了解心室排气是否充分、监测心室功能和充盈程度以及评估外科吻合口血流速度，对于 CPB 脱机至关重要。

在成功脱离 CPB 和抗凝恢复后，需要特别关注患者的止血状态。对于可能发生的凝血障碍，麻醉医师应有所预估并做好处理出血的准备。导致凝血功能障碍的因素包括：

- 术前抗凝或抗血小板治疗；
- 肝淤血后继发肝凝血因子合成功能受损；
- CPB 诱发的凝血障碍（继发于血小板破坏、血液稀释、低温、凝血活化、纤溶和炎症反应的激活）；
- 较多缝合以及再次开胸所致外科出血。

术前进行机械循环支持以及既往接受复杂心脏手术的患者，其发生严重术中出血的概率更高，需要采用多模式方案处理凝血异常，包括外科细致止血、预防性给予抗纤溶药物、有针对性地使用血液制品和凝血因子。凝血功能、血小板功能、纤溶等实验室检查有助于指导血液制品的应用。

## 早期并发症

心脏移植术后早期严重并发症包括移植物功能障碍、感染、肾损伤、肺功能障碍、多器官衰竭和急性排异反应。

早期移植物功能障碍较为常见，表现为单心室或双心室衰竭，发病率呈上升趋势。原发性移植物功能

障碍（框 17-4）以及随后的多器官衰竭占术后早期死亡的 2/3。继发性移植物功能障碍由某些已知原因所致，如术前肺动脉高压、超急性排异反应或手术并发症。

早期移植物衰竭的定义为移植后 30 天内死亡或再次移植。虽然早期移植物衰竭在受体中的发生率只有 4%，但 40% 的术后死亡由此所致。移植物功能障碍的处理包括应用正性肌力药、血管扩张药、血管收缩药和 IABP。左西孟旦可在病情较轻的病例中作为辅助用药。磷酸二酯酶抑制剂和吸入 NO 对伴有肺动脉高压的右心室功能障碍患者有较好的治疗效果。如果上述处理无效，可考虑机械循环支持 MCS，或作为再移植前的过渡。

## 抗菌治疗

按照不同医疗机构要求，在围术期使用预防性抗生素时，抗生素要覆盖常见皮肤菌群。如果患者存在与 MCS 或起搏装置相关的慢性感染，或者供体存在细菌感染，则应根据病原微生物敏感性选择抗菌药物。移植后 24 ～ 48 h 内应开始针对巨细胞病毒的预防性治疗；在停止机械通气后，应开始针对皮肤黏膜念珠菌病的预防性抗真菌治疗；另外在术后早期开始针对卡氏肺孢子菌和弓形虫的预防性治疗。

---

**框 17-4　原发性移植物功能障碍的影响因素**

**受体因素**

年龄（可接受移植受体的年龄逐渐增长）

肺动脉压（即使数值在可接受移植范围内）

先天性心脏病所致心力衰竭

移植前状况不断恶化（依赖静脉正性肌力药、机械通气和机械循环支持）

**供体因素**

年龄（可作为移植供体的年龄逐渐增长）

性别不匹配

脑死亡

心功能受损

高度依赖正性肌力药

同时取供体肺

**其他因素**

缺血时间

供体、受体体重不匹配

## 免疫抑制

心脏移植后需进行免疫抑制治疗防止排异反应。免疫抑制治疗的发展改善了受体的长期生存情况、心功能和生活质量。

在移植时和移植后早期开始免疫抑制治疗，目的是减少早期急性排异反应风险。免疫抑制治疗的启动，通常使用术中大剂量的皮质类固醇激素，并使用抗体制剂，如抗胸腺细胞球蛋白和单克隆 IL-2 受体，进行维持。

## 晚期并发症和发病率

移植后 3 年内导致死亡的最严重并发症包括：移植物衰竭、多器官衰竭、感染和急性排异。此后，恶性肿瘤、肾功能不全、同种移植后心脏血管病（CAV）、移植物衰竭、感染和慢性排异是导致死亡最重要的直接原因。

免疫抑制治疗使患者发生感染、恶性肿瘤、肾损害、高血压和糖尿病等疾病的风险增高。移植 5 年后，肾功能不全的患病率为 50%，其中 4% 的患者需要长期透析或肾移植（10 年后增至 9.5%）。肾衰竭占移植 5 年后死亡的 5%，10 年后死亡的 9%。

CAV 是影响心脏移植术后长期生存的主要因素。在移植后 5 年，30% 的患者存在 CAV；移植后 10 年，有 50% 的患者存在 CAV。通过血管内超声发现，在移植后 3 年，75% 的患者存在 CAV。CAV 是一个重要的死亡相关风险因素，占移植后 1 年以上所有死亡的 13%。

## 关键点

- TPG ≥ 15 mmHg 与术后死亡率增加相关。
- 如果患者 PVR 大于 5 个 Wood 单位，很可能发生右室衰竭。
- 虽然早期移植物衰竭在受体中的发生率只有 4%，但此时期术后死亡中的 40% 由此所致。
- 肾衰竭占移植后 5 年后死亡的 5%，10 年后死亡的 9%。

## 扩展阅读

Banner NR, Bonser RS, Clark AL, *et al.* UK guidelines for referral and assessment of adults for heart transplantation. *Heart* 2011; 97: 1520–7.

Costanzo MR, Dipchand A, Starling R, *et al.* International Society for Heart Lung Transplantation Guidelines for the care of heart transplant recipients. *J Heart Lung Transplant* 2010; 29: 914–56.

Fischer S, Glas K. A review of cardiac transplantation. *Anesthesiology Clin* 2013; 31: 383–403.

International Society for Heart and Lung Transplantation. International Thoracic Organ Transplant (TTX) Registry data slides. https://ishltregistries.org/registries/slides.asp (accessed December 2018).

Kobashigawa J, Zuckermann A, Macdonald P, *et al.* ISHLT Consensus: report from a consensus conference on primary graft dysfunction after cardiac transplantation. *J Heart Lung Transplant* 2014; 33: 327–40.

Lund LH, Edwards LB, Kucheryavaya AY, *et al.* The Registry of the International Society for Heart and Lung Transplantation: Thirty-second Official Adult Heart Transplantation Report – 2015; focus theme: early graft failure. *J Heart Lung Transplant* 2015; 34: 1244–54.

Mehra MR, Canter CE, Hannan MM, *et al.* The 2016 International Society for Heart Lung Transplantation listing criteria for heart transplantation: a 10-year update. *J Heart Lung Transplant* 2016; 35: 1-23.

Messer S, Page A, Axell R, *et al.* Outcome after heart transplantation from donation after circulatory-determined death donors. *J Heart Lung Transplant* 2017; 36: 1311–18.

Petit SJ, Kydd A. Heart transplantation. In Valchanov K, Jones N, Hogue CW (eds), *Core Topics in Cardiothoracic Critical Care*, 2nd edn. Cambridge: Cambridge University Press; 2018. pp. 333–9.

Ramakrishna H, Jaroszewski DE, Arabia FA. Adult cardiac transplantation: a review of perioperative management Part I. *Ann Card Anaesth* 2009; 12: 71–8.

Ramakrishna H, Rehfeldt KH, Pajaro OE. Anesthetic pharmacology and perioperative considerations for heart transplantation. *Curr Clin Pharmacol* 2015; 10: 3–21.

Yancy CW, Jessup M, Bozkurt B, *et al.* 2013 ACCF/AHA Guideline for the Management of Heart Failure. *Circulation* 2013; 128: e20–e327.

# 18 电生理手术

原著 Joseph E. Arrowsmith

李于鑫 译 于 晖 吴安石 审校

## 节律管理装置

随着节律管理装置适应证的扩大，永久起搏器（PPM）和植入式心脏复律除颤器（ICD）使用有增加趋势。此类设备结构精密，在围术期干扰因素作用下会发生设置变化，患者会面临更大的围术期并发症风险。目前的临床处理指南主要基于病例系列报道与专家共识，并非前瞻性随机研究的结果。

## 永久起搏器（PPM）

全世界永久起搏器（PPM）植入手术数量超过1 000 000例/年。PPM由一个脉冲发生器（电路和电池）、一根或多根电极导线组成，具有感知心脏电活动并发放脉冲电流的功能。应用单极起搏器时，在标准心电图（ECG）上可见明显起搏波，比双极起搏器更易受到干扰（如骨骼肌收缩）。PPM的适应证见框18-1。对于儿童、青少年和患有先天性心脏病（表中未显示）的患者，植入起搏器的适应证大致相似。

设备的分类提供了准确和一致的设备功能信息，PPM通用编码如表18-1所示。

VVI系统在很大程度上取代了VOO系统，适用于慢性房颤伴缓慢心室率患者。双腔起搏设备（DDD）能够同时感知和起搏心房与心室，比单独的心室起搏更有利于维持血流动力学。频率适应性双腔起搏器（DDDR）允许在锻炼期间的心率增加，更符合生理特征。某些PPM具有切换模式的功能。从DDD切换到VVIR或DDIR模式有利于阵发性房颤患者的治疗。

### 心脏再同步化治疗（CRT）

心脏再同步化治疗（CRT）通过在冠状静脉窦中放置电极，经右心室独立起搏左心室，再同步心室收缩功能可以改善心功能。

## 临时起搏

对心脏变时性药物（如异丙肾上腺素）无反应的症状性心动过缓患者，紧急经静脉（颈内静脉或股静脉）放置VVI或VVO临时起搏，可作为心率恢复或过渡到最终治疗的桥接手段。通过鞘管插入尖端带有球囊的漂浮导管，并在盲探或透视引导下，将导管置入右心室。

在心脏手术中，在右心房和右心室心外膜表面放置电极用于临时起搏。在手术结束时，需将固定频率起搏模式（VOO、AOO、DOO）转换为按需模式（VVI、AAI、DDD）。麻醉医师必须熟悉单腔和双腔起搏系统的使用方法。处理常见起搏问题时，需要结合床旁ECG监测、CVP波形和有创动脉血压波形的结果。

## 植入式除颤器

ICD能够检测到异常心律并提供抗心动过速起搏脉冲或直流电除颤。这些设备可用于心源性猝死的一级和二级预防。ICD治疗的适应证见框18-2。

## 装置植入术

多数PPM和ICD的植入手术在心导管室进行，作为日间手术，在局麻复合清醒镇静下完成手术。通常从锁骨下静脉、头静脉或腋静脉插入电极导线。植入装置通常位于胸前部位。

2016年，美国FDA批准了第一个无电极线PPM（Micra™，Medtronic-VVIR）进入临床使用。该装置外形为小圆柱状（6.7 mm×25.9 mm，1.75 g），在局麻下经皮植入体内，用镍钛合金钉固定于右心室心尖的心内膜。另一个类似的无线植入起搏装置产品（NanoStim™，St Jude）因对其程控及电池寿命的担忧，目前已停止临床使用。

ICD植入术中，如果装置的外形较大、电极导线较粗，或者由于患者的特殊原因，植入过程会较复

### 框 18-1　ACCF/AHA/AATS/HFSA/STS 使用设备治疗心律失常的指南

| | |
|---|---|
| 获得性房室传导阻滞（成人） | Ⅲ度房室传导阻滞伴症状性心动过缓或记录到心搏停止、神经肌肉疾病、房室结消融术后 |
| 慢性双束支和三束支传导阻滞 | 间歇性Ⅱ度（莫氏二型）房室传导阻滞，间歇性Ⅲ度房室传导阻滞 |
| 急性 MI 后房室传导阻滞 | 持续性Ⅱ度房室传导阻滞，短暂Ⅲ度房室传导阻滞，无需伴有症状 |
| 窦房结功能障碍 | 记录到症状性心动过缓、频繁窦性停搏 |
| 预防心动过速 | 持续性、间歇依赖性、起搏器有效的室速 |
| 颈动脉窦高敏 | 刺激颈动脉窦导致的反复晕厥 |
| 心力衰竭 | 心脏再同步化治疗 - 症状性心力衰竭（NYHA 分级＞ 2 级），伴 QRS 波群增宽的心室功能受损 |
| 特定情况 | 肥厚型心肌病，特发性扩张型心肌病，心脏移植后持续性心动过缓 |

### 表 18-1　NASPE/BPEG　5 位通用起搏器编码

| 编码位置 | I | II | III | IV | V |
|---|---|---|---|---|---|
| 类别 | 起搏心腔 | 感知心腔 | 反应方式 | 频率调节 | 抗心动过速功能 |
| 代码字母 | O | O | O | O | O |
| | A | A | T | R | P |
| | V | V | I | | S |
| | D | D | D | | D |

NASPE，北美心脏起搏与电生理学会；BPEG，英国心脏起搏和电生理学组织。O= 无，A= 心房，V= 心室，D= 双腔（心房 + 心室）/ 双重反应，T= 触发，I= 抑制，R= 频率调节 / 适应，P= 抗心动过速，S= 电击

### 框 18-2　ICD 治疗的适应证

**心源性猝死的一级预防**

冠状动脉疾病

非缺血性扩张型心肌病

长 QT 间期综合征

肥厚型心肌病

致心律失常右室发育不良 / 心肌病

左室致密化不全

原发性电生理异常疾病（特发性室速、短 QT 综合征、Brugada 综合征、儿茶酚胺敏感性多形性室速）

特发性室速

晚期心力衰竭和心脏移植

**心源性猝死的二级预防**

持续性室速

冠状动脉疾病

非缺血性扩张型心肌病

肥厚型心肌病

致心律失常右室心肌病

遗传性心律失常综合征

晕厥伴可诱发持续性室速

Source：American College of Cardiology/American Heart Association/Heart Rhythm Society 2008 Guidelines for Device-Based Therapy of Cardiac Rhythm Abnormalities（*Circulation* 2008；117：e350-e408）

杂。植入设备的测试需谨慎诱发室颤以及测量最低有效除颤阈值（DFT）。新型皮下起搏器（如 EMBLEM S-ICD，Boston Scientific）需要较大的腋窝切口容纳装置。接受 S-ICD 植入术的多为年轻患者，植入时需要全身麻醉（图 18-1）。植入此类装置常见并发症见框 18-3。

植入装置前，应预防性使用广谱抗生素。对于 PPM 引起的感染、电极导线相关心内膜炎以及在取出装置前，必须使用抗生素。

## 装置取出术

装置取出术的适应证包括：更换设备（电池电

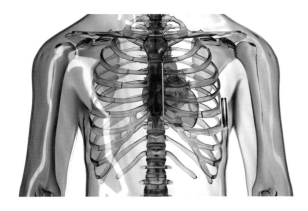

图 18-1　皮下植入 ICD（Boston Scientific）（© 2019 Boston Scientific Corporation or its affiliates. All rights reserved.）

框 18-3　PPM 和 ICD 植入的并发症

**早期并发症**

| | |
|---|---|
| 静脉通路 | 气胸、血胸、空气栓塞 |
| 导线相关 | 穿孔、错位、移位 |
| 皮下囊袋 | 血肿、感染 |

**晚期并发症**

| | |
|---|---|
| 电极相关 | 血栓形成、静脉闭塞、感染、绝缘失效 |
| 脉冲发生器 | 腐蚀、移位、外部损坏 |

**设备功能问题**

| | |
|---|---|
| 起搏／感知 | 过感应、欠感应、串扰、电池故障 |
| ICD 特有问题 | 未能电击、无效电击、不当电击 |

量不足）、电极问题、感染、血栓并发症和心脏移植。用机械性方法或激光切割取出电极，可能对中心静脉、右心房、三尖瓣和右心室造成灾难性损伤，必须提前讨论发生损伤的风险。低风险病例可以在简单监测下，应用局麻和镇静下进行手术。高风险病例往往在气管插管全身麻醉下进行，需要建立粗大静脉通路、有创动脉血压和 CVP 监测，备体外循环（CPB）。如果需要，经食管超声心动图可用于心包积液的早期诊断。

## 围术期处理

此类患者的围术期评估汇总见框 18-4。由于不同制造商的程控装置不同，不能互换使用，因此，操作前非常重要的一个环节是确定装置的制造商及其型号。还要获取患者的 ECG，术前详细检查设备。需要接受 CRT 的患者处于晚期心力衰竭状态，因此需要全面检查并采取进一步围术期措施，避免发生严重并发症。

### 设置调整

根据拟行手术的类型、电磁干扰风险以及患者自身心律，决定是否需要改变设置。术中需要关闭 PPM 的频率反应性或频率适应性功能。术中不能使用 ICD 除颤功能，需要另外提供体外除颤设备。

### 中心静脉通路

盲插中心静脉导管时，可能会导致电极移位或损坏。新植入电极（＜1 年）和右心室电极更容易移位。术前静脉造影、增强 CT 或超声检查，可用于确定静脉血管的通畅性。

### 磁铁的应用

将磁铁放在 PPM 或 ICD 发生器上时，可激活预设功能（如 VOO 或关闭治疗）。各种设备的磁反应不同，可以通过再设置更改或停用预设功能。长时间使用磁铁可产生时间限制效应或使某些设备永久失能。如果事先不了解磁铁对设备的影响，则不建议使用。

### 电磁干扰

所有电子设备都可能受到电磁或射频的干扰。电磁干扰的主要来源是电刀、射频消融设备和 MRI。在心脏手术中，临时起搏系统和诱发电位监测仪也可产生电磁干扰。

电刀：多数 PPM 会将电刀的电磁干扰识别为心脏电活动，这可能会引起异常起搏或起搏受限。应尽可能使用双极电刀。如使用单极电刀，接地电极板应

框 18-4　装有 PPM 和 ICD 患者的围术期注意事项

- 植入的最初适应证。病史和植入起搏器前的临床症状
- 植入起搏器前的症状复发，尤其在运动期间
- 装置的类型和制造商。当前功能模式：患者携带的 PPM/ICD 识别卡；设备可通过普通胸片识别
- 磁铁效应？是否可以转换为固定频率起搏？
- 装置是否正常工作？最近是否检查过 PPM/ICD？
- 胸部平片。电极的位置、类型和连续性
- 患者是否依赖起搏器？心电图：是否有起搏波及起搏捕获
- 手术前需要重新调整设置吗？ PPM 通常在心脏手术麻醉诱导前设置为固定频率起搏；ICD 需关闭除颤功能
- 麻醉和手术可能对装置产生哪些影响？电磁干扰（EMI）：电刀可导致设置变更为 VVI 或 VOO 模式；药物、电解质、除颤
- 装置对麻醉和手术可能的影响是什么？尽可能使用双极电刀，尽可能减小电流，避免在距离装置 5 cm 范围内进行非必要烧灼

尽可能远离节律发生器。ICD 可能会将电磁干扰识别为室颤，如果不停用除颤功能，可能会造成意外电击。

射频消融：射频信号传输导管会干扰节律装置功能并在电极内产生电流回路。

MRI：磁干扰会对 PPM 和 ICD 产生不可预测的影响。核磁共振产生的热能可能会损坏节律发生器与电极，并造成心肌损伤。新一代节律装置可兼容 MRI，临床使用逐渐增多。

# 电生理手术

实时解剖成像和标测设备的临床应用，以及导管射频消融技术的不断发展，使非外科治疗心律失常病例数量显著增加。

## 电生理疾病类型

根据潜在电生理问题、发病机制、先天性或后天获得性，对相关疾病进行分类，见框 18-5。

## 术前评估

术前必须了解以下问题：

- 是哪种节律紊乱？其带来的不良影响是什么？
- 心脏解剖结构是否正常？
- 如果解剖结构不正常，是否有心力衰竭、发绀、慢性或进展性肺病？
- 心室功能如何？
- 原来有植入设备吗？
- 目前抗凝状态如何？
- 血清电解质水平（尤其是钾和镁）是否在可接受范围内？

| 框 18-5 电生理疾病分类 | | |
|---|---|---|
| 先天性 | 解剖性 | 冲动产生异常 |
| 获得性 | 生理性 | 冲动传导异常 |
| | | 动作电位异常 |

● 本次拟行什么治疗？

患者群体介于两个极端之间。一类是心脏结构和功能正常的无症状或轻微受损的患者，不需要特殊围术期监护治疗。另一类是合并复杂先心病、曾行姑息性手术、心功能严重受损的患者，需要全面有创心血管监测，术后需转入 ICU。有些手术会持续数小时，故选择全身麻醉比长时间的镇静麻醉更可取。儿童及很多成人先心病患者需要全身麻醉后手术。

## 直流电转复

直流电转复（DCCV）是最常实施的电生理治疗，通常在日间手术室进行。麻醉实施者多为资深麻醉医师。多数病例的心律失常为房颤（90%）或房扑。DCCV 的常见问题见表 18-2。

择期 DCCV 需要至少 3 周的抗凝治疗和正常的血钾浓度。麻醉诱导前使用便携式心电图仪器确认心律失常的存在。预给氧后，静注丙泊酚（1 ~ 2 mg·kg$^{-1}$）通常可提供足够的镇静深度并可确保快速恢复。如果内科医师要求 DCCV 前行经 TOE 检查以排除左房血栓，则需要更深的麻醉并考虑气道管理。有些患者可以使用声门上气道装置，避免使用肌松药和气管插管。

## 标测和消融手术

标测是为了确定快速性心律失常的特征，定位异

### 表 18-2 择期 DCCV 的相关不利影响

| 情况类型 | 不利影响 | 解决措施 |
|---|---|---|
| 持续性 AF 患者存在左房血栓风险 | 栓塞和中风 | DCCV 治疗前 3 周抗凝治疗或 TOE 排除左房血栓 |
| 阵发性 AF | 治疗前可为 NSR | 严密监测心电图<br>放弃手术 |
| 房扑 | 易转为 NSR | 从 30 J 双相电击开始 |
| 已安装 PPM 或 ICD | 影响心电图解读<br>DCCV 有损坏 PPM/ICD 的风险 | DCCV 前，预期出现心室去极化波形<br>DCCV 时，采取与 ECG 导联系统垂直的角度<br>DCCV 后，检查 PPM/ICD 装置 |
| 肥胖 | 前外侧电极可导致跨心肌电流减少 | 将电极置于肩胛骨和左心前区之间 |
| 心脏复律后 | NSR 下的低血压 | 静脉输液 |
| 心室率缓慢 | DCCV 后严重心动过缓 | 应用除颤仪中的体外临时起搏 |

常心律的产生部位和传导通路，指导后续消融治疗。标测通常需要对心律失常进行电生理或药理学诱导，这可能对心肌梗死后室速的患者产生明显血流动力学影响。

心脏消融使用冷冻（冷冻消融）或加热（射频消融）会形成心肌瘢痕，从而消除产生心律失常的病灶（如缺血性室速），或将心律失常病灶进行电隔离（如肺静脉隔离）。这些手术通常经股静脉进行，可能会持续几个小时。虽然在技术上可以使用清醒镇静，但由于患者多有心脏疼痛的感觉，并且无法耐受长时间仰卧位，故许多患者（和操作者）选择施行全身麻醉下手术。研究证实，对于持续性房颤患者，在全身麻醉下行消融治疗的成功率更高。

所有患者都应放置体外除颤电极。高危患者需要进行有创动脉血压监测和CVP监测。根据患者体型和反流误吸风险采取不同气道管理。麻醉方案选择基于医师偏好，静脉输注丙泊酚（$3 \sim 5$ mg·kg$^{-1}$·h$^{-1}$）和瑞芬太尼（$0.04 \sim 0.1$ µg·kg$^{-1}$·min$^{-1}$）的方法一般可提供稳定的麻醉状态以及快速的术后恢复。在射频消融期间，应尽量减少静脉输液，因为术中为了冷却导管会给予晶体液（$500 \sim 2000$ ml）。在进入左心房（房颤消融）操作前，为了进行安全的房间隔穿刺，可能需要短时间内加快补液。出现持续性低血压时，可输注低剂量血管收缩药进行处理。由于麻醉药物导致的低血压可能与心脏穿刺继发的心脏压塞难以区分，麻醉医师时刻需要对此情况保持警觉。

右侧膈神经损伤是公认的消融术常见并发症（冷冻消融病例的5%，射频消融病例的1%）。因此，神经肌肉阻滞剂的使用常仅限于麻醉诱导期，或完全不使用神经肌肉阻滞剂。如果在手术结束时进行DCCV，应注意预防手臂受伤。

## 关键点

- 对植入节律管理装置的患者，应早期识别并咨询心脏科相关人员。
- 手术前停用ICD除颤功能，在停用期间备好体外除颤电极和设备。
- 在不了解磁铁对节律管理装置影响的情况下，不建议使用磁铁。
- 静脉麻醉和吸入麻醉都会对心脏传导系统产生影响。这些影响临床意义不大，不会影响麻醉方法的选择。
- 在全身麻醉下进行持续性房颤消融的成功率更高。

## 扩展阅读

Dooley N, Lowe M, Ashley EMC. Advances in management of electrophysiology and atrial fibrillation in the cardiac catheter laboratory: implications for anaesthesia. *BJA Education* 2018; 18: 349–56.

Epstein AE, DiMarco JP, Ellenbogen KA, *et al.* ACC/AHA/HRS 2008 guidelines for device-based therapy of cardiac rhythm abnormalities: a report of the American College of Cardiology/American Heart Association task force on practice guidelines. *J Am Coll Cardiol* 2008; 51: e1–62.

Martin CA, Curtain JP, Gajendragadkar PR, *et al.* Improved outcome and cost effectiveness in ablation of persistent atrial fibrillation under general anaesthetic. *Europace* 2018; 20: 935–42.

Tracy CM, Epstein AE, Darbar D, *et al.* 2012 ACCF/AHA/HRS focused update of the 2008 guidelines for device-based therapy of cardiac rhythm abnormalities: a report of the American College of Cardiology Foundation/American Heart Association task force on practice guidelines. *J Thorac Cardiovasc Surg* 2012; 144: e127–45.

# 19 结构性心脏病手术

原著 Cameron G. Densem, Andrew A. Klein

胡　艳 译　郭克芳　于　晖 校

在心导管室内，通过血液采样检测、对比增强成像与血管内压力测量等操作，为患者的诊断与预后提供信息，指导手术治疗。近年来，技术进步使微创治疗成为可能，也推动了经皮介入手术的发展。目前，心导管介入治疗范围比较广泛，本章重点讨论麻醉医师参与最多的经导管治疗结构性心脏病相关问题。

## 瓣膜病介入治疗

### 经导管主动脉瓣植入术（TAVI）

近十年来，经皮介入治疗的发展改变了传统的主动脉瓣狭窄（AS）治疗方法，TAVI 技术的发展非常迅速。继法国 Alain Cribier 于 2002 年报道了首例抢救性 TAVI 取得成功之后，加拿大 John Webb 于 2005 年完成了经股动脉与经心尖 TAVI 手术。虽然早期 TAVI 主要针对不能耐受外科手术的高风险患者，但是随着瓣膜设计的优化与操作者技术经验的积累，更多需要外科主动脉瓣替换术（SAVR）的患者接受 TAVI 治疗。

### 设备和技术

TAVI 的入路包括外周动脉（股动脉、腋动脉）、外周静脉（经房间隔）、心尖（小切口开胸）或者升主动脉（胸骨上段切口）。目前，国际注册登记的 TAVI 手术中，最常见的手术入路是经股动脉与经心尖入路（表 19-1）。

目前，可选择的 TAVI 瓣膜种类较多。总体上，可分为球扩瓣与自膨胀瓣两类（图 19-1）。新瓣膜的研发更注重瓣膜释放后的可回收与再定位特性，扩展在非钙化瓣膜与生物瓣中安全释放的适应证，致力于减少早期瓣膜产品使用中的常见并发症。

### 手术风险

TAVI 患者一般为高龄、虚弱状态，并存疾病较多。术前不仅要考虑手术导致死亡的相关危险因素，还要特别关注一些会严重影响生活质量的非致死性并发症。这并不是危言耸听，TAVI 手术与一系列并发症相伴随，从轻度急性肾损伤到致死性主动脉根部破裂等。与传统 SAVR 比较，有些并发症在 TAVI 中更为常见（框 19-1），它们也是目前研究的热点。早期 TAVI 手术常见并发症之一是血管损伤，尤其应用第一代 22～24 F 鞘管导致的股动脉或髂动脉损伤较常见。目前，鞘管的尺寸已减小到 14～16 F，适合更多患者，也减少了血管相关并发症。瓣周漏（PVL）是 TAVI 较常见并发症，严重者可增加术后死亡率，手术技术的进步使 PVL 发生率降低。其他 TAVI 相关主要并发症包括脑卒中、传导阻滞、永久起搏器植入。

值得注意的是，瓣膜选择与手术入路的不同可导致不同的并发症发生率。随着 TAVI 团队对不同瓣膜操作经验的积累，可以针对患者风险承受能力与解剖特点定制个性化的手术方案。

**表 19-1　TAVI 最常见的手术入路**

| | 经股动脉入路 | 经心尖入路 |
| --- | --- | --- |
| 入路 | 通常为经皮 | 小切口开胸 |
| 麻醉 | 镇静或全身麻醉 | 全身麻醉 |
| 区域阻滞 | 髂腹股沟或髂筋膜阻滞 | 前锯肌、肋间或椎旁神经阻滞 |
| 超声心动图 | TOE | TOE |
| 外科医师状态 | 备上手术台 | 上手术台 |

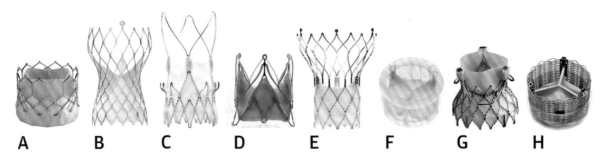

**图 19-1**　欧洲已上市的 TAVI 瓣膜。A．Sapien 3 Valve（Edwards Lifesciences）。B．CoreValve Evolut R（Medtronic）。C．Acurate neovalve（Symetis）。D．JenaValve（JVT）。E．Portico valve（St. Jude Medical）。F．Direct Flow valve（Direct Flow Medical）。G．Engager valve（Medtronic）。H．Lotus valve（Boston Scientific）

---

**框 19-1　TAVI 即刻并发症**

- 快速心室起搏后的心功能恶化
- 血流动力学不稳定
- 支架位置异常
  - 太高，影响冠状动脉血流，导致心肌缺血或梗死
  - 太低，瓣膜移位
- 主动脉壁脱落物或空气栓塞导致神经系统功能异常
- 主动脉瓣反流，主要为瓣周漏：
  - 需要进一步扩张，以改善人工瓣膜与主动脉贴合
- 完全性房室传导阻滞
- 经股动脉入路：
  - 血管损伤（股／髂动脉或主动脉），包括夹层、破裂、血肿
- 经心尖入路：
  - 心尖缝合困难、出血
  - 开胸后疼痛

---

## 患者选择

症状性重度 AS 患者的预后往往不佳，但瓣膜介入治疗使这部分患者的预后得到显著改善。传统 SAVR 方案的确定过程需要权衡患者病情与手术风险。对于预测 SAVR 手术死亡率极高的患者，TAVI 提供一个比疾病自然进程风险相对低的治疗方案。基于 TAVI 和 SAVR 患者群体高度重叠的现状，术前需要多学科团队的共同决策（图 19-2）。目前，相关指南推荐多学科团队中需包括一名麻醉医师。一般情况下，这两种手术方案的风险评估以年龄与风险评分（如 EuroSCORE-Ⅱ）为依据。TAVI 手术更适合于既往有开胸手术史、冠状动脉桥血管通畅或瓷化主动脉患者。

TAVI 手术的常见排除标准为患者有严重并存疾病或极其虚弱，这些患者在主动脉瓣置换术后无显著

获益，其中包括手术后预期寿命短于 1 年的患者。目前，由于主动脉解剖学特点产生的 TAVI 限制依然存在，尽管介入瓣膜型号明显增多，但 TAVI 手术的瓣膜选择范围仍比 SAVR 小。另外，必须通过多种影像技术对主动脉根部形态进行全面评估，确定适合的手术入路（外周血管、左侧胸腔或纵隔入路），形成妥善的手术方案。

目前，除了钙化性 AS，TAVI 对其他心脏病治疗尚无确定优势。TAVI 手术用于合并冠状动脉病变或者其他结构性心脏疾病的患者，会减弱 TAVI 手术相对开放性手术的优势，并明显增加释放瓣膜快速心室起搏相关风险。TAVI 手术用于主动脉瓣反流或主动脉瓣二瓣化患者的治疗，目前尚存争议，有些机构甚至认为这属于禁忌证。主要原因在于瓣膜的锚定与瓣周漏的预防，依赖于瓣膜与钙化主动脉瓣环的径向力。另外，这些患者由于并发主动脉病变，可能需要进行主动脉手术。对于此类患者，正在进行新型 TAVI 瓣膜的研究。

## 麻醉技术

由于较多并存疾病和高龄患者，接受 TAVI 手术前必须进行规范全面的心脏麻醉评估，对患者术前状态进行必要的调整。TAVI 手术可在心导管室或复合手术室进行，需要具备在紧急状态下立即进行体外循环的条件。术前针对外科救治预案、相关设备及人员快速到达现场预案、由于外科手术入路困难采取的插管计划、筛查不适合外科治疗和体外循环患者等方面的问题，各个团队应达成一致意见。

由于手术入路对麻醉方式选择有很大影响，因此麻醉医师术前必须对手术方案了然于心。麻醉方式包括全身麻醉、区域阻滞或镇静。全身麻醉的优势包括安全的气道，可以保证术中出现呼吸抑制与血流动力

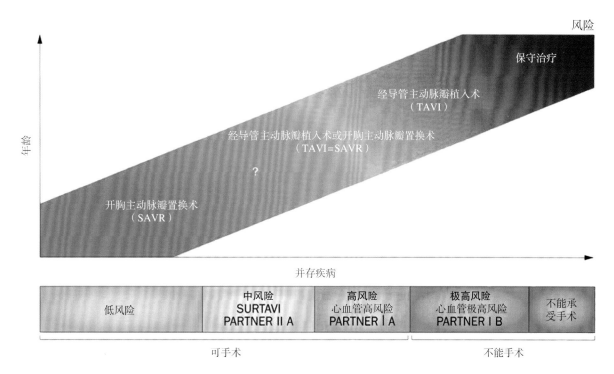

图 19-2　AS 患者累积相关风险对 TAVI 和 SAVR 决策的影响。目前正在对中风险患者进行研究，以确定最佳治疗策略。提供证据支持的大型临床试验的名称列在图底部的风险类别中［From Grube *et al. Eur Heart J* 2014，35（8）：490.］

学不稳定情况下的处理。另外，术中可以严格制动，并可进行 TOE 检查。由于区域神经阻滞联合镇静具有术后快速康复与住院时间缩短的优势，越来越多 TAVI 采用这种麻醉方法。不用全身麻醉可以减少麻醉药物与正压通气相关的血流动力学波动，降低心律失常发生率，同时减少血管活性药物的使用。应用区域神经阻滞联合镇静的麻醉方法，也符合快速康复要点，包括减少苯二氮䓬类药物应用，减少不必要的有创操作与导尿，有利于无出血前提下的早期活动。镇静状态下，可用内科医师建立的 TAVI 管道进行动脉血压监测，麻醉医师利用心室快速起搏中心静脉管路输注麻醉药物与液体。

### 超声心动图

TAVI 术中进行超声心动图检查，可以确认瓣膜位置，排除瓣周漏、主动脉损伤和心包积液。如果不能进行经食管超声心动图（TOE）检查，术前需通过 CT 或者 MRI 评估主动脉瓣环与根部形态，术中根据造影与经胸超声心动图（TTE）评估植入瓣膜情况。

### 主动脉瓣球囊扩张术

单纯主动脉瓣球囊扩张术不是常规操作，但对无

条件立即进行 TAVI 或 SAVR 手术的 AS 患者，可作为过渡治疗措施，尤其对需要紧急非心脏手术的患者（如肿瘤切除术患者）。此外，在还不了解 AS 是否为患者症状的原因，以及 TAVI 是否使患者获益的情况下，主动脉瓣球囊扩张术可作为一种初步干预手段。

## 经皮二尖瓣介入治疗

无论是二尖瓣狭窄（MS）还是二尖瓣反流（MR），均可用微创导管介入的方法进行治疗。由于下列因素，经导管二尖瓣手术比主动脉瓣手术发展缓慢。

- 二尖瓣修复优于二尖瓣替换。
- 非对称、马鞍形二尖瓣瓣环增加了介入治疗技术难度，人工瓣膜的径向力可压迫周围结构（如冠状静脉窦、冠状动脉回旋支）。
- 二尖瓣替换术后，患者有血栓栓塞与感染性心内膜炎风险。
- 外科修复术二尖瓣结合了多种技术，用介入方式难以复制外科手术效果，需要使用多种设备与入路。

虽然目前有多个瓣膜系统正在应用，但本章只讨论二尖瓣钳夹术与二尖瓣叶交界切开术相关内容。

**113**

## 二尖瓣钳夹术

MitraClip® 是一种经皮介入治疗系统，该系统通过永久性缘对缘钳夹 A₂ 和 P₂ 区完成二尖瓣修复，效果与 Alfieri 描述的方法类似，经过治疗最终形成双孔二尖瓣。

MitraClip® 系统需要 24 F 输送导管，一般经股静脉入路，通过房间隔经左房到达二尖瓣。由于精确锚定对手术成功至关重要，所以钳夹输送系统可以在 TOE 引导下进行反复的调整、张开和抓取，最终脱离系统并将瓣叶夹固定在瓣叶上。

超声心动图是 MitraClip® 手术成功的必要条件，关键操作步骤如下。

1. 仔细评估二尖瓣病变并筛选适合的患者（表 19-2）。
2. TOE 辅助下，在卵圆孔后上方，距离二尖瓣环 ≥ 3 cm 处穿透房间隔，提供左房内充足的操作空间，优化操作路径。
3. TOE 指导下，与舒张期血流平行通过瓣膜，将瓣叶夹定位于瓣叶中部，垂直于闭合线。当瓣叶被抓取后，评估残余二尖瓣反流量以及是否存在医源性二尖瓣狭窄（MS）。谨记，在评估是否有瓣膜狭窄时，需考虑残余反流量的影响。评估后决定是否释放瓣叶夹或重新定位抓取瓣叶，直至达到满意的修复效果。
4. TOE 评估术后并发症，包括残余瓣膜异常与血流动力学状态、瓣叶夹部分脱落、心房壁穿孔与残余房间隔缺损。

筛选适合 MitraClip® 治疗的患者非常重要。早期证据提示，经导管二尖瓣钳夹术比外科修复术的风险低，但有较多的残余中、重度 MR（21% vs. 2%）。目前，美国 FDA 批准 MitraClip® 装置用于无法手术的原发退行性 MR。

## 二尖瓣球囊扩张术

全世界范围内，风湿性心脏病是 MS 最重要的病因。MS 的主要病理改变为瓣叶边缘增厚以及瓣叶交界融合。风湿性 MS 常采用微创的经导管介入治疗，使用球囊扩张机械性分离融合的瓣叶。应用超声评分系统对经皮球囊二尖瓣扩张术（PBMV）是否成功及其并发症进行评估（如 Wilkins 评分）。

PBMV 的禁忌证包括左房血栓、中重度 MR 与 Wilkins 评分低成功率预测结果。虽然患者可以选择外科手术治疗，但对于高风险手术患者，即使瓣膜解剖结构不佳，有时依然可以选择 PBMV 作为治疗方式。PBMV 对老年钙化性 MS 无效，原因是患者的二尖瓣病变是从瓣叶基部到瓣尖进展性钙化，而瓣叶交界并无融合。

# 非瓣膜疾病的介入治疗

## 经导管房室间隔缺损封堵术

经导管房室间隔缺损封堵术（图 19-3）适用于卵圆孔未闭、房间隔缺损与室间隔缺损，还可以用于瓣周漏的治疗。术前应针对缺损特征做个性化病情评估。如卵圆孔未闭患者可能存在卒中病史，房间隔缺损患者存在右心室过负荷或肺动脉高压，先天性室间隔缺损患者可能存在其他的心脏与非心脏异常。心肌梗死后室间隔穿孔患者可能伴有严重的心功能下降等。

表 19-2　MitraClip® 修复术适应证

| 超声心动图纳入标准 | 解剖学纳入标准 |
| --- | --- |
| 对合缘长度 ≥ 2 mm | 反流束与 A₂ 和 P₂ 相关 |
| 对合缘深度 ≤ 11 mm | 无严重瓣环钙化 |
| 连枷间隙 < 10 mm | 钳夹瓣膜区域无钙化 |
| 连枷宽度 < 15 mm | 无瓣叶裂和穿孔 |
| | 瓣叶厚度 < 5 mm |
| | LVEF > 20% |
| | LVEDD < 6 cm |
| | MVA > 4 cm² |
| | 二尖瓣后叶活动不受限 |

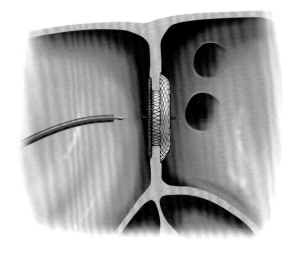

图 19-3　采用 Amplatzer（St Jude Medical）封堵器进行房间隔缺损封堵术

根据患者病情，治疗可在镇静或者全身麻醉 TOE 引导下进行。TOE 用于评估缺损是否适用经导管封堵：缺损是否有足够的边缘锚定封堵器（一般为 4～5 mm）；卵圆孔未闭与房间隔缺损患者是否有足够大的左房容纳封堵器。术后并发症包括残余分流或分流加重、栓塞（空气、栓子、装置）、心律失常或传导阻滞、瓣膜功能异常、心包积液／压塞。

## 左心耳封堵术

体循环栓塞（尤其是脑梗）是房颤患者终生存在的风险。对于不适合服用抗凝药物或者抗凝治疗后依然反复栓塞的患者，可采用左心耳封堵术。左心耳是血栓常见来源，封堵后有助于减少卒中风险。目前有几个经导管左心耳封堵装置产品可供选用。

由于手术必须在 TOE 引导下进行，因此，患者需要进行全身麻醉。TOE 用于确认左心耳血栓，并对左心耳解剖结构进行详细评估。3D TOE 更有助于评估左心耳，并指导封堵器的选择（一般大于左心耳最大直径 2～4 mm）。封堵器偏小是封堵器栓塞的主要风险，而封堵器过大有压迫冠状动脉回旋支、压迫左上肺静脉和左心耳穿孔风险。根据 3D TOE 检查，左心耳的形态为以下几类：鸡翅型；菜花型；风向袋型；仙人掌型。左心耳形态与血栓风险、封堵器类型与规格的选择有关。

## 结论

在心导管室内应用先进治疗方法治疗结构性心脏病的数量正快速增加。心脏麻醉医师参与对患者进行镇静与麻醉、超声心动图检查、血流动力学管理，必要时进行抢救以及中转外科手术的相关工作。由于外科手术与经皮介入治疗的适应证仍有交叉，随着复合手术室应用的增加，以及外科与微创介入联合手术的增多，外科手术与微创介入治疗的界限越来越模糊。麻醉医师在其中可扮演核心角色，为彼此不熟悉的团队搭建沟通桥梁，促使大家同心协作，使患者获益最大化。

## 关键点

- 复杂的心导管介入手术需要多学科合作。
- TAVI 主要用于治疗不能进行主动脉瓣替换手术的患者。
- 在全身麻醉下，TOE 可用于指导大多数结构性心脏病的介入治疗。

## 扩展阅读

Alfieri O, Maisano F, De Bonis M, *et al.* The double-orifice technique in mitral valve repair: a simple solution for complex problems. *J Thorac Cardiovasc Surg* 2001; 122: 674–81.

Feldman T, Kar S, Rinaldi M, *et al.* Percutaneous mitral repair with the MitraClip system: safety and midterm durability in the initial EVEREST (Endovascular Valve Edge-to-Edge REpair Study) cohort. *J Am Coll Cardiol* 2009; 54: 686–94.

Grube E, Sinning JM, Vahanian A. The year in cardiology 2013: valvular heart disease (focus on catheter-based interventions). *Eur Heart J* 2014; 35: 490–5.

Guarracino F, Baldassarri R, Ferro B, *et al.* Transesophageal echocardiography during MitraClip® procedure. *Anesth Analg* 2014; 118: 1188–96.

Klein AA, Skubas NJ, Ender J. Controversies and complications in the perioperative management of transcatheter aortic valve replacement. *Anesth Analg* 2014; 119: 784–98.

Klein AA, Webb ST, Tsui S, *et al.* Transcatheter aortic valve insertion: anaesthetic implications of emerging new technology. *Br J Anaesth* 2009; 103: 792–9.

Mack M, Smith RL. Transcatheter treatment of mitral valve disease: déjà vu all over again? *Circulation* 2016; 134: 198–200.

Shook DC, Savage RM. Anesthesia in the cardiac catheterization laboratory and electrophysiology laboratory. *Anesthesiol Clin* 2009; 27: 47–56.

Vahl TP, Kodali SK, Leon MB. Transcatheter aortic valve replacement 2016: a modern-day 'through the looking-glass' adventure. *J Am Coll Cardiol* 2016; 67: 1472–87.

# 20 小儿心脏手术麻醉的一般原则与操作

原著 Isabeau A. Walker, Jon H. Smith

孙　瑛 译　张马忠　晏馥霞 审校

## 一般原则

先天性心脏病（CHD）在存活新生儿中的发病率约为 8‰，而其中约 25% 的 CHD 与已知的综合征或者染色体异常有关。通常这些疾病复杂，可影响心脏的结构和功能。手术治疗可分为根治手术或姑息手术，并可分期进行。超过 50% 的手术治疗在 1 岁以内完成。手术时机取决于病变的严重程度，以及是否需要避免肺血管疾病的进展或发生发绀型心脏病的并发症。

婴幼儿和成人的生理有显著差异，这关系到 CHD 患儿麻醉的实施。本章将论述这些生理差异，并阐明小儿心脏外科麻醉的一般原则。

## 正常新生儿生理

新生儿的代谢率和氧耗率都很高。具体表现为新生儿静息时具有较高的呼吸频率和心脏指数（新生儿 300 ml·kg$^{-1}$·min$^{-1}$，成人 70～80 ml·kg$^{-1}$·min$^{-1}$）。增加前负荷时，每搏量的提升能力非常有限，静息时的心率亦接近最快（表 20-1）。新生儿对负性变时、变力药物非常敏感。

新生儿心肌细胞的肌浆网未发育完善。用于心脏收缩的 $Ca^{2+}$ 来自细胞外液，因此，此类患者不耐受游离钙缺乏型低钙血症。出生时，其交感神经和副交感神经系统相对失衡，新生儿较易出现迷走神经功能亢进。

婴幼儿的肺组织与肋骨的顺应性相对较好。婴幼儿气道下段内径较小，易被分泌物阻塞，因此较易发生呼吸衰竭。

其他需要关注的重要生理因素包括肾功能、体温调节、肝功能及药物代谢（尤其是阿片类药物代谢）功能的不成熟。

## 过渡循环

在子宫内，血液通过卵圆孔和动脉导管（PA）

表 20-1　各年龄段患儿呼吸频率、心率和收缩压的正常范围

| 年龄分期 | 呼吸频率（bpm） | 心率（bpm） | 收缩压（mmHg） |
|---|---|---|---|
| 新生儿期 | 40～50 | 120～160 | 50～90 |
| 婴儿期（＜1 岁） | 30～40 | 110～160 | 70～90 |
| 学龄前期（2～5 岁） | 20～30 | 95～140 | 80～100 |
| 学龄期（5～12 岁） | 15～20 | 80～120 | 90～110 |
| 青春期（＞12 岁） | 12～16 | 60～100 | 100～120 |

两个分流通道绕过胎儿肺进行循环。随着新生儿最开始的几次呼吸运动，其肺血管阻力（PVR）显著降低，胎儿分流关闭。由于肺小动脉中膜内的平滑肌变薄，在出生后最初几周内，肺血管持续扩张。PVR 将在出生后几周后达到成人水平（图 20-1）。在此期间，肺血管对缺氧、高碳酸血症和酸中毒等刺激仍保持反应性，导致肺血管收缩，并可能使已关闭的 PA 重新开放（见下文）。新生儿持续性肺动脉高压（PHT）可能导致其缺氧极其严重，需吸入一氧化氮（NO）治疗，在极端情况下需使用体外膜氧合（ECMO）治疗。

动脉导管关闭分为两个阶段。在氧分压（$PaO_2$）升高、二氧化碳分压（$PaCO_2$）和前列腺素浓度降低等因素的影响下，几乎所有健康新生儿的动脉导管在生后 2～4 天内出现功能性关闭。出生后 3 周内，动脉导管纤维化导致解剖性关闭。

早产（动脉导管平滑肌量不足）或患儿内源性前列腺素过多可导致动脉导管持续开放，机体对缺氧等刺激的反应引起内源性前列腺素释放（致动脉导管平滑肌松弛）。动脉导管过粗导致肺血流量（PBF）过多，患儿可能发生心力衰竭；患儿舒张压较低，可引起肾或肠道血流量减少（可致肾损害或坏死性小肠结肠炎）。应用前列腺素合成酶抑制剂（如吲哚美辛）可促进动脉导管闭合。

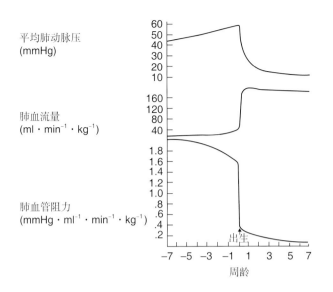

平均肺动脉压
(mmHg)

肺血流量
(ml · min$^{-1}$ · kg$^{-1}$)

肺血管阻力
(mmHg · ml$^{-1}$ · min$^{-1}$ · kg$^{-1}$)

出生

周龄

**图 20-1** 新生儿的肺血流动力学变化曲线（Reprinted with permission from Rudolph AM，1996.）

## 导管依赖型循环

在某些情况下，新生儿的生存可能需要动脉导管持续开放（表 20-2）。这种情况下，需予患儿输注前列腺素 $E_2$（$PGE_2$），并持续至手术时。大剂量应用 $PGE_2$ 可导致呼吸暂停、发热和全身血管扩张。前列腺素是有效的肺血管扩张剂，对于长期输注 $PGE_2$ 情况（如等待手术的早产儿），应该在手术后逐渐撤离。

导管依赖型体循环患儿在生后的第 1 周常表现出心力衰竭或晕厥，这是因动脉导管关闭，肺循环至体循环分流终止所致。治疗包括：应用正性肌力药物和液体进行复苏，在手术前给予 $PGE_2$ 持续输注。

导管依赖型肺循环患儿在动脉导管关闭后，经导管的左向右分流终止，患儿发绀。增加吸入氧浓度不能改善该类型的发绀，可采用瓣膜切开术或体肺分流术治疗，术前必须持续输注前列腺素以恢复肺血流。

混合型动脉导管依赖的患儿有两个平行的闭合循环通路，其循环依赖于左右心循环的混合程度。当心内混合不充分时，需输注 $PGE_2$ 和行球囊房间隔造

**表 20-2** 依赖动脉导管持续开放的疾病

| 动脉导管依赖 | 疾病种类 |
| --- | --- |
| 体循环型 | 重度主动脉缩窄、重度主动脉瓣狭窄（AS）、左心发育不良综合征（HLHS） |
| 肺循环型 | 肺动脉闭锁、重度肺动脉瓣狭窄（PS）、三尖瓣闭锁 |
| 混合型 | 大动脉转位 |

口术。

## 新生儿体肺循环的平衡

新生儿体循环和肺循环血流间的适当平衡至关重要，尤其是分流方向改变可能导致氧饱和度或心输出量显著变化时。

氧气对新生儿是一种有效的肺血管舒张剂，而高碳酸血症和酸中毒可导致肺血管收缩。高浓度吸氧和过度通气可能对肺血流量减少的患儿有益，但对肺血流量增多或体肺分流均衡的患儿产生不利影响。

当新生儿的左向右分流较大时（如较大室间隔缺损），高浓度吸氧将导致肺充血并使心力衰竭恶化。罹患心力衰竭的患儿，术前应调整吸入氧浓度以维持动脉血氧饱和度小于 90%。类似的，导管依赖型体循环患儿（见上文）或高容量、高压分流 [如房室（A-V）间隔缺损、动脉干、大的 Blalock-Taussig（B-T）分流]，可在体循环和肺循环之间实现分流平衡。纯氧通气可能导致 PVR 显著下降，过多的左向右分流和体循环灌注下降，可导致低血压和代谢性酸中毒。此时，应采取措施增加心输出量（如输注液体、给予正性肌力药物）和降低肺血流量。术中机械通气应采用空气（对于发绀患儿，保持充分的氧供并维持 $SaO_2$ 在 85% 左右），并维持中度高碳酸血症。相反，应避免体循环血流阻力显著下降，因为这可能导致右向左分流增加和严重发绀。可采用正性肌力药物治疗来提高体循环血流阻力和心输出量，以增加肺血流量。ICU 术后管理应遵循类似原则，对罹患左心发育不良综合征（HLHS）刚完成 Norwood Ⅰ期手术的患儿尤甚。

当患儿右向左分流较大时，如法洛四联症，应维持适当的体循环血管阻力（SVR）。麻醉诱导期血管过度扩张可能加重发绀，可能需使用血管收缩药治疗。当法洛四联症患儿体内儿茶酚胺过量时，右室流出道（RVOT）漏斗部痉挛可引发严重的右向左分流。此时需要采取措施缓解漏斗部痉挛和增加肺血流量，具体包括：充分镇静，吸入纯氧并过度通气，静脉推注液体，静脉给予碳酸氢盐或去氧肾上腺素，后者可以逆转血流通过室间隔缺损（VSD）的方向，增加肺前向血流。普萘洛尔或艾司洛尔也可考虑用于缓解漏斗部痉挛。

对于罹患左室（或右室）流出道梗阻的患儿，必须维持足够的体循环血管阻力。体循环血管阻力下降会导致肥厚心室的灌注不足。肺血管阻力下降可能对

右心室肥厚（RVH）的患儿有益。

## 心肺交互作用

正压通气一般对因心肌功能差或左向右分流（减少呼吸做功和后负荷，促进氧合和 $CO_2$ 排出）所致心力衰竭的患儿有益，但如前所述，需注意吸入氧浓度。然而，当因过度通气而致气道压力或肺容量过高时，由于肺的扩张，肺血管的横断面面积不成比例地减少，导致 PVR 增加。

自主呼吸时，吸气相胸膜内压为负，促进体循环静脉血回流至右心，从而增加肺血流量。该原理被用于腔肺静脉吻合术后患者的管理。

## 手术策略

外科手术的时机取决于心脏病变对机体功能的影响程度。大动脉转位的新生儿可能需行急诊球囊房间隔造口术。导管依赖性病变需在出生后几天内进行根治性或姑息性手术。同样，罹患完全性肺静脉异位引流（TAPVD）的婴幼儿可能表现为严重发绀和心力衰竭，需行急诊纠治术。

体肺动脉分流术，如 B-T（锁骨下动脉至肺动脉干）分流术，常在婴儿期进行，用于治疗肺血流量减少的疾病，如严重的法洛四联症或肺动脉闭锁。矫正手术常在姑息术后第 1 年，肺动脉进一步发育后进行。

左向右分流疾病可增加肺血流量，并导致心力衰竭和 PHT。通常，当肺血管阻力在生后几周降至成人水平时，大量分流会导致心力衰竭（如巨大的 VSD）。持续的肺血流量增多将导致肺血管系统发生不可逆变化，并将严重限制治疗方案的选择。因此，早期手术是必要的。肺动脉环缩术可用于不适合早期做根治手术（如多发 VSD）的肺血流量高的患儿。分流量小的疾病，如房间隔缺损（ASD），可在儿童期关闭，以避免成年期后出现为不可逆的 PHT。

创建单心室循环的姑息性手术的前提是患儿只有功能性单心室或大血管（单心室房室连接：心室双入口、左心发育不良综合征、三尖瓣闭锁或重度肺动脉闭锁伴室间隔完整）。新生儿期肺血管阻力仍然在较高水平，此时肺血流最初是通过 BT 分流来提供。体循环静脉分流术常在肺血管阻力下降后进行，先行 Glenn（上腔静脉 - 肺动脉）分流术，然后行下腔静脉 - 肺动脉吻合术以建立 Fontan 循环（或全腔肺静脉吻合，详见 21 章）。

## 闭合型心脏手术

心脏手术分为闭合型或者开放型。开放型心脏手术常在 CPB 下进行，详见下章。闭合型心脏手术通常是针对大血管的手术，不需 CPB。新生儿和婴儿常见的闭合型心脏手术有以下四种：

- 左侧进胸行动脉导管结扎术；
- 左侧进胸行主动脉缩窄纠治术；
- 通过切开胸骨或侧开胸行肺动脉环缩术；肺动脉环缩是预防肺动脉高压的临时措施，在行最终手术时拆除；
- 体肺动脉分流术，如 B-T 分流术，可通过切开胸骨或侧开胸进行。

## 发绀

患有发绀型心脏病的患儿通过红细胞增多和轻度代谢性酸中毒（导致血红蛋白的氧离曲线右移）实现组织氧输送最大化。红细胞压积增高反映了发绀的进展程度，必要时需采用静脉放血或血液稀释治疗。此类患儿有血栓栓塞（如脑梗死）的风险，机体脱水时，该风险会增加。因此，必须避免患儿术前长时间禁食禁水。发绀患儿的血栓形成倾向可被轻度的凝血功能障碍部分代偿，CPB 后应备凝血因子。

## 麻醉实施

麻醉医师需全面了解先心病的病变、拟施手术和 CPB 的管理，并熟悉小婴儿行大手术的麻醉管理，不能偶一为之。

麻醉方案的制订应基于全面的术前检查和讨论。根据心脏病主要病变的病理生理学基础（表 20-3）、心肌储备、分流或梗阻性病变性质以及体循环血管阻力或肺血管阻力改变对机体的影响进行考虑。

行简单手术的患儿，如 ASD、VSD 或动脉导管未闭（PDA）的关闭，应在麻醉计划中考虑采用"快通道"的方法。因为自主通气增加了 PBF，术后早期气管拔管可能对行全腔肺动脉吻合术的患儿有益。术前发生心肺衰竭、血流动力学不稳定或有大型左向右分流、术后 PHT 风险的患儿术后需要机械通气支持。

### 术前评估

必须根据心脏病学检查仔细评估患儿。应关注患儿有无心力衰竭症状，如喂养困难、多汗和呻吟、反

表 20-3　先天性心脏病的病理生理学

|  |  | 举例 | 备注 |
|---|---|---|---|
| 非发绀型病变 | 左向右分流 | 小型房间隔缺损，室间隔缺损，动脉导管未闭 | 可致充血性心力衰竭和肺动脉高压，取决于分流量大小 |
|  | 限制性 | 大型房间隔缺损，室间隔缺损，动脉导管未闭，房室间隔缺损 |  |
|  | 非限制性 |  |  |
|  | 梗阻 | 主动脉瓣狭窄，主动脉缩窄导致主动脉弓中断，左心发育不良综合征，肺动脉瓣狭窄，二尖瓣狭窄，三尖瓣狭窄 | 疾病严重程度决定症状的出现年龄，新生儿可病情危重 |
|  | 反流 | 主动脉瓣反流，二尖瓣反流，二尖瓣脱垂，三尖瓣反流，肺动脉瓣关闭不全 |  |
| 发绀型病变 | 大动脉转位 | 合并房间隔缺损，动脉导管未闭或室间隔缺损，可伴有左室流出道梗阻 | 如循环混合不均衡，需行急诊球囊房间造口术；是否伴发左室流出道梗阻决定术式 |
|  | 右向左分流 | 法洛四联症，重度肺动脉瓣狭窄，肺动脉瓣闭锁（可合并室间隔缺损），三尖瓣闭锁 | 发绀的严重程度取决于右心的阻塞程度 |
|  | 常见混合型 | 完全性肺静脉异位引流（伴发房间隔缺损，可合并室间隔缺损、动脉导管未闭及主动脉缩窄），永存动脉干，心室双入口（单心室），心室双出口 | 若肺血流通畅，发绀可能不严重，但会出现充血性心力衰竭 |

Modified from Archer and Burch，*Paediatric Cardiology：An Introduction.* 1998 Hodder Arnold

复的肺部感染、发育不良、年龄较大的儿童运动耐量差。婴幼儿心衰的体征包括心动过速、呼吸急促和肝大（但很少出现水肿）。对于患有发绀型心脏病的儿童，应记录其基础 $SaO_2$，询问法洛四联症患儿的缺氧发作史。排除并发感染导致的症状恶化显然非常重要。

应注意相关的先天性疾病，尤其是那些影响气道的疾病。5% 的 Di George 综合征（22 号染色体 q11 缺失）患儿伴发心脏畸形，尤其是永存动脉干和主动脉弓中断，患儿常有胸腺发育不全和新生儿低钙血症。免疫缺陷患儿需使用辐照过的血液制品来预防抗宿主反应。

术前应与家长（适当时也应与孩子）就有创监测、术后重症监护、输血、镇痛和镇静等问题进行详细的讨论。这显然是一个家庭承受巨大压力的时刻。笔者通常的做法是，由家长和护士一起陪同孩子进入麻醉室，如果家长愿意，此时讨论的重点应聚焦于家长的作用和期望。

## 术前用药

尽管发绀型患儿缺氧发作频繁时可考虑术前口服咪达唑仑，但术前用药对小婴儿并非必需。年龄较大的儿童若无上气道梗阻或心脏储备有限等禁忌证，可

术前口服咪达唑仑或替马西泮。如需应用更强效的术前药物，可口服吗啡（剂量 0.1 ~ 0.2 mg·kg$^{-1}$）。局部麻醉是常规操作，丁卡因凝胶（Ametop$^{TM}$）适用于 6 周龄以上婴儿。麻醉诱导前 6 h 内不得进食或饮用牛奶；诱导前 2 h 允许饮用清饮料，以减轻术前不适和避免术中低血糖。

## 麻醉诱导

诱导前建立无创监测，至少需要一个氧饱和度监测仪。只要患儿能耐受，就应该进行全面监测。病情不稳定的患儿应在手术室进行麻醉。

诱导药物的选择取决于心脏病变的情况。疾病相对轻（如 ASD、小型 VSD）的患儿，可耐受合理剂量的丙泊酚诱导。尽管患有严重发绀或心力衰竭的婴幼儿不能耐受吸入麻醉药的心肌抑制作用，但对先心病患儿应用七氟醚吸入诱导为常规做法。异氟醚可用于麻醉维持，并可在 CPB 期间持续使用。需注意，发绀型心脏病患儿采用吸入麻醉诱导可能起效延迟，由左向右分流的患儿吸入麻醉诱导可能起效更快，尽管这一效应在临床中的意义不大。笑气（$N_2O$）是一种心肌抑制剂，可能会增加 PVR，已不再使用。麻醉机必须可提供空气，这对于调节婴幼儿分流平衡是必需的。

氯胺酮是吸入麻醉药的安全替代品，通常用于危重患者。氯胺酮可增加患儿 CI、SVR 和 PVR，PVR 增加可以通过有效气道控制得以避免。虽然氯胺酮对心肌有直接抑制作用，但该作用常可通过其抑制去甲肾上腺素再摄取效应而代偿。对于长期应用正性肌力药物治疗，儿茶酚胺储存耗尽的患儿，氯胺酮的心肌抑制作用可能很明显。

大剂量芬太尼麻醉也适用于心肌储备有限的患儿。芬太尼将抑制手术的应激反应，但当应用总剂量 $> 50\ \mu g \cdot kg^{-1}$ 时，可能不会带来额外益处，并可能导致低血压。应用剂量超过 $1 \sim 2\ \mu g \cdot kg^{-1}$ 时，应在有创监测下逐渐给药。

很多医疗中心常规采用带囊气管导管。通常带囊气管导管选取较不带囊气管导管小 0.5 号。带囊气管导管的应用减少了漏气现象，优化了机械通气。我们的经验是，由于这种改变，气道问题并未增加。

一些医师提倡对儿科心脏手术患者应用区域麻醉技术，以减少应激反应，加速患儿术后恢复和降低住院费用。另一些医师认为，肝素化后患儿出现硬膜外血肿的风险远远高于其获益。确保患儿术前凝血功能正常，对置管困难或有血液经硬膜外穿刺针或硬膜外导管回流的患儿，放弃硬膜外穿刺置管，可以将硬膜外血肿的风险降至最低。穿刺 60 min 以后，才考虑应用肝素。只有在凝血功能正常时才拔出硬膜外导管。

## 血管通路和监测

大隐静脉是常用的外周血管通路。常用的动脉通路有桡动脉、股动脉、腋动脉或肱动脉。穿刺常规在超声引导下进行。对于主动脉缩窄的患儿，有创动脉监测及氧饱和度监测应置于右上肢。对行 B-T 分流术的患儿，应避免动脉监测建立在手术同侧上肢。对主动脉缩窄术后患儿行下肢无创血压监测是有效的。

中心静脉通路常为超声引导下行颈内静脉（IJV）穿刺。双腔或三腔（4 Fr 或 5 Fr）的中心静脉导管长度不同。颈内静脉置管不应用于单心室生理条件的患儿，因为颈部静脉血栓形成后，患儿后续不能做 Fontan 手术。股静脉可作为备选大静脉，应用一根细监测导管置于 IJV 处以评估 PAP。有永存左上腔的患儿应避免左颈内静脉穿刺，因其常回流至冠状窦。经胸心内测压管在美国常用，可在 CPB 后测定左房（LA）压和 PAP；常规留置测压管甚至可省去中心静脉置管，且拔除后出血的发生率低。

所有患儿均应监测核心温度和外周温度。鼻咽温度代表大脑温度，一个外周探头应该放在脚上。头顶辐射加热器在麻醉或诱导室中可能有用，使用时应避免过热，术中采用中低温对行主动脉缩窄纠治术的患儿有保护作用。

## CPB

小儿 CPB 管理与成人的差异反映了不同的生理功能和该群体心内手术的复杂性。心内手术插管通常采用双腔插管。流量相对较高，反映了小婴儿代谢率与成人相比增高。灌注压在常温下维持在 30 ～ 60 mmHg，很少需用缩血管药物。在过去，相对于婴幼儿的循环容积，预充量较大；800 ～ 1000 ml 预充液相当于患儿 250 ～ 300 ml 血容量。将含柠檬酸盐的红细胞加入预充液内，以避免血液过度稀释。补充钙以避免低钙血症。现今，越来越多的观点强调减少预充量，以减少围术期液体超负荷。小儿患者的氧合器和贮血器都较小，预充管道的直径和长度也小，与成人 CPB 不同，此类患者需要应用负压来增加静脉回流。

CPB 可在常温、中低温（25 ～ 32℃）、深低温（15 ～ 20℃）或深低温停循环（DHCA）下进行。中低温主要用于青少年，上腔静脉和下腔静脉插管不妨碍外科医师的心内解剖视野，并可保持全流量。目前大多数手术降温至 32℃，更低的温度适用于行复杂手术或侧支过多的患儿。

均匀降温很重要，降温时间不足（18 min）与预后差相关。血管扩张在降温过程中可能发挥作用。在停循环前使用 pH 稳态进行酸碱管理可以改善大脑保护（与脑血管扩张有关）。α 稳态酸碱管理能保持大脑自动调节功能，可用于其他情况。在深低温停循环期间，冰袋要放在头上以防头部复温。应避免高血糖的发生。

## CPB 撤离

主动脉阻断（AXC）撤除后复温，使心肌电活动自发恢复。室颤（VF）在儿童患者中并不常见，如果持续存在，可能提示心肌保护不良。心内排气也需谨慎为之，以避免冠状动脉和脑空气栓塞——机械性膨肺，部分夹闭静脉管道以增加左房充盈。当心脏复搏时，经气管导管行气管内吸引后，开始机械通气。心内手术可能会影响心脏传导系统，术后常规放置临时起搏导线。

主动脉开放后，患儿鼻咽温度升至 30℃ 时开始使用正性肌力药物。肾上腺素为首选药物，而当 PVR

增高时，可应用多巴酚丁胺或磷酸二酯酶（PDE）抑制剂。当 PHT 或右心室功能不良时，常规使用 PDE 抑制剂（如米力农）。PDE 抑制剂与肾上腺素或多巴胺联合使用对于心室功能不良或心内直视术后的患儿有效（表 20-4）。由于患儿心室小且顺应性低，必须避免容量过负荷。

在小儿心脏手术后使用血管收缩剂是有争议的。在心功能和氧输送良好的情况下，当体循环低血压和外周器官灌注不良时，笔者倾向于使用血管加压素，剂量为 $0.0003 \sim 0.002$ IU·μg·kg$^{-1}$。缩血管药物不推荐用于低心排的患儿，以免患儿出现外周肢体缺血。

通过间歇性的中心静脉采血或连续使用与中心静脉相连的血氧计测量混合静脉血氧饱和度（SvO$_2$），可能有助于充分推断心输出量。

在需 CPB 的心脏手术过程中，近红外血氧仪越来越多地用于监测大脑氧合是否充足，偶尔也用于监测内脏氧合。另有一些不同技术的监测仪应用，但已超出本章的讨论范围。某种程度上，近红外血氧仪可以替代心输出量的监测，但易受 PaCO$_2$ 和灌注压变化的影响。局部脑饱和度低于 50% 通常说明脑保护有较大的问题，需要干预。

## CPB 后的管理

### 改良超滤

改良超滤适用于体重低于 20 kg 的小儿患者，在给予鱼精蛋白之前开始。血液从主动脉引出经过超滤器回到右心房。这一过程通常需要 15 ~ 20 min，持续到红细胞压积约 40%。此过程大概可滤出 150 ~ 500 ml 的液体，取决于预充量的多少和初始的红细胞压积。改良超滤不仅能增加红细胞压积，亦可提高胶体渗透压，去除细胞外水分（包括心肌水分），降低输血需求，改善血流动力学。它还可降低 PVR，改善大脑功能，亦可降低循环中的血管活性细胞因子水平。有些医疗中心在 CPB 过程中使用连续超滤去除多余液体，这可免去采用改良超滤。

### 止血

弥漫性凝血病在新生儿 CPB 后很常见。这是由于肝功能未成熟，CPB 预充引起血液稀释，以及血液与 CPB 管道的非内皮化表面接触引起的凝血激活等因素综合所致。若手术时间长，可能需要深低温停循环，泵流量高，有大量血液被回收并回流到 CPB 回路。血小板减少症和低纤维蛋白原血症较常见，血小板和冷沉淀（或 FFP）需常规预定。轻度凝血障碍在患有发绀型心脏病的患儿中也很常见。CPB 的预充容量已减少，用以限制新生儿 CPB 凝血障碍。肝素拮抗后继续出血的患儿往往需要做血栓弹力图。

抑肽酶不常用，但复杂手术、移植和二次手术使用抑肽酶（见第 36 章）可以减少再次手术后出血，但将其应用于深低温停循环或静脉分流术（如双向 Glenn 分流术）的患者是有争议的。它可能有抗炎作用，但需首先应用试验剂量，因为患儿有过敏风险。氨甲环酸（TXA）和 ε- 氨基己酸也可能有效，但

**表 20-4　儿科心脏手术常用心脏药物剂量**

| 药物 | 稀释方法 | 1 ml · h$^{-1}$ = | 剂量范围 |
|---|---|---|---|
| 多巴胺 | 3 mg · kg$^{-1}$ 入 50 ml 5% 葡萄糖溶液 | 1 μg · kg$^{-1}$ · min$^{-1}$ | 5 ~ 10 μg · kg$^{-1}$ · min$^{-1}$ |
| 多巴酚丁胺 | 3 mg · kg$^{-1}$ 入 50 ml 5% 葡萄糖溶液 | 1 μg · kg$^{-1}$ · min$^{-1}$ | 5 ~ 10 μg · kg$^{-1}$ · min$^{-1}$ |
| 肾上腺素 | 0.03 mg · kg$^{-1}$ 入 50 ml 5% 葡萄糖溶液 | 0.01 μg · kg$^{-1}$ · min$^{-1}$ | 0.01 ~ 0.5 μg · kg$^{-1}$ · min$^{-1}$ |
| 去甲肾上腺素 | 0.03 mg · kg$^{-1}$ 入 50 ml 5% 葡萄糖溶液 | 0 · 01 μg · kg$^{-1}$ · min$^{-1}$ | 0.01 ~ 0.5 μg · kg$^{-1}$ · min$^{-1}$ |
| 米力农 | 0.3 mg · kg$^{-1}$ 入 50 ml 5% 葡萄糖溶液 | 0.1 μg · kg$^{-1}$ · min$^{-1}$ | 0.375 ~ 0.75 μg · kg$^{-1}$ · min$^{-1}$；负荷剂量 50 ~ 100 μg · kg$^{-1}$ 超过 20 min |
| 异丙肾上腺素 | 0.03 mg · kg$^{-1}$ 入 50 ml 5% 葡萄糖溶液 | 0.01 μg · kg$^{-1}$ · min$^{-1}$ | 0.01 ~ 0.5 μg · kg$^{-1}$ · min$^{-1}$ |
| 硝普钠 | 3 mg · kg$^{-1}$ 入 50 ml 5% 葡萄糖溶液 | 1 μg · kg$^{-1}$ · min$^{-1}$ | 0.5 ~ 5 μg · kg$^{-1}$ · min$^{-1}$ |
| 硝酸甘油 | 3 mg · kg$^{-1}$ 入 50 ml 5% 葡萄糖溶液，极量 1 mg · ml$^{-1}$ | 1 μg · kg$^{-1}$ · min$^{-1}$ | 0.5 ~ 5 μg · kg$^{-1}$ · min$^{-1}$ |
| 葡萄糖酸钙 | 10% | / | 单次剂量 0.1 ml · kg$^{-1}$ |
| 去氧肾上腺素 | / | / | 单次剂量 1 μg · kg$^{-1}$ |
| 血管加压素 | 3 IU · kg$^{-1}$ 入 50 ml 5% 葡萄糖溶液 | 0.001 μg · kg$^{-1}$ · min$^{-1}$ | / |

TXA 的最佳治疗剂量仍不清楚。

## 经食管超声心动图

经食管超声心动图（TOE）可用于 CPB 前排除其他畸形和 CPB 后评估心肌收缩力和手术修复的完整性。对一些复杂先心病，需大量专业知识来解读超声的图像。对较小婴儿应进行心外膜超声心动图检查。在离开手术室之前，应常规获取和存储图像。

## 延迟关胸

术后或首次关胸后有心脏压塞症状的患儿可以保持胸腔暂时开放，延迟关胸，通常可于术后 24 ～ 72 h 在 ICU 进行。

## 肺动脉高压危象

所有新生儿和罹患肺血流量增多疾病（如永存动脉干、房室通道隔缺损和 TAPVD）的患者均存在术后肺动脉高压的风险。基于此，这些患儿可以术中放置肺动脉测压导管。发生肺动脉高压危象时，肺动脉压力可能持续升高（＞ 2/3 体循环压力）甚至超过体循环压力。通常吸入 NO（20 ppm）是有效的，然而剂量可能需要增加到 80 ppm。标准治疗还包括：中度低碳酸血症、避免酸中毒、纯氧通气、追加镇静和肌松药物。治疗通常持续 24 ～ 48 h。

## 右心衰竭

右心衰竭的可能原因有术中心室切开、心肌保护不良（特别是本身存在右心室肥厚）、一过性 PHT、跨肺压（TPG）增高或术后解剖问题（如流出道梗阻）。后者需要手术台上行 TOE 检查或术后早期行右心导管检查来排除。

治疗策略包含治疗肺动脉高压的措施，如有需要，谨慎管理容量负荷（右房压力为 15 ～ 16 mmHg）及联合应用去甲肾上腺素与 PDE 抑制剂。大剂量正性肌力药物治疗无效可能是使用 ECMO 或机械心室辅助装置的指征。

## 转运至监护室

将患儿转回重症监护病房可能是个危险的过程，这期间可能发生管路的移位，出血引起的血流动力学不稳定（第 22 章）。转运全程应对患儿进行全面监控。最后，麻醉医师要将围术期收集的有关患者的丰富信息以有效的方式传达给重症监护团队，这很重要。

# 关键点

- 新生儿在出生后几周内心肌储备有限，肺血管反应性高。
- 对于动脉导管依赖型循环术前应输注前列腺素。
- 调节 PVR 和 SVR 对平衡循环有重要作用；应仔细考虑通气策略。
- 发绀型心脏病患儿围术期需仔细护理。
- 麻醉和 CPB 方案的实施取决于患者年龄、心脏疾病的病理生理学和拟施的手术方案。
- 最新进展包括减少预充量和监测组织氧合。
- 改良超滤或连续超滤可改善小儿 CPB 后的液体平衡和心功能。
- 高 PBF 新生儿在 CPB 后有肺动脉高压危象的风险。

## 扩展阅读

Davis PJ, Cladis FP (eds.). *Smith's Anesthesia for Children and Infants*, 9th edn. Philadelphia, PA: Elsevier; 2016.

Durandy Y. Warm pediatric cardiac surgery: European experience. *Asian Cardiovasc Thorac Ann* 2010; 18: 386–95.

Goldman AP, Delius RE, Deanfield JE, Macrae DJ. Nitric oxide is superior to prostacyclin for pulmonary hypertension after cardiac operations. *Ann Thorac Surg* 1995; 60: 300–6.

Hirsch JC, Charpie JR, Ohye RG, Gurney JG. Near-infrared spectroscopy: what we know and what we need to know – a systematic review of the congenital heart disease literature. *J Thorac Cardiovasc Surg* 2009; 137: 154–9.

Laussen P. Optimal blood gas management during deep hypothermic paediatric cardiac surgery: alpha stat is easy, but pH stat may be preferable. *Paediatr Anaesth* 2002; 12: 199–204.

May LE. *Paediatric Heart Surgery: A Ready Reference for Professionals*, 5th edn. Children's Hospital of Wisconsin: MaxiShare; 2012.

Romlin BS, Wåhlander H, Synnergren M, Baghaei F, Jeppsson A. Earlier detection of coagulopathy with thromboelastometry during pediatric cardiac surgery: a prospective observational study. *Paediatr Anaesth* 2013; 23: 222–7.

Shah A, Carlisle JB. Cuffed tracheal tubes: guilty now proven innocent. *Anaesthesia* 2019; 74: 11186–90.

Wypij D, Jonas RA, Bellinger DC, et al. The effect of hematocrit during hypothermic cardiopulmonary bypass in infant heart surgery: results from the combined Boston hematocrit trials. *J Thorac Cardiovasc Surg* 2008; 135: 355–60.

# 21

# 常见先天性心脏病及手术

原著　David J. Barron, Kevin P. Morris

白　洁 译　晏馥霞　张马忠 审校

心脏麻醉医师经常面对新确诊为先天性心脏病（CHD；简称先心病）的成人患者，或是以往做过先心病姑息或根治手术的患者。因此，麻醉医师必须对先心病类型、手术方式和围术期管理有清楚的了解。

## 动脉分流术

动脉分流术有多种术式，包括改良 Blalock-Taussig（B-T）分流术（图 21-1）、体 - 肺分流术及中心分流术。

### 生理学

动脉分流术可增加肺血流量（PBF），常用于各种肺血流量减少的疾病。其中一类患者具有双心室解剖结构，如法洛四联症、肺动脉闭锁合并室间隔缺损（VSD）、大动脉转位（TGA）合并 VSD、肺动脉瓣狭窄（PS）。另一类患者具有功能性单心室解剖结构，如三尖瓣闭锁合并 TGA 及 PS、室间隔完整的肺动脉闭锁。分流的方式受基础解剖结构的影响，双室解剖结构患者术后通常更稳定，能更好地耐受分流带来的容量负荷变化。

许多新生儿术前依赖动脉导管，需要输注前列腺素 $E_2$（$PGE_2$）（见第 20 章）。在放置分流管道时通常结扎动脉导管。分流量受管道半径和管道长度的影响：

$$分流量 = \frac{管道半径^4}{管道长度}$$

尽管管道的直径需要根据肺动脉（PA）粗细和肺血管阻力（PVR）进行调整，但一般选取的分流管道直径为 3.5 ～ 4.0 mm。

### 手术矫治

最广泛使用的手术是改良 B-T 分流术，该术式可开胸进行，也可以从胸骨正中切开进行。改良 B-T 分流术在无名动脉和肺动脉（DA）之间植入小口径的 Gore-Tex® 管道（最初的手术被描述为锁骨下动脉与

PA 直接吻合）。除非患儿情况非常不稳定或需要更复杂的修复操作，手术通常在非 CPB、右侧切口下进行。中心分流术和改良 B-T 分流术类似，但中心分流术是指主动脉和肺动脉之间的分流，通常植入一根短的 Gore-Tex® 管道。中心分流术常切开胸骨进行，这种术式的血液分流量更大。

### 术后管理

术后管理必须建立在了解解剖结构的基础上：

- 解剖结构是单心室还是双心室？
- 除分流管道外，肺血流是否还有其他来源（动脉导管是否仍然开放）？

需要在 CPB 下进行的分流术意味着患者血流动力学不稳定，需要对此进行严密监测。双心室解剖结构的分流往往更稳定，所有动脉分流的新生儿在舒张压较低时都可能不稳定，有突发冠状动脉"窃血"的风险，可导致意外心搏骤停。在功能性单心室中，需要平衡肺血流与体循环血流比值（$Q_P：Q_S$）。如果分流是 PBF 的唯一来源，则目标动脉血氧饱和度（$SaO_2$）应在 75% ～ 80%，$Q_P：Q_S = 1：1$（图 21-13）。分流量过小或分流梗阻将导致低氧血症。试验性吸入一氧化氮（NO）可能有助于区分是解剖分流问题还是 PVR 升高所致，后者对吸入 NO 有反应。分流量过高可导致舒张压过低、肺充血和心室容量负荷过大。试图通过增加 PVR 降低 PBF 的做法

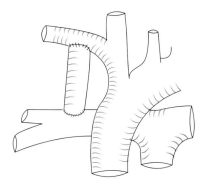

图 21-1　改良 B-T 分流术

通常很少奏效，而使用血管扩张剂降低体循环血管阻力（SVR），从而调整 $Q_P : Q_S$ 比值的处理可能更有效果。必要时，需要再次手术调整分流量。

患者返回 ICU 后，如病情稳定且无出血，即可开始输注肝素（$10\ IU \cdot kg^{-1} \cdot h^{-1}$）。

# 房间隔缺损（ASD）

## 发病率和相关疾病

房间隔缺损（ASD）占所有 CHD 的 8%，大多数为单独诊断。公认的与之有关联的疾病包括：遗传性心血管上肢畸形综合征（Holt-Oram syndrome）、特纳综合征（Turner syndrome）、孕产妇风疹综合征，以及特定的原发孔型 ASD 合并唐氏综合征（Down syndrome）。

## 解剖学

缺损可以发生在不同的位置（图 21-2）。

继发孔型 ASD 最常见，大多数患儿可以在心导管室中进行 ASD 封堵。不能通过封堵器关闭的继发孔型 ASD 具有以下特征：缺损非常大，缺乏下缘或侧缘组织，以及发生在小儿身体的大缺损。所有这些类型的 ASD 均需通过手术关闭。

原发孔型 ASD 是房室间隔缺损（AVSD）的一部分（见下文），更准确的名称是部分型 AVSD。它们通常与左房室瓣（二尖瓣）裂缺有关，是手术矫治的一部分。

静脉窦型 ASD 与右上肺静脉异位引流至上腔静脉（SVC）根部有关（图 21-3）。可以通过补片形成板障将其隔回左房。

冠状窦型 ASD 非常罕见，且与去顶冠状窦有关。可通过手术关闭缺损、冠状静脉窦（CS）引流到左房（LA），形成对血流动力学无重大影响的右向左小量分流。

## 生理学

ASD 产生的左向右分流对肺循环造成影响——容量负荷增加。大多数患儿无症状，但容易发生肺部感染和生长停滞。非常大的分流可导致体力不耐受。儿童肺动脉高压（PHT）与孤立性 ASD 无关。

## 手术矫治

小的缺损可以通过简单缝合关闭，较大缺损需要用自体心包或合成补片材料进行修补。术中超声应重点关注静脉窦型 ASD 修补术中的肺静脉引流，而在部分 AVSD 修补中应重点关注二尖瓣功能。

## 术后管理

手术风险一般较低，术后不久患儿就可以撤离机械通气并拔管。静脉窦型 ASD 修补术涉及 SVC 根部，有引起 SVC 梗阻的风险。如果患儿面部充血或 SVC 压力增高，应进行超声心动图检查或对比评估。高位心房切口可发生结性节律（如静脉窦型 ASD）。

有些医疗中心进行快通道 ASD 修补术，患者在手术当天送至次级监护室。

# 房室间隔缺损（AVSD）

AVSD 也称为房室通道缺损或心内膜垫缺损，分为完全型 AVSD 和部分型 AVSD。

## 发病率和相关疾病

AVSD 占所有 CHD 的 4%，无论是完全型 AVSD 还是部分型 AVSD，均与唐氏综合征有较强的相关性。

## 解剖学

缺损位于心脏中心部位，单一瓣膜（共同 A-V 瓣）骑跨两个心室，在其上、下各有一个孔洞。在部分型 AVSD 中，VSD 已关闭，仅存留 ASD（图 21-4）。

## 生理学

完全型 AVSD 的表现类似于大的 VSD（即左向右分流，导致新生儿期高 PBF 和心力衰竭）。此外，共同 A-V 瓣可能发生反流，加重心衰。所有患儿均

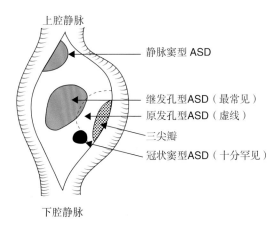

图 21-2　右心房内部观

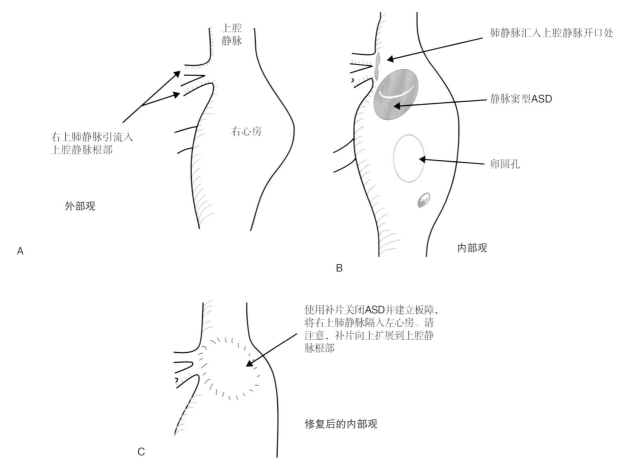

**图 21-3** 使用补片手术闭合静脉窦型 ASD，板障将右上肺静脉隔入左心房。A. 外部观。B. 内部观。C. 修复后的内部观

需在出生后 6 个月内进行手术闭合。较晚修复与不可逆 PHT 的风险显著相关。

在部分型 AVSD（也称为原发孔型 ASD）中，室间隔已闭合，只有少量的左至右分流，心力衰竭的可能性较低。修复手术一般在 5 岁之前进行。

## 手术矫治

完全型 AVSD 修补术的手术死亡率在 4% 左右，而部分型 AVSD 修补术的死亡率约为 1%。

通常，用一个补片修补 VSD，用另一个补片修补 ASD，瓣膜夹在两者之间形成三明治结构（图 21-5），或者仅用单一补片进行手术，将瓣膜固定在室间隔顶部，特别是 VSD 相对较浅时。手术重建两个独立的 A-V 瓣。然而，在解剖学上位于左房（LA）和左心室（LV）之间的瓣膜并不是真正的"二尖瓣"，而被称为"左 A-V 瓣"。缝合左 A-V 瓣裂缺是建立一个有效瓣膜的一部分。与合并唐氏综合征的患儿相比，无唐氏综合征患儿的完全型 AVSD（cAVSD）的修复通常更为复杂（A-V 瓣功能差）。术中超声心

动图应重点检查是否有残余 VSD，评估左、右 A-V 瓣功能，确保左室流出道（LVOT）无梗阻。

## 术后管理

LA 测压有临床价值，在有 PHT 顾虑时，建议放置 PA 测压管。复查超声心动图时，要排除残留 VSD，并评估心室和 A-V 瓣功能。由于存在心脏传导阻滞的风险，应确认患儿的心律。通常，术前出现明显心衰并伴有肺充血的婴儿，可能需要较长时间才能撤离呼吸机。PHT 的风险和管理将在下文介绍。部分型 AVSD 的修复通常并不复杂，所有患者都需进行左 A-V 瓣修复，都需要应用超声心动图评估 A-V 瓣功能。

## 双向腔静脉肺动脉分流术（BCPS）

### 手术矫治

双向腔静脉肺动脉分流术（BCPS）也称为腔肺（CP）分流术，是一种改良 Glenn 分流和 Hemi-

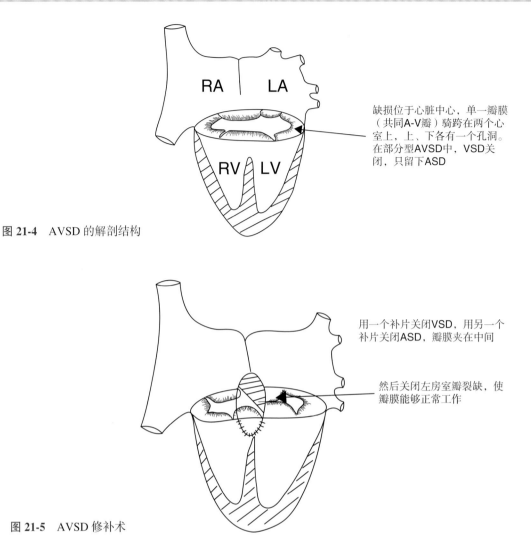

图 21-4　AVSD 的解剖结构

缺损位于心脏中心，单一瓣膜（共同A-V瓣）骑跨在两个心室上，上、下各有一个孔洞。在部分型AVSD中，VSD关闭，只留下ASD

用一个补片关闭VSD，用另一个补片关闭ASD，瓣膜夹在中间

然后关闭左房室瓣裂缺，使瓣膜能够正常工作

图 21-5　AVSD 修补术

Fontan 分流术。它是儿童功能性单心室循环分期姑息手术中的一个阶段（见功能性单心室分期姑息手术）。功能性单心室疾病 [如三尖瓣闭锁、左室双入口、左心发育不良综合征（HLHS）、不平衡型 AVSD、室间隔完整型 PA/IVS] 占所有 CHD 的 3% ~ 4%。BCPS 通常是继一期 Norwood 手术、B-T 分流术或 PA 环扎术以后的二期手术，但如果 $Q_P：Q_S$ 比例平衡、新生儿期不需要手术，也可作为初次手术方式。

BCPS 在患儿出生后 4 ~ 6 个月时进行。将上腔静脉（SVC）与肺动脉（PA）吻合，下腔静脉（IVC）仍与右房（RA）保持连接（图 21-6）。如果患者以前做过动脉分流术，本次手术中分流管道通常被拆除。在另一些患者中，术者需要决定是结扎主 PA 还是保留一些前向 PBF。最初的 Glenn 手术是将 SVC 直接吻合到通过手术离断的右肺动脉上。

## 生理学

手术将体静脉直接连接到肺循环，从而完全绕过右心。它们依靠静脉压驱动 PBF，而这只有在低 PVR 的情况下才可能实现。心室衰竭或 PVR 过高可能妨碍进行此手术。如果在新生儿早期建立 CP（静脉）分流术，高 PVR 将导致过高的 SVC 压力和低 PBF，因此初期需进行动脉分流术，提供更高的驱动压力，并保证足够的 PBF。

## 术后管理

动脉氧饱和度通常为 80% ~ 85%。一般需要对 SVC、IVC（或共同心房）测压。SVC 压相当于肺动脉压（PAP，通常为 14 ~ 18 mmHg）。PAP 和右房压/IVC 压之间的压差即为跨肺压（TPG）。如果 TPG 大于 15 mmHg，则在考虑吸入 NO 降低 PVR 之前，必须排除机械梗阻（如吻合口狭窄、吻合口血栓形成或 PA 狭窄）。继发于心室功能不全的高心房压，其 SVC 和 PA 压可能升高（> 20 mmHg），而 TPG 正常。术后管理的目标是降低心房压（血管扩张剂、正性肌力药物），这将使 SVC 和 PA 压降低。手术使心

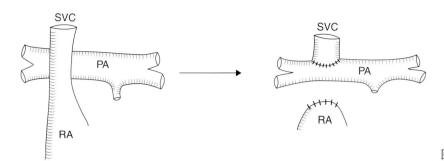

图 21-6　双向腔静脉肺动脉分流术

室容量负荷明显减少，因此血流动力学状况通常良好。高血压很常见，可能需要处理。

理想情况下，婴儿应尽早撤离正压通气，以降低胸膜腔内压，改善 PBF。任何 SVC 管路都应尽早去除，以降低血栓形成风险。高 SVC 压可导致胸腔积液（有时为乳糜胸），头、颈部静脉充血和头痛。

某些先心病与 IVC 中断和奇静脉延续有关，使 IVC 血流进入 SVC。在这种情况下，BCPS（也称为 Kawashima 术）导致所有的静脉血（包括肝静脉回流）共同构成 PBF，SaO₂ 较高，为 85% ~ 90%。

# 主动脉缩窄（CoA）

## 发病率和相关疾病

主动脉缩窄（CoA）占所有 CHD 的 6%。它与特纳综合征、二叶主动脉瓣（高达 40% 的病例）及 VSD 相关。

## 解剖学

CoA 是动脉导管发出部位的主动脉狭窄，位于左锁骨下动脉远端。它偶尔会发生在左锁骨下动脉近端。

主动脉弓离断是主动脉缩窄的一种极端形式，主动脉完全断离，远端主动脉血流由动脉导管供应。主动脉中断（几乎）总是与某种心内分流有关，通常是 VSD 或主 - 肺动脉窗。它通常与染色体 22q11 缺失相关。主动脉离断是一种更为复杂的情况，需要在 CPB 下进行矫治，风险更高。

## 生理学

其表现取决于主动脉狭窄的程度：

- 严重 CoA 通常出现在新生儿期，此时动脉导管已关闭，主动脉几近离断，导致循环崩塌、急性左心衰和下肢动脉搏动消失；
- 中度 CoA 不易察觉，在儿童期出现一定程度的

左心衰（罕见）；
- 轻度 CoA 表现为偶发杂音、胸部 X 线（CXR）异常或上肢高血压、桡股动脉延迟。

## 新生儿期管理

输注 PGE₂ 可使动脉导管重新开放，重建下半身血流。由于导管在组织学上与 CoA 掺杂，PGE₂ 也可减轻 CoA 的严重程度。严重 CoA 的新生儿通常有严重的心力衰竭，他们可能需要包括机械通气和正性肌力药物支持的全面救治。这些措施通常可以使病情稳定下来，极少情况下导管不能重新开放，需要紧急手术。

## 手术矫治

手术通过左侧开胸进行，围术期死亡率约为 1%。修复术可以是狭窄段切除、端端吻合术，也可以是锁骨下动脉皮瓣血管成形术（图 21-7）。尽管前者被大多数人视为"金标准"，但两者都有非常好的结局。使用新生儿锁骨下动脉矫治主动脉缩窄并不会导致肢体缺血，较坏的结果可能是肢体生长不良。修复发育不良的主动脉弓可能需要经胸骨切口在 CBP 下进行。动脉压监测应建立右肱动脉或右桡动脉上，以确保在主动脉弓钳夹期间可持续监测动脉压。理想情况是建立两条动脉通路，一条位于右上肢，一条位于股动脉。

对于年龄稍大的儿童或青少年患者，目前大多采用经导管覆膜支架介入治疗，而非手术治疗。

并发症：复发风险为 2% ~ 4%，大多数复发病例可以通过球囊血管成形术获得充分扩张。罕见喉返神经或胸导管损伤，有手术相关截瘫风险（由于脊髓缺血所致，发生率＜ 0.5%，这在新生儿中很难察觉）。保护措施包括核心温度降至 35 ℃，钳夹时间小于 30 min。可以使用完全或部分 CPB，以便体温降至更低。

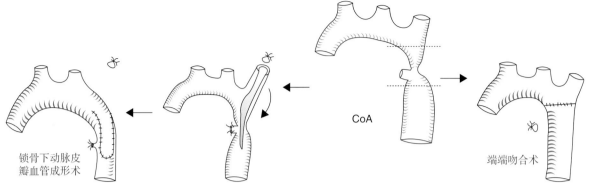

锁骨下动脉皮
瓣血管成形术

CoA

端端吻合术

**图 21-7**　主动脉缩窄（CoA）手术

## 术后管理

应监测股动脉搏动。超声心动图用于评估 LV 功能和确认主动脉弓修复是否满意。患者可能有高血压，需要治疗（β 受体阻滞剂）。一旦肌肉松弛剂的作用消失，就应该记录肢体运动功能。

# 法洛四联症

法洛四联症又称"ToF"或"Fallot"。

## 发病率和相关疾病

法洛四联症占所有 CHD 的 6%。该病与许多综合征相关，20% 的患者与 Di George 综合征 / 染色体 22q11 缺失、CHARGE 综合征（眼缺损、心脏缺损、后鼻孔闭锁、生长发育迟缓、生殖器官或泌尿系统异常、耳部异常和耳聋）、VACTERL 综合征（椎体异常、肛门闭锁、心血管异常、气管食管瘘、食管闭锁、肾脏和肢体缺损）及唐氏综合征相关。

## 解剖学

主要解剖特征是膜周 VSD 伴主动脉骑跨和多个水平的右室流出道（RVOT）梗阻（图 21-8）。RVOT 梗阻的程度是可变的，随着右心室肥厚（RVH）的进展日趋恶化。法洛四联症的重要结构变异包括合并多发 VSD 和左冠状动脉异常（2% ~ 5%），当后者横跨流出道时，通常需要使用管道越过冠状动脉进行修复。

肺动脉瓣（PV）缺如综合征是一种罕见的法洛四联症，具有相似的心内解剖结构，但没有真正的 PV。瓣膜后的肺动脉呈明显的狭窄后扩张，可能导致气道受压和支气管软化。其治疗与法洛四联症的处理相似，但涉及主肺动脉瘤的折叠和呼吸评估。

## 生理学

法洛四联症的管理取决于发绀程度和相关病变。发绀的新生儿通常需要通过体肺分流术（通常是 B-T 分流术）或经心导管放置 RVOT 支架来缓解症状。尽管一些医疗中心更倾向于在新生儿期行根治术，但大多数中心倾向于将病情稳定的婴儿的手术时机推迟到出生后 3 ~ 9 个月。

"缺氧发作"通常发生在出生后 6 个月内，给予 β 受体阻滞剂治疗可缓解漏斗肌痉挛，减轻发绀的程度。患者在麻醉诱导时可能会发生严重的"缺氧发作"，如果吸氧和容量输注不起作用，则可能需要缩血管药物（肾上腺素、去甲肾上腺素或去氧肾上腺素）来增加体循环后负荷，从而改善 PBF。

## 手术矫治

手术早期死亡率为 2% ~ 3%。手术通常经右房切口进行，切除 RVOT 肌束，闭合 VSD。需要"跨瓣"切开并使用补片打开 PV 和主 PA，充分扩大流出道，虽然减轻了梗阻，但可留下了明显的肺动脉瓣反流（PR）（图 21-9）。

存在左冠状动脉前降支异常的患者，需要放置 RV-PA 管道以避开冠状血管。术中超声心动图应排除残余 VSD（或另外的 VSD），并仔细评估 RVOT，查找残余梗阻，量化肺动脉反流的程度。

## 术后管理

术后会发生心律失常和心输出量（CO）低的情况。交界性心动过速很常见，起源于房室结或希氏束。心房心电分析可见典型的游离 p 波，提示希氏束性心动过速。交界性异位心动过速的处理将在第 22 章讨论。

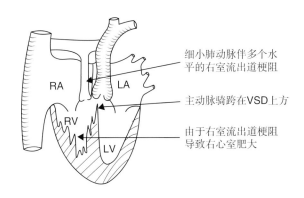

**图 21-8**　法洛四联症的解剖结构

细小肺动脉伴多个水平的右室流出道梗阻

主动脉骑跨在 VSD 上方

由于右室流出道梗阻导致右心室肥大

由于顺应性差、右室腔僵硬所致的限制性生理因素可能导致低心排状态，主要表现为舒张功能障碍：

- 超声心动图特异性表现为心室舒张期 PA 前向血流；心房收缩时，压力通过僵硬的、缺乏顺应性的 RV 传导，致使 PV 打开；
- 必须通过超声心动图排除残余的结构性 RVOT 梗阻；
- 治疗方法是增加前负荷，使 RA 压力维持在 10 ～ 15 mmHg；
- 应用血管扩张剂时，米力农优于肾上腺素，后者可使 RV 舒张功能恶化；
- 正压通气对 PA 正向血流和 PR 有不利影响；负压通气时，相对于呼气时间可能缩短吸气时间；
- 有显著的毛细管渗漏，常伴有大量腹水流失，腹膜引流很重要，可能需要透析；
- 如果 RVOT 残余梗阻不能克服，需考虑再次手

术，在 RVOT 中放置有效瓣膜，或建立 ASD 以允许右向左分流。

## Fontan 手术

Fontan 手术也被称为全腔静脉 - 肺动脉连接术（TCPC），是功能性单心室循环儿童分期姑息手术中的终期手术（见功能性单心室分期姑息性治疗）。TCPC 占所有 CHD（如三尖瓣闭锁、左室双入口、HLHS、不平衡 AVSD、PA/IVS）的 3% ～ 4%。患儿先前几乎都接受过 BCPS。手术一步到位的情况非常罕见，即先前未做 CP 分流的情况。Fontan 手术早期死亡率为 3% ～ 5%。

通常在学龄期前完成 Fontan 手术，血流从 IVC 被引流至 PA（通过 BCPS，SVC 已经被连接到 PA）。随着时间的推移，手术已经从最初的 Fontan（RA 直接和 PA 连接）发展到 TCPC，目前 TCPC 有两种术式。

1. 侧通道 TCPC：心房内置入板障，将 IVC 血流重新导入 PA。

2. 外导管 TCPC：在心房外置入一根 Gore-Tex® 管道，将 IVC 血流导入 PA。

在 PVR 增高的情况下，TCPC 通常开窗，以一定程度的低氧血症为代价维持足够的心室输出量（图 21-10）。

### 术后管理

术后管理的原则与 BCPS 管理原则类似（见上

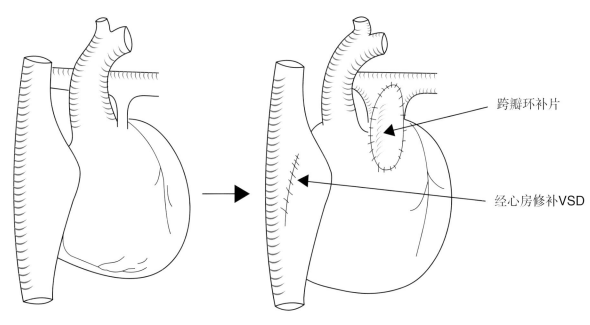

跨瓣环补片

经心房修补 VSD

**图 21-9**　法洛四联症手术

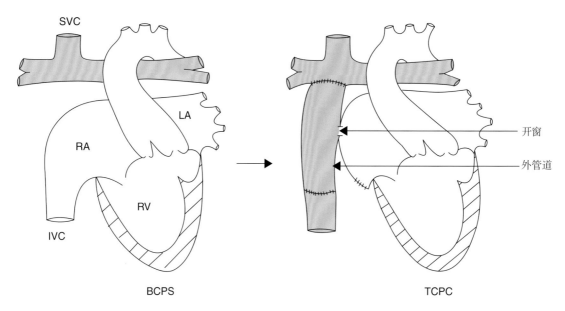

图 21-10 在 HLHS 患者中，使用心外管道完成 TCPC

文）。此时 SVC 和 IVC 压力相等，相当于 PAP（通常为 12 ～ 16 mmHg）。低 PVR 至关重要，理想状态下，TPG 应小于 10 mmHg。SVC 或 IVC 的压力不再是心室前负荷的标志，因此需要直接对心房测压来监测充盈压。这些患者通常有较大的容量需求，应该对心房压进行滴定调整。Fontan 术后血流动力学的解析见表 21-1。

开窗导致部分强制性右向左分流，分流的程度与 TPG 和开窗的大小成正比。在低 PVR 和血流动力学良好的状态下，$SaO_2$ 通常大于 90%。

理想状态下，血流动力学稳定的患儿应尽早撤离机械通气，以降低胸腔内压力，增加 Fontan 循环血流，从而增加 CO。相反，血流动力学不稳定的患儿是持续机械通气的适应证。

高 PAP 伴低 CO 需要仔细查找原因，优化心室功能和心律。可以试验性吸入 NO，但很少有效。这种情况下可能需要紧急行心导管检查评估血流通路，并确定是否需要扩大开窗或手术修正。

表 21-1 Fontan 术后血流动力学解析

| | 上腔静脉 / 下腔静脉（"肺动脉"）压 | 左房压 | 跨肺压 |
|---|---|---|---|
| 低容量 | ↓ | ↓ | 正常 / 低 |
| 高肺血管阻力 | ↑ | ↓ | 高 |
| 体静脉通路梗阻 | ↑ | ↓ | 高 |
| 心泵衰竭 | ↑ | ↑ | 正常 / 高 |

由于静脉循环血流缓慢，术后早期需要抗凝。

应使用超声心动图评估心室功能，确保肺静脉回流无梗阻，并排除所有心室流出道梗阻（心室容量负荷降低可能暗示流出道梗阻）的情况。

## 左心发育不良综合征（HLHS）和 Norwood 手术

### 发生率和相关疾病

左心发育不良综合征（HLHS）占所有 CHD 的 1.5%，占新生儿心源性死亡的 40%。虽然最近已经发现了疾病的潜在基因位点，但还没有证实两者之间的关联。

### 解剖学

LV 和 LVOT 发育不良的亚型多种多样，典型表现为二尖瓣和主动脉闭锁以及升主动脉发育不良。

### 生理学

HLHS 以 LV 失功能难以支持体循环为特征。因此，RV 通过 PDA 支持体循环。如果不进行手术，这种情况是致命的。并行循环的平衡问题将在第 22、23 章中讨论。

### 术前管理

HLHS 常表现为严重循环衰竭，术前需要机械通气，联合使用正性肌力药物和血管扩张剂改善体循

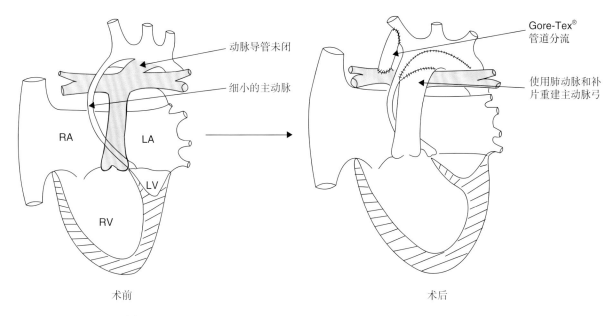

图 21-11 Norwood 手术

环，限制 PBF。输注 PGE$_2$ 以保持 PDA 开放。术前管理目标是平衡循环（即 Q$_P$：Q$_S$ = 1：1，如果 LVOT 没有前向血流，目标 SaO$_2$ 为 75% ~ 80%）。

## 手术矫治

治疗方法为 Norwood 手术（图 21-11）。手术风险很高，围术期死亡率为 25% ~ 30%。RV 同时支持体循环和肺循环。手术通过 Gore-Tex® 管道分流来提供可控的肺血流来源，并修复所有体循环流出道的梗阻。

越来越多的术者使用 RV-PA 管道提供 PBF，而不再应用改良 B-T 分流术（改良 Sano 分流，图 21-12），RV 直接支持体循环和肺循环。与改良 B-T 分流术相比，它能更好地维持舒张压。"镶嵌"技术是一种新选择，在不需要 CPB 的情况下，环缩双侧 PA，并在 PDA 中放置支架以模拟 Norwood 循环。这项技术已经取得了初步的成功，但还有待观察长期预后。

## 术后管理

患者术后很脆弱，通常需要延迟关胸。中心静脉压（CVP）监测显示共同心房压。应避免过度通气和高 FiO$_2$，因为这些会导致肺血管舒张、Q$_P$：Q$_S$ 比值增加和体循环受损。目标 SaO$_2$ 为 75% ~ 80%。监测血乳酸和混合静脉氧饱和度（SvO$_2$）对评估体循环灌注非常重要，目标 SvO$_2$ 为 45% ~ 60%，此时 Q$_P$：Q$_S$ ≈ 1：1（图 21-13，表 21-2）。血管扩张剂和正性肌力药物用于改善体循环灌注。需要超声心动图

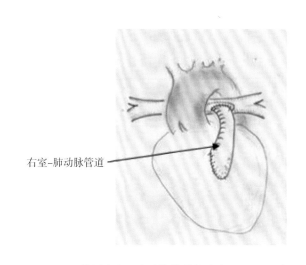

图 21-12 使用右室 - 肺动脉管道的改良 Norwood 术

来评估 RV 功能、三尖瓣反流（TR）的程度和主动脉弓修复情况。应避免使用 100% 氧进行手动通气，应使用空氧混合以匹配合适的 FiO$_2$ 进行机械通气。关胸可降低 RV 顺应性，并可能在随后数小时内导致心功能恶化。关胸后应复查超声心动图并保持高度警惕。

$$Q_P : Q_S \approx \frac{SaO_2 - SvO_2}{SpvO_2 - SpaO_2}$$

Q$_P$，肺循环血流；Q$_S$，体循环血流；SaO$_2$，动脉血氧饱和度；SvO$_2$，混合静脉血氧饱和度；SpvO$_2$，肺静脉血氧饱和度；SpaO$_2$，肺动脉血氧饱和度。

应注意 Norwood 术后肺动脉血氧饱和度（SpaO$_2$）与 SaO$_2$ 相同。

131

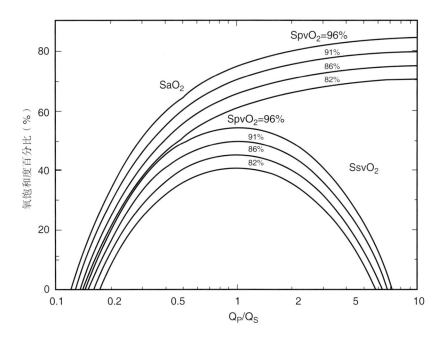

图 21-13　Norwood 循环中的体、肺血流平衡。$SaO_2$ 和 $Q_P:Q_S$ 之间的双曲线关系，以及 $SsvO_2$ 和 $Q_P:Q_S$ 之间的抛物线关系通常不被重视。$SaO_2$ 和 $SsvO_2$ 作为 $Q_P:Q_S$ 的函数显示不同的 $SpvO_2$。人们假设当 $SaO_2$ 为 75% 左右时，$Q_P:Q_S$ 等于理想的 1:1，这种情况只有在体循环灌注良好（氧摄取致 $SvO_2$ 约 50%）且肺功能正常（$SpvO_2$ 约 100%）时出现。单从 $SaO_2$ 推断 $Q_P:Q_S$ 是危险的，因为在某些情况下，$SaO_2$ 为 75% 时，$Q_P:Q_S$ 远大于 1:1（$SaO_2$，动脉血氧饱和度；$SpvO_2$，肺静脉血氧饱和度；$SsvO_2$，体静脉血氧饱和度；$Q_P:Q_S$，肺血流与体循环血流之比）

表 21-2　不同生理状态下的 $SaO_2$ 解析

| $SaO_2$ | 生理状态 | 结果 | $Q_P:Q_S$ | 治疗 |
|---|---|---|---|---|
| 75% | $Q_P:Q_S$ 平衡 | 无 | ≈1:1 | 无 |
| | ↓ CO | ↑氧摄取，↓ $SvO_2$ | >1:1 | ↑ CO，↑ PVR，↓ SVR |
| | 肺部疾病 | ↓ $SpvO_2$ | >1:1 | 优化通气，↑ PVR，↓ SVR |
| >85% | 分流过大 | ↑ PBF | >1:1 | ↑ PVR，↓ SVR，修正分流 |
| <65% | 分流过小 | ↓ PBF | <1:1 | 修正分流 |
| | ↑ PVR | ↓ PBF | <1:1 | ↓ PVR，↑ MAP |
| | ↓ CO | ↑氧摄取，↓ $SvO_2$ | ≈1:1 | ↑ CO |
| | 肺部疾病 | ↓ $SpvO_2$ | ≈1:1 | 优化通气 |

# 动脉导管未闭（PDA）

## 发生率和相关疾病

　　动脉导管未闭（PDA）很常见，其发生率与胎龄成反比。在出生体重小于 1 kg 的婴儿中，其发病率大于 80%。它与早产、膈疝、TGA、法洛四联症及肺动脉闭锁相关。

## 解剖学

　　在胚胎学上，动脉导管是第六左主动脉弓远端残余部分，它连接主 PA 和胸降主动脉（图 21-14）。

## 生理学

　　在子宫内，约 90% 的 RV 输出量经 PDA 输送。出生后随着 PVR 下降，左向右分流增加。动脉导管在出生后 15 h 内功能性（可逆）闭合。在足月婴儿中，动脉导管在出生后 3 周永久性闭合。PDA 对血流动力学影响取决于导管的大小。尽管有较低的发生动脉内膜炎（通常称为导管相关性感染性脉管炎）的风险，小的 PDA 也可能不会被发现。大的 PDA 可能导致严重的心力衰竭。过多的 PBF 可能加重呼吸窘迫综合征，导致肺出血并影响机械通气的撤离。血流从

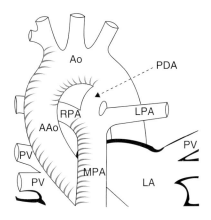

图 21-14  动脉导管未闭。PV，肺静脉；AAo，升主动脉；Ao，主动脉；RPA，右肺动脉；MPA，主肺动脉；PDA，动脉导管未闭；LPA，左肺动脉；LA，左心房

主动脉"逃逸"，导致低舒张压和体循环"窃血"。肠系膜血流的减少将导致坏死性小肠结肠炎。

## 诊断

连续性机械样杂音是 PDA 的特征性表现。应用超声心动图确认诊断和分流方向，LA 与主动脉直径的比值可以反映左向右分流程度。

## 治疗

药物治疗：吲哚美辛或其他非甾体抗炎药治疗可以使动脉导管关闭，其通常与液体限制和利尿剂联合使用。

经心导管关闭：较大的婴儿（通常 > 3 kg）或儿童可经心导管关闭。

外科手术：如果药物治疗失败或有禁忌证（肾损害、胃肠道或其他出血）时必须手术。这种情况几乎都是低体重儿和早产儿（< 1.5 kg）。手术无需 CPB，左侧胸廓切开结扎或夹闭导管。需要监测导管前和导管后血氧饱和度。

并发症：包括误结扎左 PA 或降主动脉、喉返神经或胸导管损伤。在小婴儿和早产儿的管理中需要专科麻醉技术。肺顺应性通常较差，侧开胸体位使其恶化。

## 肺动脉环缩术

肺动脉（PA）环缩术可在各种不同的情况下进行，其主要适应证是那些需要限制 PBF 的疾病。在以下情况下，PA 环缩术可通过避免高压和高血流量来保护肺循环。

1. 不适合手术的、伴多发 VSD 的双心室患儿，或认为手术风险较高、合并大 VSD/AVSD 的新生儿。

2. CoA 合并 VSD，其中 CoA 是关键病变，通过经胸侧切口切开矫治 CoA，并进行 PA 环扎（越来越不常见，在新生儿中通常通过胸骨正中切口同时修复这两个病变）。

3. PBF 过多（无梗阻）的功能性单心室解剖结构（如三尖瓣闭锁合并 TGA/VSD；最常见的适应证），见功能性单心室分期姑息治疗。

很少情况下，PA 环缩术被用来"锻炼"TGA 患儿肺动脉下的心室，为动脉调转术做准备。在出现 LV 心肌质量退化的晚期表现时需要进行环缩。环缩增加心室后负荷，刺激心室增厚。

## 生理学

患儿生理状况取决于基本解剖结构。在上述第 1、2 类病变中，环缩通过减少经 VSD 的左向右分流来缓解心衰程度。分流方向依然是左向右为主，所以 SaO2 将保持在 95% ～ 100%。在上述第 3 类病变中存在动静脉血完全混合，处理目标是 QP：QS 为 1：1，SaO2 为 75% ～ 80%。

## 手术矫治

PA 环缩术不需要 CPB，可以通过胸骨正中切口或左侧开胸实施（图 21-15）。

## 术后管理

术后管理以基本解剖结构为基础。在上述第 1、2 类病变中，SaO2 目标为 95% ～ 100%，通常耐受性良好。上述第 3 类病变的患儿常伴发绀，血流动力学可能不稳定，因此 SaO2 目标为 75% ～ 80%。超声心动图用于量化跨束带压差，评估心室功能（如果环缩过紧，可能会导致急性心衰）和评估 A-V 瓣功能（环缩可增加 AVSD 患者的 A-V 瓣反流）。VSD 患者的环缩（多普勒流速 3 ～ 4 m·s⁻¹）比单心室病变环缩（流速 3 ～ 3.5 m·s⁻¹）更紧。高 PVR 的婴儿可能表现出一个小的压力梯度，这是因为远端 PAP 较高，而不是 PA 环缩后松动。

在 TGA 患儿中进行 PA 环缩以"锻炼"LV，可能会由于体肺循环的混合障碍而并发低氧血症。他们可能需要增加改良 B-T 分流术。由于后负荷过大，术后不堪重负的肺动脉下心室可能会衰竭。超声心动图

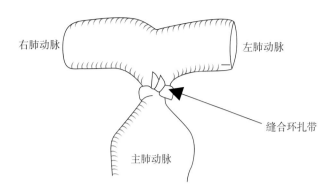

图 21-15 肺动脉环缩术

用于评估心室扩张程度，监测 LA 压上升或心输出量下降的征象。

肺动脉环缩术患者可能非常不稳定。由于手术相对较小，人们倾向于认为该手术的风险较低，而事实恰恰相反。

## 肺动脉闭锁

肺动脉闭锁包括一组复杂的病变。患者的一些肺段可能由大的体肺动脉侧支血管（MAPCAs）供血。肺动脉闭锁可分为三型：

1. 室间隔完整型；
2. 合并 VSD，无 MAPCAs；
3. 合并 VSD 和 MAPCAs。

### 发生率和相关疾病

肺动脉闭锁占所有 CHD 的 1.5%，与染色体 22q11 缺失相关。

### 室间隔完整型肺动脉闭锁

以所谓的"盲端"心室为特征，心室大小不一，从正常到发育不良均有。肺动脉闭锁的治疗取决于 RV 的大小。

- 正常大小：PV 打孔和球囊扩张（经心导管），可以手术重建 RVOT，也可以不做。
- 小：行改良 B-T 分流术（或动脉导管支架），并重建 RVOT 形成 RV 前向血流。
- 非常小（发育不良）：行改良 B-T 分流术或放置动脉导管支架。

心房水平的充分混合十分重要，确保 ASD 足够大，如果不够大考虑行房间隔造口术。

一个"盲端"心室产生巨大的腔内压力，可能

将血液逆向挤压到冠状动脉，并产生冠状瘘或窦状间隙。幸运的是，这种情况非常罕见，但如果存在，RVOT 梗阻的缓解（降低 RV 压）将导致冠状动脉缺血（RV 依赖型冠状循环）。

### 肺动脉闭锁伴 VSD，无 MAPCAs

实际上，这是法洛四联症的一种极端形式。患者的生存依赖于动脉导管，需要输注 $PGE_2$、建立改良 B-T 分流或放置动脉导管支架。完全矫治按法洛四联症治疗原则进行，但需使用带瓣管道恢复 RV-PA 连续性。

术后管理：与法洛四联症相似，但带瓣管道可降低限制性生理的风险。

### 肺动脉闭锁伴 VSD 和 MAPCAs

在此类病变中，肺血供应来自主动脉侧支大血管。来自原生 PA 和 MAPCAs 的各种血供模式并存，有些区域由两种血管供应，有些只有一种血管供应，或两种血管都不供应。

手术的目的是将 MAPCAs 连接在一起（单源化），将它们重新连接到原生 PA 上（如果存在），植入 RV-PA 管道并关闭 VSD（图 21-16）。手术切口可能需要在胸廓切口联合胸骨切口下进行。

手术可能需要分期进行。VSD 可能保持开放，直到确信 PVR 足够低，RV 完全能够克服。

术后管理：如果 VSD 保留开放状态，这些患者术后将仍有发绀情况，发绀程度取决于血管的大小。尤其是在额外的胸廓侧切口进行手术时，可能会有相当严重的肺塌陷或肺挫伤。先前灌注不良的区域可能遭受再灌注损伤伴有局限性水肿、充血和出血。治疗包括 PEEP 和利尿剂。任何 PAP 或 PVR 的增加通常都是 PA 太细的结果，很少是反应性的，即患者对吸入 NO 不太可能有反应。RV 可能顺应性差，并可能出现限制性生理状态。

## Ross 手术

Ross 手术（图 21-17）是传统 AV 替换术的替代手术，手术将患者自身 PV 放置在 AV 位置，并用同种移植物替代 PV。其优点是手术使用活体瓣膜置换，可以随着患儿一起生长，因此更适合新生儿、婴儿和儿童。

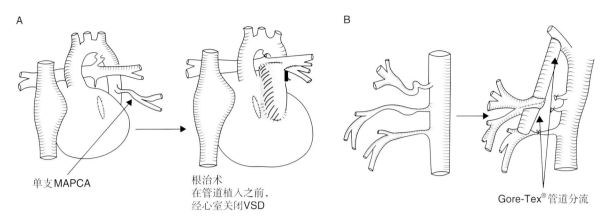

图 21-16　A．合并单支 MAPCAs 的 PA/VSD 的修复术。B．右肺三支体肺侧支的单源化手术示例

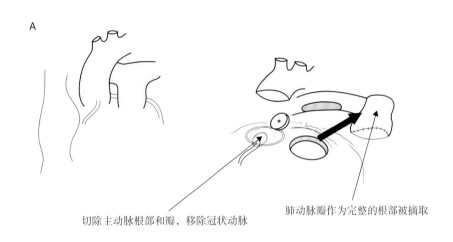

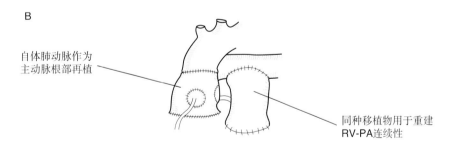

图 21-17　Ross 手术（自体肺动脉瓣移植术）。A．术前和术中观。B．根治术后观

## 解剖学

适应证与成人主动脉瓣替换术（AVR）相似：主动脉反流（AR）、主动脉瓣狭窄（AS）或通常两者兼而有之，患者常伴有先天性二叶 AV。因为新瓣膜也有扩张的风险，明显的主动脉根部扩张是 Ross 手术的禁忌证。复杂的主动脉瓣下狭窄也可以通过扩大手术来拓宽流出道，即所谓的 Ross-Konno 手术。

## 手术矫治

手术死亡率为 2% ～ 3%。这是一个复杂手术，需要切下 PV 作为一个完整的根植入主动脉位置，并进行冠状动脉移植。用同种移植物（同种异体）代替 PV。

术中超声心动图应侧重于节段心室壁功能和新的 AV 结构，查找新 AV 是否有反流或狭窄。

## 术后管理

监测 LA 压用于监测 LV 前负荷。应用心电图查找冠状动脉缺血的证据。应尽早使用超声心动图评估心室功能和"新"AV 功能。该手术需要进行广泛的缝合，因此应避免高血压，并保持患者镇静，维持机械通气，直到所有出血均已控制。

长期以来，对新主动脉根部扩张的担忧导致了人们对这一手术的关注度下降，但对于那些无法进行人工瓣膜置换术的婴儿和小儿，这仍然是一项有意义的技术。

## 功能性单心室分期姑息术

一些病变不适合双心室修复，可以通过一系列二期或三期的姑息性手术完成修复。这些病变例包括三尖瓣闭锁、某些形式的肺动脉瓣闭锁、左室双入口、不平衡型 AVSD、异构综合征及 HLHS。

在新生儿期，可能需要手术来优化 PBF：

- 如果 PBF 不足，可能需要进行动脉分流术（如改良 B-T 分流术，偶尔使用 PDA 支架）；
- 如果 PBF 过多，则用 PA 环缩术从而限制 PBF，以平衡循环。

体、肺静脉血的混合必须无障碍（可能需要房间隔造口术或房间隔切除术）。流向体循环的血流必须通畅（任何与 CoA 或弓发育不良相关的病变都必须修复）。单心室姑息性手术路径总结如下。

一旦新生儿循环达到平衡，所有患者最后都会引入到"Fontan 循环"这一共同路径，即体循环的静脉血直接回流到肺循环（图 21-18）。这通常需要分两个阶段来完成——腔肺分流术和 Fontan 手术（TCPC）。这些内容将在本章的相关节段中讨论。

## 完全性肺静脉异位引流（TAPVD）

完全性肺静脉异位引流（TAPVD）有时也称为完全性肺静脉异位连接（TAPVC）。

### 发病率

TAPVD 发病占所有 CHD 的 1.5%。

### 解剖学

在 TAPVD 中，肺静脉血不再回流至 LA，而是

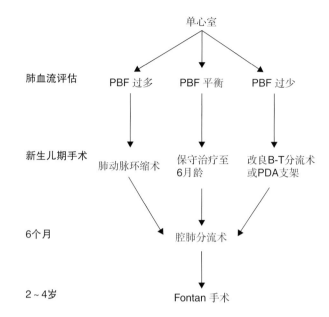

图 21-18　单心室姑息性手术的路径

回流至一个分隔的腔室，并汇入体静脉循环（图 21-19）。心上型 TAPVD 最常见，引流至无名静脉。心下型 TAPVD 引流至下腔静脉，是最容易变异发生梗阻的类型。心内型 TAPVD 引流到冠状窦，通常不发生梗阻。

### 生理学

婴儿发绀是由于肺静脉血重新进入体静脉系统再次混合所致。LV 充盈和体循环输出依赖于开放的卵圆孔（PFO），允许心房水平的右向左分流。状态的好坏关键在于引流是否有梗阻。当通道畅通时，婴儿会有发绀，但情况良好。通路梗阻会导致 PHT、肺充血（CXR 呈弥漫性肺水肿）、呼吸急促和严重发绀。

三房心是指在 LA 内，肺静脉和二尖瓣（MV）之间有一层隔膜的情况。如果膜上无开口或开口小，其表现类似于 TAPVD，治疗方法是手术切除隔膜。

### 治疗

无梗阻的患者病情稳定，但有发绀，需要择期手术。梗阻病例常在新生儿期就出现症状，通常需要机械通气和紧急手术解除梗阻。

### 手术矫治

各种类型 TAPVD 都可以通过手术恢复肺静脉到左房的血流。围术期死亡率为 5% ~ 10%，取决于梗阻程度。手术有肺静脉再狭窄的风险，与不良预后有

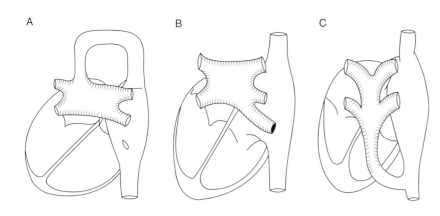

**图 21-19**　三种解剖类型的 TAPVD 的心脏后面观。A．心上型 TAPVD 最常见，引流至升垂直静脉。B．心内型引流至冠状窦，最不可能造成梗阻。C．心下型（注意不是心内型）较少见，引流至降垂直静脉，通常在横膈下方，最容易梗阻

关。术中超声心动图应侧重肺静脉血流，查找狭窄和（或）湍流征象。

## 术后管理

在梗阻病例中，PHT 是不可避免的，并且额外增加了手术的风险。同时 PHT 也是 PAP 监测的适应证。如果担心 PHT，外科医师可能会留下小的 PFO，右向左分流可以降低 PAP，但也会导致动脉血氧饱和度降低。LV 往往顺应性较差，因为它术前未承受过正常前负荷。因此，高 LA 压在意料之中。然而，微量的液体输注都可能会导致 LA 压的大幅增高。吻合口水平梗阻会导致肺静脉充血。如果超声多普勒检查发现肺静脉血流出现梗阻，应考虑再次手术。

## 大动脉转位（TGA）

大动脉转位（TGA）通常被简称为转位。右旋大动脉转位（D-TGA）是最常见的类型，需要在新生儿期矫正。左旋大动脉转位（L-TGA）通常被称为先天性矫正型大动脉转位（ccTGA），是一种罕见、复杂的类型，本章不讨论。

## 发病率

TGA 占所有 CHD 的 5%。

## 解剖学

主动脉起源于右心室，PA 起源于左心室。大血管通常呈前后位关系，主动脉右前位。有许多相关性病变，但"单纯"转位（最常见）意味着室间隔完整（不同于 TGA/ VSD，图 21-20）。

循环结构为并联循环而非串联循环。冠状动脉起源于面向主 PA 的主动脉瓣窦，并有各种变异。使手

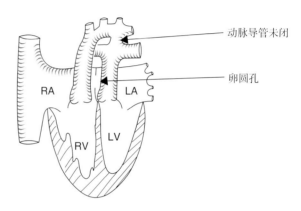

图中标注：动脉导管未闭、卵圆孔、RA、LA、RV、LV

**图 21-20**　TGA 的解剖结构

术变得更为复杂的风险因素包括：

- 异常的冠状动脉形式，特别是壁内冠状动脉（在主动脉壁内走行）和单支冠状动脉起源；
- 大血管侧侧位（而非前后位）；
- 存在其他病变，如 CoA 或 VSD；
- 年龄 > 10 天，轻微风险；年龄 > 42 天，较大风险。

## 生理学

婴儿存在发绀，依赖于 PFO 和 PDA 进行血液混合，VSD 的存在可以促进混合。在室间隔完整型 TGA 中，一旦 PVR 下降，LV 心肌质量将开始退化。VSD 的存在防止了这种情况的发生，因为两个心室压力都处于体循环压力水平。罕见的组合（如 TGA/VSD/PS）可能是平衡良好的发绀型循环，不需要任何早期干预。

## 初期治疗

可能需要输注 $PGE_2$ 维持 PDA 开放和机械通气。心内科医师可以进行房间隔球囊造口术（可在 ICU

内，超声心动图引导下进行），扩大 PFO 改善混合。对于室间隔完整型 TGA 患者，早期管理的目标是在生命的前 10 天，在左室心肌质量退化之前进行手术。对于稍大一点的患儿（＞4 周），在调转手术前，可以考虑 PA 环缩术"锻炼"LV（即增加心肌质量）。

## 手术矫治

采用动脉调转手术纠治 TGA，围术期死亡率为 2% ～ 4%。分离大动脉并进行调转。冠状动脉被分别移植到"新"主动脉根部上。如图 21-21 所示，PA 根部上移至主动脉前面（"Lecompte 策略"）。通常同时修复另外的病变，如 VSD 或 CoA，尽管这会增加手术的复杂性和风险。

术中超声心动图应重点检查 LV 和 RV 功能。检查 LVOT 和 RVOT 以评估 AR 或 PR 的严重程度。常规放置 LA 测压管。

## 术后管理

LV 顺应性差，前负荷的微小变化会引起 LV 压力的显著变化。冠状动脉扭曲或错位可导致冠状动脉缺血。如果心电图（ECG）提示 ST 改变或节律问题，应进行正规的 12 导联心电图检查。返回 ICU 后应行超声心动图检查：

- 评估 LV 功能和节段收缩力；
- 检查 LVOT 和 RVOT，排除残余 VSD；
- 排除新的主动脉瓣反流。

血管扩张剂可能有助于顺应性差 LV 松弛。伴有粗大 PDA 的婴儿术前可能有较高 PBF，需要规律使用利尿剂。较大年龄的调转术后患者（＞4 周）可能需要长时间的正性肌力药支持以"再锻炼"LV。PA 分支狭窄可能发展成晚期并发症。

## 永存动脉干

永存动脉干又称共同动脉干或动脉干。

## 发生率和相关疾病

永存动脉干占 CHD 的 1.5%。它与染色体 22q11 缺失（Di George 综合征）相关。

## 解剖学

永存动脉干为单一心室流出道（动脉干），伴有多叶动脉瓣和 VSD。PA 起源于动脉干，通过主 PA（1 型）或左、右 PA（2 型和 3 型）分别连接于动脉干（图 21-22）。

复杂的变异包括：

- 永存动脉干伴主动脉弓离断；
- 左 PA 中断（由动脉导管供血）。

## 生理学

非限制性肺血流，在新生儿期就导致心力衰竭。婴儿发绀是由于动静脉血流混合，由于 PBF 较大，发绀通常较轻。

## 手术矫治

手术的风险很高，早期死亡率达 10% ～ 15%。手术包括闭合 VSD，将 PA 从动脉干上离断，建立 RV-PA 管道（图 21-23）。

手术风险因素包括：

- 动脉干瓣膜反流；
- 严重的心力衰竭表现；
- 各种复杂变异。

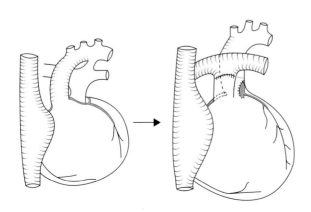

**图 21-21** 动脉调转术

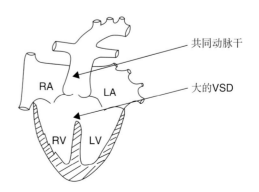

**图 21-22** 永存动脉干的解剖结构

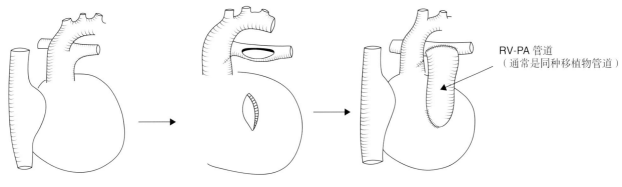

**图 21-23** 永存动脉干手术

RV-PA 管道
（通常是同种移植物管道）

## 术后管理

因为属于高风险手术，所以会延迟关胸。监测 LA 和 PAP 有价值，有 PHT 的风险（特别是大于 6 周的婴儿）。管理目标是将平均 PAP 维持在低于 50% 的平均体循环压的水平。PHT 的治疗包括 $PaCO_2$ 的控制、吸入 NO 和应用酚苄明。超声心动图应重点检查：动脉干瓣膜的反流、残留 VSD，以及流入 RV-PA 管道的血流状况。除非染色体 22q11 缺失被排除，否则应使用辐照血液制品。在没有监测 PAP 的情况下，PAP 可以通过 TR 反流速度和 CVP 来估算（PAP ≈ $CVP + 4V^2$）。

## 室间隔缺损（VSD）

### 发生率和相关疾病

室间隔缺损（VSD）占所有 CHD 的 30%。相关病变包括主动脉缩窄和 VACTERL 综合征（见上文）。需要牢记的是，许多其他的复杂先心病都包括 VSD（如永存动脉干、肺动脉闭锁、法洛四联症）。

## 解剖学

室间隔右侧观如图 21-24 所示。

## 生理学

大多数 VSD 不需要干预，它们要么自发闭合，要么太小不需要闭合。膜周 VSD 不太可能自发闭合，是最有可能需要手术闭合的一类。导致心力衰竭和发育停滞的大 VSD 是最常见的手术适应证。

"非限制性" VSD 是指在超声多普勒检查中没有跨 VSD 压差。这意味着 VSD 一定非常大，RV 压力处于体循环压力水平，并导致 PHT。只要在出生后 6 个月内关闭 VSD，PHT 应可以完全逆转。

不太常见的手术适应证有：

- 中等大小 VSD 的较大年龄儿童，VSD 未闭合并继续产生显著分流（$Q_P : Q_S > 1.5 : 1$）；
- 小的 VSD，并发心内膜炎（通常是射流损伤三尖瓣）；
- 小的膜周 VSD 导致 AV 脱垂入缺损部位，伴 AR。

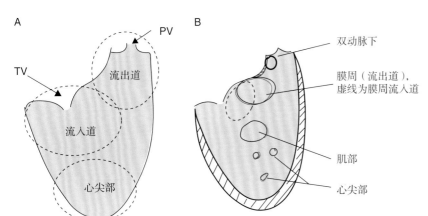

A

TV
PV
流出道
流入道
心尖部

B

双动脉下
膜周（流出道），虚线为膜周流入道
肌部
心尖部

**图 21-24** 室间隔右侧观示意图。A. 室间隔可分为流入道、心尖部和流出道三部分。B. VSD 的位置

## 手术矫治

手术死亡率为 1% ~ 2%。大多数 VSD 经 RA 切口，使用人工补片缝合。术中超声心动图应重点查找残余 VSD，确保 LVOT 无梗阻，并评估 TV 功能。

## 术后管理

患者通常都是术前伴有严重心衰的新生儿或婴幼儿。规律应用利尿剂和血管扩张剂有助于减轻 LV 负荷。

由于房室结临近膜周 VSD，可见不同程度的传导阻滞，因此监测心律十分重要。所有患者都应配备房室顺序起搏导线。房室传导阻滞通常是暂时的（几个小时），但也可以是永久性的（1% ~ 2%）。术后应使用超声心动图重新评估 LV 功能，排除残余 VSD，估测 RV 压力。肺动脉高压危象是一个潜在风险，在简单的 VSD 修补术后并不常见，有较大 VSD 的患儿（＞ 6 个月）存在较大风险。

# 22 小儿心脏手术后监护治疗

原著 Jane V. Cassidy, Kevin P. Morris

孙 瑛 译 张马忠 晏馥霞 审校

本章重点介绍小儿心脏术后管理的关键方面和潜在并发症。至关重要的是相关人员要对诊断、生理学、生理学目标和多学科协作有所认识。

## 常规术后监护

### 交接

患儿从手术室转运到重症监护室（ICU）是术后管理中最薄弱的环节之一。交接信息必须包括患儿的术前状态、术中管理（麻醉药物、灌注、手术方式）、涉及解剖残留或生理状态、潜在并发症和对术后病程的预判。在交接期间，麻醉医师主要负责患儿的监护。交接信息和评估完成后，由监护室医师负责监护。

通常，患儿可归类于以下三类情况之一。

1. 手术相对简单。预计患儿可以快速康复，快速撤除机械通气并拔除气管导管。

2. 手术较复杂。患儿情况尚稳定，临床体征和超声心动图检查结果令人满意，但可能出现低心排状态（LCOS）或全身炎症反应。这部分患儿将维持机械通气及镇静状态，直至医师确认患儿度过危险期并转为满意的稳定状态。

3. 患儿情况不稳定，已确诊为 LCOS。此情况需要多学科联合讨论，制订治疗计划。注意事项包括：是否已排除残存病变？是否存在其他病理问题 [如肺动脉高压（PHT）]？是否有体外生命支持（ECLS）指征？

### 机械通气

大多数儿童术后可以快速拔除气管导管。相关人员了解肺血流量（PBF）的来源及不同循环的心肺交互作用非常重要。为患儿制订个体化的氧合目标，在单心室循环中维持动脉血氧饱和度（SaO$_2$）在 75% ~ 80% 水平，相当于分流指数（Q$_P$：Q$_S$）约为 1。对于 PBF 受限患儿，尤其是依赖体循环静脉血被动回流的病例，术后早期拔管是有益的。相比较而言，容量负荷过重的单心室或受损的左心室（LV）收缩时，需克服体循环后负荷的增加，尤其是在合并房室（A-V）瓣反流时。对于 PHT 而言，动脉血二氧化碳分压（PaCO$_2$）的管理尤为重要。

### 代谢状态

小儿特别容易发生低体温。LCOS 可能导致患儿体温过高，机体需氧量和心肌做功增加，使患儿面临更严重的神经损伤风险。

### 液体与电解质管理

水电解质紊乱很常见。临床可表现为轻度液体超负荷至重度水肿，毛细血管渗漏，血管扩张和低血压，合并全身炎症反应状态。应激反应是机体对手术刺激和体外循环（CPB）的反应，可促进抗利尿激素（ADH）生成。

长时间手术，严重的毛细血管渗漏，或评估认为患儿很可能术后需行肾脏替代治疗（RRT）时，可在手术室放置腹膜透析（PD）导管。即使患儿术后无需腹膜透析，持续引流腹水可能也利于肾脏灌注和机械通气。

在术后最初 24 小时内，限制液体量在总需求量的 25%。少尿很常见，在此期间，在心输出量（CO）增加和 ADH 水平回落前，利尿剂治疗不一定有明显效果。

液体治疗计划依据临床状况进行评估和调整。避免低钾血症和低钙血症很重要。常发生高血糖症，但无证据表明严格控制血糖可改善预后。

患儿可能需要输血才能保证机体充足的氧输送，尤其在单心室循环中，目标血红蛋白量通常为 120 ~ 140 g·L$^{-1}$。

### 营养

此类患儿术前可能存在营养不良，因此充足的营养至关重要。基础代谢率与疾病的严重程度成正比，小儿每天热量需求可高达 150 kcal · kg$^{-1}$。

理想状态下应选择肠内营养。如果出现肠道缺血或内脏灌注问题时，则需谨慎。有时，需进行一段时间的肠外营养。

## 术后异常情况

### 全身性炎症反应

术后较强的炎症反应在小儿心脏手术后很常见，尤其在接受长时间复杂手术后。这种情况可导致内皮细胞功能衰竭，毛细血管渗漏和多器官功能障碍。临床表现包括：全身组织水肿、第三间隙液体丢失（腹膜和胸膜）、持续的容量需求、血管麻痹和血管活性药物需求的增加。

### 低心排状态（LCOS）

CPB 后超过 25% 的患儿会出现 LCOS。最常发生在术后 6 ～ 18 h。高危患儿需保持胸骨开放，以使机械性压迫对心脏的影响降至最小。如果关胸后出现明显的 LCOS，则应考虑重新开胸。

术后出血可能与稀释性凝血病有关。凝血障碍应予以纠正，当患儿调整治疗后仍有出血，再次行手术探查的门槛应适当降低。在处理 LCOS 时，应考虑以下几点。

- 前负荷：依赖体循环静脉血被动回流作为 PBF 来源、具有限制性生理功能或舒张功能障碍的患儿需要更高的前负荷。
- 心率：新生儿每搏输出量（SV）固定，因此极其依赖充分的变时性。房室收缩丧失同步性将使 CO 降低 30%。过度的心动过速会导致冠状动脉灌注受损。丧失心率变异性是即将发生心律失常、心室功能降低或循环崩溃的重要早期迹象。
- 收缩力：应考虑潜在的残留病损，特别是术后 24 h 内收缩功能持续下降。
- 后负荷：应考虑双心室循环和单心室循环这两种情况，正压通气对降低后负荷的潜在获益和对前负荷的影响。

在单心室循环中，全身氧供是否充足取决于肺血流量（$Q_P$）和体循环血流量（$Q_S$）之间的平衡，而 $Q_P$ 和 $Q_S$ 又取决于肺血管阻力（PVR）和体循环血管阻力（SVR）。当 SVR 高于 PVR 时，$Q_P : Q_S$ 的比值常大于 1，小儿的 $SaO_2$ 值将较高（常 > 90%），但其

体循环灌注仍不足。此时控制 SVR 非常重要，且常较控制 PVR 简单。

### 体外生命支持（ECLS）

在重度 LCOS 伴器官功能障碍时，ECLS 技术可使心脏有机会恢复并避免进一步受损，可为易损器官提供可预测 CO。

ECLS 模式包括体外膜氧合（ECMO）或不同类型的心室辅助装置（VAD）。术后行 ECMO 治疗的患儿离院总生存率为 35% ～ 50%。ECMO 也被用于抢救难治性心脏骤停，即急诊体外心肺复苏（E-CPR）。

无论是否行进一步干预，我们的期望都是其功能恢复到一个合理水平。当存在原因不明的不稳定状态时，ECLS 可为进一步分析争取时间。ECLS 的适应证包括：血乳酸含量 > 10 mmol · L$^{-1}$，乳酸升高量 > 3 mmol · L$^{-1}$ · h$^{-1}$ 或血管活性药物应用剂量进行性增加（如肾上腺素剂量 > 0.2 μg · kg$^{-1}$ · min$^{-1}$）。患儿的总体情况是决定是否需要 ECLS 的最重要因素。

ECMO 可支持双心室和肺的功能（气体交换）。可采用低预充量快速实施。其缺点包括：出血和血栓栓塞风险高、需行左心减压、感染发生率高。ECMO 应用亦有时间限制，在使用 7 天后，患儿并发症发生率呈指数级增加。

VAD 可用于支持单个或两个心室功能。它不能替代肺功能，因此患儿肺功能必须达标。同样，当仅用左侧 VAD 时，患儿右心必须发挥功能。应用所有 VAD 都需要进行全身抗凝治疗，因而患儿可伴发出血和血栓栓塞风险。VAD 的作用是有望恢复心脏功能，但较 ECMO 而言，如应用于冠状动脉畸形纠正术后伴严重左室功能障碍的患儿，则需更长的支持时间。如果适合，VAD 也可用作心脏移植前的过渡维持措施，其应用成功率超过 70%。然而，对单心室循环患儿使用 VAD 行支持治疗相对困难，长期应用的成功率很低。

### 心律失常

心律失常很常见。完全性传导阻滞是术后最常见的问题，常发生在房室（A-V）间隔或室间隔缺损修补术、主动脉瓣下切除术和法洛四联症术后。

快速型心律失常多因围术期损伤房室结所致。许多先天性心脏病也与旁路或异位病灶相关，这可能是术后心律失常的原因，而非手术损伤所致。

准确诊断是决定适当治疗的关键。12 导联心电

图（ECG）辅以心房内 ECG（来自临时起搏电极）有助于诊断。心房内 ECG 可放大心房电活动，从而更容易区分心房和心室心电活动（图 22-1）。

交界区异位性心动过速（JET）常发生在术后 24 ~ 48 h，因房室结或希氏束自律性异常引起，有潜在致命性。ECG 显示房室分离、快速的 QRS 节律（160 ~ 260 bpm）、QRS 波形窄。治疗的最终目标是降低异位心率，以生理速率恢复房室同步，起搏心率设置高于 JET 心率。可能需应用肌松剂将机体主动降温至 34 ~ 35℃。停用儿茶酚胺，以尽量减少交感神经系统的激活。抗心律失常药物治疗是二线治疗。胺碘酮为常用药物，但有显著的负性肌力作用和潜在的难治性房室传导阻滞风险。

室性心律失常很少见，通常反映心肌缺血。出现血流动力学不稳定时应考虑直流电复律。有时可能需应用 ECLS 为药物治疗心律失常争取时间。

## 肺动脉高压（PHT）

PHT 可能由于以下几种情况发生。

- 心内或心外分流至肺循环内，导致 PBF 增加。
- 肺静脉压增高。例如，肺静脉异位引流、左心房压高或左心室流出道梗阻导致左室舒张末压升高。
- 肺动脉远端分支狭窄 / 梗阻。

CPB 后，PHT 可能会加重。随着时间推移，高 PBF 和 CPB 影响逐渐减弱，PHT 将逐步改善。治疗的关键是排除残存病变，如左向右分流或肺静脉梗阻。当存在以上情况时，肺血管扩张剂治疗可能加重病情。

通气策略取决于 PHT 原因。例如，单心室循环与房室间隔缺损完全纠治的术后管理完全不同。一般来说，应避免气道压力过高，需考虑呼气末正压通气（PEEP）对右心室前负荷和室间隔偏移的影响，同时应避免高碳酸血症。低碳酸血症降低 PVR 的证据有限，低 $PaCO_2$ 可显著减少脑血流灌注并增加 SVR。

在排除残余分流和肺静脉高压的情况下，吸入一氧化氮（NO）对降低术后急性期肺血管阻力有重要作用。随着患儿病情改善，吸入 NO 可能导致 PHT 反弹，口服西地那非可改善症状。

## 急性肾损伤

急性肾损伤在心脏手术后很常见（约 40%），且是死亡率和发病率增加的独立相关因素。小儿尤其脆弱。急性肾损伤的危险因素包括：主动脉阻断、CPB 持续时间长、应用肾毒性药物和术后 LCOS。持续输注利尿剂常用于治疗液体超负荷，但可能仍需 RRT 治疗。小儿 RRT 常采用腹膜透析，而年长儿童常通过连续的静脉 - 静脉通路行血液过滤和透析。

## 坏死性小肠结肠炎（NEC）

先天性心脏病（CHD）小儿，尤其是单心室循环的新生儿，患坏死性小肠结肠炎（NEC）的概率明显高于正常新生儿。该群体 NEC 的病理生理与早产儿不同，肠道缺血占主导地位。促 NEC 发病的因素包括：CPB 相关的低温应激和炎症反应、低心排状态（LCOS）和舒张期窃血，如体肺（B-T）分流。

所有体循环灌注不良的儿童都易患 NEC，患儿 LCOS 去除前不应行肠内喂养。临床处理为对症支持：肠道休息、抗生素治疗、肠外营养和呼吸机 / 血管活性药物支持治疗。NEC 可能需手术治疗。

## 神经系统损伤

CHD 患儿容易发生神经损伤。病因有多种，包括已存在的基因缺陷、合并症、胎儿神经发育受损和急性围术期缺氧缺血性损伤。高达 40% 的复杂 CHD 患儿有神经损伤。

与手术相关的危险因素中，发生率最高的是主动脉弓梗阻矫治手术，术中需一段时间深低温停循环。尽管可采用顺行性脑灌注等策略来降低神经损伤风

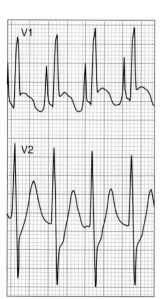

通过将心房起搏导线连接到 V1 获取心房内心电图

P 波皆在 QRS 波前

相应 P 波在体表心电图上显示太小，无法识别

图 22-1　正常窦性心律（NSR）的 P 波信号，在应用心房 ECG（V1）后，较普通 ECG（V2）放大

险，但神经发育随访结果并不支持这些策略的获益。术中产生的微粒和气栓也可能造成神经损伤。

术后 LCOS 和高热引起的脑代谢需求增加时，可导致继发性神经损伤。CPB 后的严重神经损伤现已不常见。神经损伤表现可从局灶性病变、全身性癫痫发作，到周围神经损伤和中风。小儿特别容易发生室管膜下或脑室内出血。

## 膈神经损伤

膈神经损伤可能是由直接创伤、热（冷）刺激或牵拉导致。损伤可能是暂时性的，亦可为永久性的。小儿呼吸依赖于膈肌功能，因此损伤后患儿可能无法脱离呼吸支持，需要折叠膈肌以增加患侧肺容量。双侧膈神经损伤十分罕见，但会导致该患儿需要长期呼吸支持。

## 喉返神经损伤

无论是热损伤还是创伤性损伤，喉返神经损伤在主动脉弓手术中最常见。临床表现为声带麻痹，可能导致拔除气管导管失败。如果患儿能耐受拔管，后续可能持续存在声音嘶哑、哭声微弱及分泌物蓄积和气道保护反射受损等问题。双侧声带麻痹患儿几乎不可避免地需行气管切开术。

## 乳糜胸

术后乳糜胸可能由以下原因引起。

- 胸导管损伤。
- 静脉充盈（体循环静脉）致压力增加，淋巴液生成增加。
- 头颈部体循环静脉回流梗阻导致淋巴液回流受损。

该疾病最常见于腔肺吻合、主动脉弓或右室流出道手术后。

乳糜胸与并发症发生率和死亡率增加相关。如果胸腔引流量持续较大，临床可表现为营养不良、免疫功能受损和凝血功能异常。

治疗包括：排除血栓，使用中链甘油三酯饮食（如果无效则转为肠外营养），针对相关免疫和凝血功能障碍对症支持。对于难治性病例，有人建议使用生长抑素类似物（奥曲肽），但临床证据有限，潜在的不良反应显著。手术治疗为最终方法，可行胸导管结扎，直接关闭对应淋巴管，或行胸膜固定术。

## 血栓形成

固有的凝血功能异常、红细胞增多症和高黏血症可增加发绀型 CHD 患儿自发性血栓形成的风险（3% ~ 11%）。这在单心室循环中尤为重要，因为静脉血栓既可栓塞体循环又能阻塞静脉循环。

# 预后

目前，发达国家 CHD 矫治术的总死亡率低于 3%。ASD 修补术的围术期死亡率小于 1%，而左心发育不良综合征的一期姑息手术治疗的死亡率约为 10%。共存的先天和后天条件是决定预后的重要因素。

## 关键点

- 小儿和成人心脏外科重症监护有许多共同点，儿科临床处理中发生变化的可能性更大。
- 每个复杂病变的管理有明显不同，需具备全面的解剖学和病理生理学知识。
- 良好预后依赖于多学科合作。
- 当心输出量低或临床病程偏离预期时，应及时排除矫治后的残余病变。

## 扩展阅读

Barach PR, Jacobs JP (eds.). *Pediatric and Congenital Cardiac Care. Volume 1: Outcomes Analysis.* London: Springer-Verlag; 2014.

Barach PR, Jacobs JP (eds.). *Pediatric and Congenital Cardiac Care. Volume 2: Quality Improvement and Patient Safety.* London: Springer-Verlag; 2014.

Bronicki RA, Chang AC. Management of the postoperative pediatric cardiac surgical patient. *Crit Care Med* 2011; 39: 1974–84.

Joint Statement on Mechanical Circulatory Support in Children: A consensus review from the Pediatric Cardiac Intensive Care Society and Extracorporeal Life Support Organization. *Ped Crit Care Med* 2013; 14: S1–S118.

Pediatric Cardiac Intensive Care Society 10th International Conference 2014 Consensus Statement: Pharmacotherapies in cardiac critical care. *Ped Crit Care Med* 2016; 17: S1–S108.

# 23

# 成人先天性心脏病

原著　Craig R. Bailey, Davina D. L.Wong

吴启超 译　晏馥霞　张马忠 审校

## 引言

先天性心脏病（CHD）的患病率为（5～9）/1000 新生儿。CHD 治疗水平的不断提高使患者在儿童时期的死亡率大幅降低，这也导致成人先天性心脏病（ACHD）病例增多。超过 90% CHD 患儿存活至成年时期，美国目前约有 200 万 ACHD 患者，是 CHD 患儿的 3 倍。

在 ACHD 患者中，大约 40% 的患者仅有轻微病变，或已经接受过治疗，基本不需要专科医师诊治；35%～40% 的患者需要咨询专科医师；20%～25% 的患者病情复杂，需要终身进行专业治疗。对这些患者如果管理不当，过早死亡的风险将显著增加。

虽然有小部分（约 10%）的 ACHD 患者在成年才接受第一次治疗，但多数患者在新生儿或儿童时期就已经接受治疗。随着青少年患者开始关注自身的健康状况，CHD 治疗从儿科到成人转换的难度有所增加。

ACHD 患者的麻醉依赖于多学科团队合作。麻醉医师要对患者的心脏解剖结构异常及已经接受过的治疗有详细了解。每个患者的心功能状态各不相同，管理也要相应进行调整。ACHD 病情风险可分为低危、中危和高危三个级别（框 23-1）。

ACHD 患者大致可分为两类：接受过矫正或姑息性手术的患者和未经手术治疗的患者。本章的重点是关注中危、高危 ACHD 患者的麻醉管理。

## 特殊情况的考虑

### Fontan 手术

完全 Fontan 手术使腔静脉血直接回流到肺动脉系统，旷置了肺动脉下的右心室。肺部血流被动依赖相对高的 CVP、低 PVR、较低的体循环压力和左室舒张末压（LVEDP）。肺血流量（PBF）需要保持平衡，PBF 太少会导致发绀，而 PBF 过多则会引起肺水肿。随着时间的推移，这些患者会出现静脉压力升

---

**框 23-1　ACHD 风险分级**

**低危**

已矫治病变：动脉导管未闭（PDA），房间隔缺损（ASD），室间隔缺损（VSD）

未矫治病变：单纯主动脉瓣或者二尖瓣轻微病变，单纯的卵圆孔未闭（PFO），小的 ASD 或者 VSD，轻度肺动脉狭窄（PS）

**中危**

人工瓣膜或介入术后

心内分流

中度左心梗阻性病变

中度左心室功能不全

既往大动脉调转手术史

**高危**

肺动脉高压（PHT）

发绀型 CHD

NYHA 3 级或 4 级

艾森门格综合征

严重左心室功能不全（射血分数＜35%）

严重左心梗阻性病变

---

高，导致肝淤血、肺静脉充血、肺动脉压（PAP）增加，最终发生心力衰竭。

### 肺动脉高压（PHT）

PHT 的定义是静息状态下平均肺动脉压（mPAP）高于 25 mmHg，PHT 是围术期的重要危险因素。PHT 的管理策略包括：避免触发 PHT 的因素、在不影响 PVR 的前提下保证良好的氧合、避免酸中毒、限制通气峰压过高等。一些患者术前已经服用一些常规药物，如 β 受体阻滞剂、利尿剂、地高辛或血管紧张素转换酶抑制剂（ACEI），以及特殊肺血管扩张剂，如吸入 NO、前列环素（如伊洛前列素）、钙通道拮抗剂（如地尔硫卓）、磷酸二酯酶 -5 抑制剂（如口服 / 静

脉注射西地那非）或内皮素受体拮抗剂（如波生坦）。在麻醉处理中，必须根据导致 ACHD 患者出现 PHT 的原因进行治疗。

1. 原发性 PHT 以及体肺分流、PVR 增高的患者，可能对肺血管扩张剂有反应。

2. 艾森门格综合征：患者可能长期存在体肺分流，导致肺循环压力持续增高、右向左分流逆转、患者出现发绀。艾森门格综合征对麻醉医师来说具有挑战性，需要把握肺动脉压的控制与可能使发绀加重之间的平衡。艾森门格综合征患者可能对口服肺血管扩张剂有反应，这类患者的右心室对后负荷增加有耐受能力。

3. 左心疾病引起的 PHT：这种情况需要正性肌力支持，并可采用降低体循环阻力的措施。

### 非限制性分流

房间隔缺损（ASD）、室间隔缺损（VSD）和存在体肺侧支的患者，或体肺分流（B-T 分流、Waterston 分流、Potts 分流）手术后患者，在不吸氧、静息状态下的肺循环与体循环血流比（$Q_P : Q_S$）可能为 2:1 或 3:1。吸纯氧后 PVR 降低，导致 $Q_P : Q_S$ 增加，全身氧供减少和代谢性酸中毒。单心室患者以及肺循环依赖体肺侧支的患者，其肺血流和全身氧供之间存在极其不稳定的平衡状态。理想情况下，应通过调节吸入氧浓度，使其与静息状态下吸空气时的氧饱和度接近。呼吸机设置时，采用维持患者 $PaCO_2$ 正常的最低呼吸机参数。

## 术前评估

### 病史

术前评估需要回顾患者原发 CHD 详情、既往介入或开放性手术治疗经过、麻醉记录以及术后心脏病学检查等情况。需重点了解患者现在的心血管解剖结构，是否有残余缺损，其适应性生理改变的程度。许多患者习惯了低运动耐量状态。同时，也应询问患者有无长时间机械通气或气管切开的病史，以及任何肺部相关疾病的详细信息。

应重点关注者有无晕厥史、胸痛、发绀或心律失常史。

发绀型 CHD 患者有血栓形成的风险，应了解其抗凝治疗的详细信息。另外，这些患者可能正在服用 β 受体阻滞剂和 ACEI 类药物，对这些用药史应进行详细了解。

CHD 患者经常合并其他遗传综合征，如唐氏综合征和染色体 22q11 缺失，应了解患者有无相关疾病特征。

### 体格检查

应注意有无杵状指、发绀和充血性心力衰竭体征（颈静脉怒张、肺部湿啰音、肝大和外周水肿）。

对于发绀型心脏病患者或 PHT 患者，气道问题会明显增加其风险。因此，术前应特别注意有无气道相关问题。既往心脏手术史可能导致声带损伤、喉返神经或膈神经麻痹以及霍纳综合征等，术后长期机械通气的患者可能有声门下狭窄。

检查患者脉搏时，可能发现手术后因为分流导致脉搏弱、不规则或消失。心脏杂音和异常心音可能提示有残余心脏异常。

在评估这些患者的神经系统时，可能发现存在发育迟缓和学习困难的情况。这可能与合并先天性疾病、慢性低氧血症或复杂心脏手术后、长时间的体外循环、深低温停循环或长时间重症监护治疗过程有关。脑血管事件发生率在发绀型心脏病患者中高达 14%，尤其是存在心房颤动和高血压的发绀型心脏病患者。

### 实验室检查

*血液检查*：红细胞增多症是发绀患者的代偿机制导致。如果发绀患者的血红蛋白（Hb）为正常水平，其实意味着患者处于相对贫血状态。红细胞增多症会增加血液黏度和发生血栓的风险。Hb 浓度高于 $180 \text{ g} \cdot \text{L}^{-1}$ 是进行术前储存自体血的指征。与之相反，红细胞增多症会导致维生素 K 依赖性凝血因子、纤维蛋白原和血小板缺乏，增加围术期凝血功能障碍风险。

*肝肾功能检查*：41% 的 ACHD 患者有轻度肾功能不全，9% 的患者合并中度或重度肾功能障碍。接受 Fontan 手术、Glenn 分流、Ebstein 畸形或心力衰竭的患者，可能合并肝淤血以及肝合成功能受损。

*胸部 X 线检查*：可能发现患者氧饱和度下降的原因，如胸腔积液、急性胸腔感染或肺水肿；也可发现患者有无脊柱侧凸以及分流血管的钙化情况。

*心电图*：围术期心律失常很常见，可能伴随相应症状，特别是心力衰竭患者。Fontan 术后患者心律失常更常见，可能提示终末期心力衰竭或房室瓣反流导

致的瓣环扩张。室性心动过速（VT）在 ACHD 中较少见，可见于室壁切开术后的患者（如法洛四联症矫治术）。术前 QTc 间期延长提示患者更易出现 VT。

*超声心动图*：如果患者能够配合且声窗良好，只用超声心动图就可以明确诊断并指导处理和预后。它可用于识别解剖结构并评估心室和瓣膜功能，还可以评估分流管道和导管内的血流，以及 PHT 的严重程度。当声窗较差时，经胸超声心动图（TTE）对于评估心外血管结构的价值有限。经食管超声心动图（TOE）通常用于在心脏复律前排除心房内血栓。

*血管造影*：可用于获取有关心腔内压力和血流量的直接信息；也可以用来了解肺循环对氧气和血管扩张剂的反应性、冠状动脉解剖结构，帮助评估是否适合 Fontan 手术。此外，可在血管造影下行介入手术。

*CT*：是对超声心动图评估 ACHD 的补充。尽管存在 X 线暴露的风险，但 CT 可以提供有关心内和心外解剖、冠状动脉和其他血管结构的详细信息。同时也可用于诊断气道和肺部合并症等问题。

*MRI*：可以提供 3D 解剖学和生理学信息。MRI 的高空间分辨率可以清晰显示大动脉、体静脉和肺静脉等心脏外解剖结构。无论心室形态如何，MRI 都可以准确评估血流量、量化分流量和心肌功能，多次测量的重复性佳。MRI 可能是评估右心情况的最佳检查方法，可以准确获取右室容积、肺动脉瓣反流程度、右室流出道和肺动脉近端的功能和形态的详细信息。MRI 可以观察主动脉结构，包括根部动脉瘤和主动脉缩窄情况。

*心肺功能运动试验*：对患者进行心功能、肺功能以及运动耐量的综合评估，可以确定运动受限的原因。ACHD 人群中，特别是新生儿时期曾行开胸术或胸骨切开术的患者，通常存在限制性肺病。

## 麻醉管理

大多数术前用药应一直延续使用到手术日，手术当天停用利尿剂和 ACEI。应仔细权衡抗血小板药的出血与停用后引起血栓栓塞、分流管道闭塞间的风险与获益。根据抗凝剂半衰期确定停用时间，停用华法林后应进行肝素桥接。

术前用药可使用镇静剂，特别对曾有住院经历的患者，术前应用镇静剂可减轻焦虑情绪，但发绀患者需慎用。

由于开胸过程中无法使用体内除颤，二次手术患者术前应常规放置体外除颤电极。所有患者都应行麻醉深度监测（BIS），近红外光谱仪（NIRS）监测的应用越来越广泛。

这些患者建立血管通路会比较困难。既往血管内血栓、导管介入术或血管切除术患者均可能遗留疤痕。行分流术的患者可能会使用外周动脉，从而使外周动脉穿刺也较困难，比如改良 B-T 分流术分流右锁骨下动脉血流。这些患者行上腔静脉置管，但若患者做过 Glenn 分流术或 Fontan 手术，因为可能增加血栓形成的风险，则应尽量选用单腔中心静脉导管，并在建立其他通路后尽快拔除。标准的方法是超声引导下行外周和中心静脉穿刺置管。

应彻底检查所有静脉导管、输液和压力换能器管路是否存在气泡，可以使用管道滤器和单向阀，以降低空气栓塞风险。

尽管麻醉药物的选择需要个体化，并且维持血流动力学平稳是主要目标，基于阿片类药物的麻醉方案依然更适合于心室功能较差患者。应特别注意维持前负荷、心肌收缩力和窦性心律。如果由于各种原因导致体内血液循环时间延长，静脉诱导的起效就会相应迟缓。从理论上讲，存在右向左分流的患者，吸入诱导起效较慢，但因为药物循环时间缩短，所以两者会相互抵消。必须平衡这类患者的 SVR 和 PVR，以避免出现缺氧或组织灌注不足。扩张血管可增加右向左分流，从而降低血氧饱和度，但也可因为代谢率降低使次效应部分抵消。如果需要机械通气，建议设置较短吸气时间，即使吸气峰压增高，也可减少对 PBF 的挤压。

笔者团队给所有非糖尿病患者单次静注地塞米松，对多数患者给予氨甲环酸。血管收缩剂、硝酸甘油和正性肌力药物也需要提前备好，根据需要随时给药。

推荐术中常规进行 TOE 检查。TOE 检查可以确认术前诊断结果、发现先前未确诊的病变、帮助优化心脏功能、指导液体和正性肌力治疗。在手术结束时，TOE 也可用于协助心内排气以及评估解剖结构修复的情况。

区域麻醉和神经阻滞在 ACHD 手术中很少使用，因为阻滞神经后 SVR 显著降低，可能会导致左向右分流的逆转以及体循环充血，而且很难纠正。

## 血液管理

由于输注血液和血制品的风险是公认的，在临床实践中，以尽可能限制使用血液和血液制品为目标。

虽然在术前都会进行交叉配型以备用血，但通过血液回吸收、回输肝素化血液、用血栓弹力图等床旁监测进行个体化处理，使笔者所在医院目前只有不到 10% 的患者需要输注红细胞或其他血液成分。

## 预防性使用抗生素

NICE 于 2008 年 3 月制订了预防感染性心内膜炎指南（www.nice.org.uk/guidance/cg64）。指南提出，专业人员需知晓以下心脏病患者发生感染性心内膜炎的风险增加。

- 狭窄或反流的获得性瓣膜性心脏病。
- 肥厚型心肌病。
- 既往感染性心内膜炎病史。
- 结构性心脏病，包括完全性矫治或姑息手术的结构性心脏病患者，但不包括单纯房缺、完全修复的室缺或动脉导管未闭，以及已经内皮化的介入封堵后患者。
- 瓣膜置换。

应根据当地、国家或国际指南给予预防性抗生素。在笔者所在医院，一般给予单次剂量的太古霉素和庆大霉素。

## 术后护理

相对简单的心脏修复手术，一般遵循"快通道"管理策略。首先，在当天优先安排手术，以便患者可以在当天从 ICU 拔管并转回病房继续监护治疗。当然，多数患者术后需要一段时间的机械通气。笔者所在医院有一个完整、专用的交接表，方便麻醉医师与重症监护医师和护士沟通（见第 22 章）。一般情况下，自主呼吸对改善 Fontan 术后循环有利，但要避免发生高碳酸血症或拔管后气道梗阻。

术后吸入 NO 对 PHT 患者有效。如果术后继续机械通气，推荐缩短吸气时间，即使出现更高吸气峰值压力，也会减少通气对肺血流的影响。术后出血的治疗应以 TEG 等床旁监测为指导。其他处理包括良好的术后镇痛、ACHD 治疗团队的评估、及时恢复抗凝、继续口服肺血管扩张剂、尽快恢复术前治疗用药等。

## 关键点

- 从矫治后仅有轻微缺陷到极端偏离正常生理学状态，ACHD 患者群体范围较广。
- 麻醉管理应设法保持窦性心律和适当的血容量，维持稳定的 CO。
- 对复杂病变患者，应设法维持全身血流和肺血流间的平衡。
- 有效应用预防性抗生素、预防严重出血和血栓栓塞均至关重要。
- 高危患者围术期死亡风险极高，应始终由充分了解病情的多学科团队进行处理。

## 扩展阅读

Bennett JM, Ehrenfeld JM, Markham L, Eagle SS. Anesthetic management and outcomes for patients with pulmonary hypertension and intracardiac shunts and Eisenmenger syndrome: a review of institutional experience. *J Clin Anesth* 2014; 26: 286–93.

Maxwell BG, Posner KL, Wong JK, *et al.* Factors contributing to adverse perioperative events in adults with congenital heart disease: a structured analysis of cases from the closed claims project. *Congenit Heart Dis* 2015; 10: 21–9.

Nasr VG, Kussman BD. Advances in the care of adults with congenital heart disease. *Semin Cardiothorac Vasc Anesth* 2015; 19: 175–86.

Nasr VG, Faraoni D, Valente AM, DiNardo JA. Outcomes and costs of cardiac surgery in adults with congenital heart disease. *Pediatr Cardiol* 2017; 38: 1359–64.

Navaratnam D, Fitzsimmons S, Grocott M, *et al.* Exercise-induced systemic venous hypertension in the Fontan circulation. *Am J Cardiol* 2016; 117: 1667–71.

# 24 体温管理与深低温停循环

原著　Charles W. Hogue, Joseph E. Arrowsmith

任　云译　敖虎山　朱　涛　审校

## 体温控制

对于能将体温维持在严格范围内的动物（恒温动物），体温调节意味着维持热量产生（产热）与热丢失的平衡。产热是代谢活动的结果，尤其是在骨骼肌、肾、脑、肝以及（婴儿的）脂肪组织中；热丢失是由传导、对流、辐射及蒸发导致的生理过程（表24-1）。寒冷使下丘脑受到刺激，激活自主神经系统、锥体外系、内分泌系统及行为机制，维持核心温度稳定。

麻醉和手术可通过血管扩张、与邻近物体和手术铺巾进行的传导、与邻近空气和开放切口的对流散热、热辐射，以及组织中液体蒸发发生热丢失。辐射导致的热丢失是最重要的，丢失量取决于皮肤和周围温差的四次方。由于新生儿体表面积与体积的比值较高，因此较成人更易发生低体温。维护正常体温需要减少被动热丢失和主动加温（框24-1）。术前加温使人体大部分组织温度升高至核心温度，对于接受30 min 内麻醉的患者，对术中低体温有预防作用。由于血管扩张增加热丢失，该措施对更长时间手术的效果不佳。

## 低体温

低体温定义为核心温度低于35℃，发生于热丢失超过了体温调节机制（如冷水浴），以及病理情况（如卒中、创伤、内分泌疾病、脓毒症、自主神经系统疾病、尿毒症）或药物（如麻醉药、巴比妥类药、苯二氮䓬类药、酚噻嗪类药、乙醇）导致的体温调节功能受损。低体温的病理生理改变详见表24-2。

## 治疗性低体温

一些多中心研究证实，对于心搏骤停后自主循环恢复的昏迷患者，轻度人为低体温可能改善患者神经功能预后，低体温应在可用时尽早实施。体外（如降温垫、降温毯及冰袋）或体内（如血管内降温装置）技术可将核心温度降至32 ~ 36℃，并持续12 ~ 24 h。

## 体外循环（CPB）

相对其他措施，CPB 可更快、更有效地改变核心温度。快速降温很少产生不利影响，而升温过程必须缓慢进行。应将进入循环的温血和鼻咽温度差值维持在较小的梯度（如＜5℃），逐渐复温保证了各部位复温更均匀，从而减少了核心与外周组织的温差，避免 CPB 后出现低体温。复温过程中应用血管扩张药，可减缓核心温度升高速度，减小核心和外周组织的温差，但要注意其血压降低情况。

## 深低温停循环（DHCA）

在某些情况下，由于手术入路或术式的需要，需要完全中断血流（框24-2），降低核心温度可在停循环期间保护器官功能。降低核心温度和中断血流的过程称之为 DHCA。

尽管持续时间受限，但 DHCA 提供了极好的手术条件，并改善了器官缺血导致的严重不良后果。DHCA 期间，风险最高的器官是大脑。一定程度上，氧依赖性神经元活动下降、兴奋性神经递质释放减少，介导了低体温的神经保护作用。

表 24-1　麻醉和手术中热丢失的机制及其保护措施

| 机制 | 注释 | 措施 |
|---|---|---|
| 传导 | 使用冷液体及冲洗液 | 液体加温 |
| 对流 | 通风和层流（"风冷"） | 手术铺巾和盖毯 |
| 辐射 | 最重要的因素：人类皮肤是高效的红外能量发射体 | 反光毯 |
| | | 遮光帘 |
| | 依赖于表面积与体质量的比值 | |
| 蒸发 | 皮肤消毒、手术部位及气道 | 加热雾化器 |

**框 24-1　术中的体温维护措施**

| | |
|---|---|
| **热隔绝（如毯子）** | 盖毯中的静态空气导热性低 |
| | 心脏外科手术中对腿和躯干的热隔绝效果有限 |
| **空气加温装置** | 使用加热覆盖物遮盖身体预防辐射热丢失 |
| | 皮肤与热空气接触更大程度降低对流散热 |
| | 加温效果与皮肤接触面积成正比 |
| | 比被动措施和加温垫更有效 |
| **加温垫** | 现代手术床隔热效果好，大部分热量是从身体前部丢失 |
| | 有限的皮肤与床垫接触范围减少了热转移 |
| | 温度＞38℃时，压力和加温有致组织坏死（烧伤）的风险 |
| **辐射加温装置** | 红外能量在靠近身体以及辐射方向与体表垂直时，效果最佳 |
| | 热传递无需保护覆盖 |
| | 未阻碍对流散热 |
| | 最常用于新生儿 |
| **液体加温** | 对于输注冷藏液体（如血液）以及在室温（20℃）下快速输注液体时，液体加温效果最佳 |
| | 对维持量输液（速度缓慢）的加温获益不大 |
| | 4℃的浓缩红细胞可产生 $120\,kJ\cdot L^{-1}$（$30\,kcal\cdot L^{-1}$）的热应力 |
| | 输注 1 单位 4℃的红细胞，成人核心温度降低 0.25℃ |
| **气体湿化** | 呼吸道丢失热量约占丢失总热量的 10% |
| | 被动措施（如加热雾化器）比湿化系统便捷，但后者效果更好 |

## 麻醉注意事项

DHCA 通常用于涉及胸主动脉和肺动脉的复杂手术。在急诊手术（如主动脉夹层）前，通常没有时间进行详细的术前评估。基于病史和体格检查，应预估可能的严重并存疾病（如冠状动脉和脑血管疾病、糖尿病、肾功能不全）。

### 监测

所有手术均需建立标准的外周静脉、有创动脉和中心静脉通路。此外还应考虑到如下情况。

- 右桡动脉和股动脉置管分别可监测主动脉弓近端压力和远端压力，若在脱离 CPB 前放置 IABP，股动脉插管位置可作为解剖学标志。
- 如需离断无名静脉（优化外科暴露），外周静脉应建立在右上肢。
- 中心静脉鞘管可提供快速输液途径，并可通过其插入肺动脉导管。
- 常规使用 TOE 进行大血管、心功能评估，并可协助心内排气。
- 应常规监测至少 2 个部位的温度，鼻咽部或鼓膜温度代表脑组织温度，膀胱或直肠温度代表核心温度。

### 麻醉药物

麻醉药物选择多依赖医疗机构和个人偏好。理论上，相对于吸入麻醉药，使用丙泊酚和阿片类药物的静脉麻醉可降低脑组织代谢率，并保护了血流与代谢的匹配。应考虑到低体温对药代动力学的影响，并相应调整药物剂量。

### 患者管理

DHCA 的应用必然伴随长 CPB 及麻醉时间的延长。应注意避免压疮，避免眼、神经丛以及受压部位的意外损伤。应在各种插管、连接管路、导管、线缆及其他装置与皮肤间放置软垫以防压力性皮肤坏死。

辅助升温装置（如加温床垫、空气温毯）应在麻醉诱导前放置妥当。

## 手术注意事项

诸如 A 型主动脉夹层等手术，通常一开始就行股动脉或右侧腋动脉插管，并进行股静脉插管。股 -

表 24-2 低体温相关病理生理学

| | 轻度（33 ～ 35℃） | 深度（< 28℃） |
|---|---|---|
| 神经系统 | 意识模糊<br>遗忘<br>淡漠，麻醉苏醒延迟<br>判断力障碍 | 意识抑制<br>瞳孔扩大<br>昏迷<br>自主调节功能丧失 |
| 神经肌肉传导 | 寒战<br>共济失调<br>构音障碍 | 肌肉关节僵硬<br>肌强直 |
| 心血管系统 | 心动过速<br>血管收缩<br>血压上升、CO 增加 | 严重心动过缓<br>体循环阻力升高，CO 降低<br>ECG 改变：J（Osborn）波、QRS 增宽，ST 段改变，T 波倒置，房室传导阻滞，QT 间期延长<br>室颤→心搏停止 |
| 呼吸系统 | 呼吸急促<br>氧离曲线左移 | 呼吸缓慢<br>支气管痉挛<br>氧离曲线右移 |
| 肾代谢 | 抗利尿激素抵抗<br>寒冷诱发的多尿<br>药物代谢下降 | 肾小球滤过率降低<br>$H^+$ 和葡萄糖重吸收减少<br>代谢性（乳酸）酸中毒 |
| 胃肠 | | 肠梗阻<br>胃溃疡<br>肝衰竭 |
| 血液免疫 | 血液黏度升高及血液浓缩（体温每降低 1℃，红细胞压积增加 2%）<br>感染风险增加 | 内源性 / 外源性凝血途径受抑制、血小板激活、血小板减少（肝脏隔离）<br>白细胞减少、中性粒细胞及细菌吞噬功能障碍 |

框 24-2　心脏手术与非心脏手术的 DHCA 适应证

**心脏手术**

复杂先天性心脏病矫治术

主动脉瘤、主动脉破裂或夹层手术

主动脉弓重建术

**非心脏手术**

肝、肾细胞癌切除术

颅内巨大动脉瘤手术

颅内动静脉畸形切除术

肺动脉内膜（栓子）剥脱术

股或腋 - 股 CPB 可在胸骨切开之前就使全身降温，并在开胸意外损伤主动脉或心脏导致大出血时，提供一定程度的器官保护作用。在主动脉修复后，将动脉插管直接与人工血管连接，可恢复顺行灌注。在退行性主动脉瘤手术中，可能需要在主动脉弓中段或远端插管，以降低从股动脉逆行灌注导致动脉粥样硬化性栓塞的风险。

选择静脉引流管插入位置和插管类型时，很大程度上取决于外科医师偏好以及手术需要。例如，如需将血液反向灌注至上腔静脉进行逆行脑灌注（RCP）时，应置入双腔静脉引流管；如经颈动脉循环动脉插管进行选择性顺行脑灌注（SACP）时，为了保证颅内静脉充分回流，优化脑灌注压力和预防脑水肿，也应进行双腔静脉引流管插管；为了完整的腔静脉视野，以及避免肿瘤栓塞肺动脉，在经下腔静脉切除肾肿瘤手术中放置右心房滤网，这样比单腔静脉插管，或分别进行上下腔插管效果更好。

在 DHCA 下左侧开胸行主动脉远端手术时，会面对一些问题。由于主动脉近端暴露困难，在手术开始时就需股动脉插管。通常需要横断胸骨延伸切口以达到暴露右房的目的。可经肺动脉插管或使用长的股静脉插管直接进入右房进行静脉引流。

## 体外循环（CPB）

DHCA 需要在标准 CPB 基础上进行一些调整。

- 用于血液稀释时存放肝素化血液的储血袋（见下文。）
- 离心泵优于滚轴泵，可减轻循环血液中细胞成分损伤，减少溶血。
- 增加血液超滤装置，在复温时进行血液浓缩。
- 在动脉管路增加白细胞滤器（见下文）。
- 选择足够容积的贮血器，容纳 DHCA 开始前的血液引流。
- 动静脉旁路和辅助动脉管路，进行 RCP 或 SACP（见下文）。
- 效能好的热交换器。
- 使用肝素涂层回路。

## 降温

CPB 以 2.4 L·min$^{-1}$·m$^{-2}$ 的恒定速度运行，并以水箱 - 血液温差小于 10℃ 的设置开始降温。放置外敷冰袋或冰帽可帮助脑部降温。使用血管活性药将平均动脉压维持于 50 ～ 60 mmHg。发生低体温导致的室颤时，开始进行主动脉阻断并灌注停搏液，置入引流管防止左室膨胀。

尽可能在降温期间完成更多的计划内手术步骤，从而减少 DHCA 持续时间。

持续降温直至脑部及核心温度均达到目标温度并持续 10 ～ 15 min。一些医疗中心使用连续 EEG 监测、诱发电位或颈静脉血氧饱和度判断脑部降温是否足够。

## 停循环

停循环前即刻，将手术台置于轻度头低位，然后停止 CPB 泵，部分血液被引流至贮血器中。血液从患者体内引出后，通过动静脉旁路管路开始内循环，以免血细胞沉积和凝血。然后，开始手术操作，同时关注停循环持续时间。

在 DHCA 期间使用静脉药物无明确效果，并有潜在风险。因此，在 CPB 泵停止后，所有的药物输注均应暂停。

松开主动脉阻断钳并切开主动脉后，冠状动脉和脑动脉有发生空气栓塞的风险。因此，在 DHCA 结束前需进行充分排气，将患者置于头低位，将术野浸没在 4℃ 冰水中。在 DHCA 结束前，再次开始输注麻

醉药物，预防复温时发生术中知晓。

## 停循环的安全时限

确定特定患者的 DHCA 安全时限，使其在该时限 DHCA 后，不发生永久性、致残性神经损伤，但目前尚无精确的方法。新生儿和婴儿通常比成人能耐受更长时间的 DHCA。目前，很难确定某特定患者长时间 CPB、再灌注或复温三个环节与神经系统损伤的关系，但 DHCA 相关神经系统损伤的风险是确定的。

多数患者在 18℃ 下，可耐受 30 min 的 DHCA。当 DHCA 时间超过 40 min 时，神经损伤风险将大幅增加，只有 3/4 的患者可耐受 45 min 的 DHCA。基于动物实验和临床观察，18℃ 下未改良 DHCA 一般不应超过 60 min。但令人沮丧的是，尽管一些患者可耐受超过 60 min 的 DHCA 而未发生明显损伤，但其他患者在少于 20 min 的 DHCA 后却发生了严重脑损伤。当具备间断 DHCA 条件时，很多机构使用近红外光谱仪（NIRS）把握停循环时间。

## 复温

来自动物实验的证据建议，在 DHCA 结束时进行 10 ～ 20 min 的"冷再灌注"（延迟复温）可改善预后。DHCA 后的复温需要相当大的能量转移（图 24-1）。复温过快可导致神经系统功能预后不良。对于接受冠状动脉旁路移植术（CABG）的患者，维持血液与鼻咽部温差小于 2℃，可改善术后认知功能。灌注血液温度不应超过 37℃，当核心温度达到 35.5 ～ 36.5℃ 时可停止 CPB。CPB 后体温大幅下降是不可避免的，有时患者在进入 ICU 时体温可降至 32℃。术中用足够时间进行缓慢复温，使热量均匀分布于核心与外周组织，可减少术后发生低体温的严重程度。

在复温期间，应注意纠正代谢异常，尤其是停循环后再灌注，势必伴随代谢性酸中毒。这种情况下，需要用碳酸氢钠进行滴定或使用超滤纠正酸碱平衡。

### 止血

长时间的 CPB 以及低体温会引起凝血病。精细的手术操作、输注自体血（在 CPB 开始时预存）、在凝血和血栓弹力图等相关实验室检查指导下进行异体成分输血，均有助于恢复止血功能。尽管存在安全隐患，但在 DHCA 下进行的主动脉弓手术中使用抗纤溶药物（如氨甲环酸、ε- 氨基己酸）或抑肽酶，均被证实对改善止血有效。

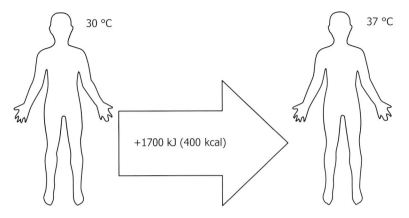

图 24-1 复温过程中的能量转移。假设人体组织平均比热容为 3.5 kJ$^{-1}$ · ℃$^{-1}$（0.83 kcal · kg$^{-1}$ · ℃$^{-1}$），那么，使 70 kg 成人体温从 30℃升高至 37℃，需要转移的能量最低为 1700 kJ（400 kcal），与将 5 L 水温度从 20℃升高至 100℃所需的能量相同。实际上，由于持续的热丢失需要转移更多能量

## 脑保护

低体温是 DHCA 期间最主要的神经保护措施。其他可能减少神经损伤发生的策略包括酸碱平衡管理方式、血液稀释及血糖控制。一些外科操作，如间歇性脑灌注、SACP 和 RCP，均可被用来进行脑保护并延长外科医师手术操作时间。

### 温度

当体温低于 37℃时，体温每降低 1℃，脑代谢率降低 6% ～ 7%，患者的意识和自主调节功能分别在 30℃及 25℃时丧失。在体温低于 20℃时，大脑对缺血的耐受程度是体温正常时的 10 倍。体温为 15 ～ 20℃的 DHCA，可提供最长的停循环安全时间。在头部使用外部冰袋或冰帽，可延迟 DHCA 后大脑的复温。

### 血液稀释

低体温导致的血管收缩，使血浆黏度增加、红细胞变形性降低，导致微循环受损和缺血。在低温 CPB 时，渐进的血液稀释（红细胞压积为 18% ～ 20%）可部分缓解这种现象。一些机构在 CPB 开始前就进行一定程度的等容血液稀释。对于个体而言，在特定温度的最佳红细胞压积尚不明确。重度贫血（红细胞压积＜ 10%）可导致组织氧供不足，尤其在复温期间。

### 酸碱平衡管理

与 pH 稳态血气管理有关的脑血管舒张效应改善了大脑降温，使深部脑组织降温更均匀。然而，pH 稳态管理策略可能诱发大脑代谢性酸中毒，并使脑血流增加、微栓塞增多。相比于在 DHCA 前使用 α 稳态管理，对于在 DHCA 下进行先天性心脏病修复的

新生儿，pH 稳态管理在并发症减少和预后改善方面的表现更好。成人患者在 DHCA 中使用两种管理策略的优劣尚不明确。理论上，在降温期间使用 pH 稳态管理，而在复温时使用 α 稳态管理（即"交叉"管理）似乎更合理。

### 血糖管理

实施 DHCA 过程中，胰岛素抵抗和高血糖均常见。尽管在心脏手术期间进行严格的血糖控制似乎可降低死亡率和感染相关并发症，但其神经保护作用尚未得到证实。

### 选择性顺行脑灌注（SACP）

在头臂动脉、腋动脉或颈动脉进行选择性插管，通过单独动脉管路将氧合血以 10 ～ 20 ml · kg$^{-1}$ · min$^{-1}$ 的速度灌注，维持右桡动脉压力为 50 ～ 70 mmHg。尽管 SACP 使手术可在 22 ～ 25℃下进行（不需降温过低），但常需游离更多主动脉周围血管，并需离断无名静脉。除了手术复杂性增加以及较多管路影响术野外，SACP 还与脑栓塞风险增加相关。行单侧 SACP 时需要完整的 Willis 环。插管放置错误可导致容易被忽视的脑灌注不足。

### 间断脑灌注

在进行 20 min DHCA 后间断恢复全身灌注，是一种延长整体 DHCA 持续时间的处理策略。间断脑灌注通过给大脑补充高能磷酸盐、去除积聚代谢产物，对神经组织产生保护作用。在某些机构，NIRS 被用来指导 DHCA 持续时间及再次灌注的时机。

### 逆行脑灌注（RCP）

由于颅内静脉没有静脉瓣，RCP 可将低温（10 ～

15℃）氧合血通过上腔静脉插管持续对脑组织进行灌注。因颈内静脉有瓣膜，流入大脑的血液最有可能通过奇静脉。奇静脉与椎静脉系统、枕骨大孔静脉丛和颅内静脉窦有交通。经过浅静脉和深静脉系统（包括颈内静脉和颈外静脉）的大量分流，实际上可能只有一小部分进入上腔静脉的血液到达大脑动脉。为此，尚无法界定由 RCP 提供的颅内血流和代谢底物的确切水平。RCP 建议的血流量为 200 ~ 300 ml·min⁻¹，同时上腔静脉压力 < 25 mmHg。

理论上，RCP 的优势包括：大脑降温更均匀，可冲洗气泡、微小栓塞以及代谢产物，防止颅内血细胞微聚集，以及能为大脑输送氧和代谢底物。与 SACP 相比，RCP 延长 DHCA 的安全时限较短。超过 60 min 的 RCP 是永久性神经损伤的重要预测因素。

### 神经功能监测

判断一种监测方式能否获益，取决于该方法是否能在永久性神经损伤发生前提示是否采取干预措施。由于监测不利造成医疗费用增加，以及 1A 类循证医学依据的缺乏，神经功能监测尚未作为"标准监测"项目被广泛采纳。

### 脊髓保护

涉及降主动脉的手术，可通过影响脊髓前动脉（Adamkiewicz 动脉）的脊髓血供而导致截瘫。脊髓保护内容在第 13 章中有探讨。

### 术后护理

术后护理与其他所有接受心脏手术的患者类似。应尽力减轻继发性脑损伤的影响，积极处理发热、低氧、低血压和低灌注。在 DHCA 后，继发于心脏手术后常见的轻度发热都被证实可产生不利影响。

DHCA 相关术后并发症的发生率和严重程度，很大程度上与病变本身严重程度、是否有严重并存疾病以及是否为急诊手术相关。

### 关键点

- 术中低体温最重要的原因是辐射所致热丢失。
- 临床决策应基于核心温度，而不是核心与外周组织温度差。
- 低体温是 DHCA 过程中最重要的脑保护机制。
- 在 DHCA 期间，应用连续或间断脑灌注技术可延长循环停止的安全时限。
- 应在 DHCA 开始前停止输注麻醉药物，并在开始复温时尽快恢复使用。

### 扩展阅读

Arrowsmith JE, Hogue CW. Deep hypothermic circulatory arrest. In Ghosh S, Falter F, Perrino AC (eds), *Cardiopulmonary Bypass*, 2nd edn. Cambridge: Cambridge University Press; 2015, pp. 152–67.

Dorotta I, Kimball-Jones P, Applegate R 2nd. Deep hypothermia and circulatory arrest in adults. *Semin Cardiothorac Vasc Anesth* 2007; 11: 66–76.

Ginsberg S, Solina A, Papp D, *et al*. A prospective comparison of three heat preservation methods for patients undergoing hypothermic cardiopulmonary bypass. *J Cardiothorac Vasc Anesth* 2000; 14: 501–5.

Grigore AM, Murray CF, Ramakrishna H, Djaiani G. A core review of temperature regimens and neuroprotection during cardiopulmonary bypass: does rewarming rate matter? *Anesth Analg* 2009; 109: 1741–51.

Hogue CW Jr, Palin CA, Arrowsmith JE. Cardiopulmonary bypass management and neurologic outcomes: an evidence-based appraisal of current practices. *Anesth Analg* 2006; 103: 21–37.

Khaladj N, Shrestha M, Meck S, *et al*. Hypothermic circulatory arrest with selective antegrade cerebral perfusion in ascending aortic and aortic arch surgery: a risk factor analysis for adverse outcome in 501 patients. *J Thorac Cardiovasc Surg* 2008; 135: 908–14.

National Institute for Health and Care Excellence. Clinical Guidance 65. Perioperative hypothermia (inadvertent). April 2008. www.nice.org.uk/guidance/CG65 (accessed December 2018).

National Institute for Health and Care Excellence. Intervention Practice Guideline 386. Therapeutic hypothermia following cardiac arrest. March 2011. www.nice.org.uk/guidance/ipg386 (accessed December 2018).

Nielsen N, Wetterslev J, Cronberg T, *et al*. Targeted temperature management at 33°C versus 36°C after cardiac arrest. *N Engl J Med* 2013; 369: 2197–206.

Polderman KH, Varon J. How low should we go? Hypothermia or strict normothermia after cardiac arrest? *Circulation* 2015; 131: 669–75.

# 25 体外循环对药物药理学的影响

原著 Jens Fassl, Berend Mets

李轶楠 译　朱 涛　敖虎山 审校

体外循环（CPB）设备对于药物的血浆浓度、分布与消除可产生明显影响。其主要原因是血液稀释、血浆蛋白结合率改变、局部血流量变化、低体温、肺隔离以及 CPB 管路的药物吸附。以上因素受药物的物理、化学及代谢动力学特性影响，使药物的游离血浆浓度与效应位点的浓度发生变化。

## CPB 影响药物代谢动力学的因素

### 血液稀释

由于 CPB 管路预充需要 1500～2000 ml 的晶体液，故 CPB 开始后循环血量增加约 30%，并发生血液稀释。血液稀释的即刻影响为循环游离药物浓度、血浆蛋白浓度与红细胞压积均降低。

药物的最终血浆浓度依赖于血浆蛋白结合（PPB）、初始分布容积以及 CPB 中药物的组织 - 血浆的平衡程度。应考虑到药物的总血浆浓度与游离血浆浓度的差异，只有游离的药物才可移动至效应位点并最终被消除。血液稀释对于 PPB 较高药物的游离部分影响更大，可导致药物从稀释后的血液中向组织内转移，并最终导致循环药物浓度降低。分布容积（$V_D$）是 CPB 中药物浓度的另一个决定因素，$V_D$ 大的药物受血液稀释的影响较小，其原因在于药物的组织储备多，药物可从组织扩散回血浆内。

注射肝素后可以导致部分药物（如丙泊酚）从与血浆蛋白结合的状态中移出，其机制与肝素诱导脂肪酶释放、血浆甘油三酯水解为结合状态的非酯化脂肪酸有关。鱼精蛋白可以逆转这种效应。

如不考虑 PPB 变化导致的游离药物浓度和药物分布变化，血液稀释的急性影响可用以下公式进行评估：

$$\Delta Css = \frac{Css \times Vpp}{V1 + Vpp}$$

$\Delta Css$ 表示药物浓度变化值，$Css$ 表示血液稀释前药物

浓度，$Vpp$ 表示 CPB 预充量，$V1$ 表示中央室或 α 相的 $V_D$。

血液稀释效应提示，CPB 期间给予药物，比在 CPB 之前给予的 $V_D$ 与效应位点的（游离）药物浓度会更高。

### 低血压与血流变化

CPB 可以导致低血压与局部血流变化，在 CPB 开始、主动脉阻断与开放时、灌注停搏液时点变化尤其明显，其机制与 CPB 期间血液黏度与 SVR 降低有关。肝与肾的血流改变可能影响药物的代谢与消除。

### 低体温

气体在血液中的溶解度与温度成反比。因此，与常温状态比较，低体温 CPB 中挥发性麻醉药物的吸入和清除过程均需要更长的时间，才能达到效应位点气体分压发生变化。

低体温可通过直接（酶）抑制和改变肝的血流量影响药物经肝代谢与消除。低体温还可能干扰某些受体与药物的亲和力，并增加挥发性麻醉药物的相对作用强度（框 25-1）。

### 酸碱状态

采取 pH 稳态管理 CPB 时，可以通过增加脑血流而增加药物输送量，并可以改变某些药物的离子化水平和蛋白结合力，从而影响游离药物的血浆（有效）浓度。

### 肺隔离

CPB 中，肺隔离中断肺循环，保留了支气管循环。对于许多 CPB 前注射的药物（如利多卡因、普萘洛尔以及芬太尼）来说，药物可存储在肺内。在肺循环血流恢复以及 CPB 结束后，肺隔离的药物可重新进入循环，从而使体循环药物浓度较之前有所上升，重新达到药物的血浆有效浓度。

**框 25-1　低体温对药物代谢动力学的影响**

● 非静脉途径给药的药物吸收降低

● 中央室向外周室的药物分布降低（$V_D$ 降低）

● 中枢神经系统的药物渗透性改变

● 从外周室到中央室的药物再摄取速率降低，进而降低肝清除率，最终导致消除半衰期延长

● 清除率降低，消除半衰期延长，导致生物转化率降低

● 由于肾灌注、GFR 和肾小管分泌功能降低，药物经肾排泄能力降低

## CPB 管路的药物吸附

体外实验证明，芬太尼、阿芬太尼、挥发性麻醉药、丙泊酚、巴比妥类以及硝酸甘油可发生明显的 CPB 管路吸附现象。理论上，CPB 管路药物吸附可导致药物血浆浓度降低，但其临床意义尚不明确。

# CPB 影响药效动力学的因素

关于继发于 CPB 的药效动力学改变的相关研究报道较少。

体温：低体温使麻醉药用量减少，并且可以降低药物、阿片与烟碱受体的亲和度。

酸碱状态：酸中毒与血浆电解质浓度改变相关，导致易发生心律失常，并增加地高辛发生毒性反应的可能性。

## 特定药物

### 丙泊酚

丙泊酚具有高 PPB（未结合部分 < 4%）和高肝脏摄取率（> 0.8）特点。PPB 变化可以显著改变丙泊酚的麻醉效应。CPB 期间输注丙泊酚（3 ~ 6 mg·kg$^{-1}$·h$^{-1}$）的有关研究相当广泛，在 CPB 开始时，丙泊酚总浓度有所降低，同时伴有游离药物浓度的小幅增高。

CPB 初期，管路的药物吸附作用可降低循环药物总浓度。因为药物清除率降低，药物的血浆浓度可能会有所升高。肝素对血浆游离丙泊酚浓度的影响（见上文）可被鱼精蛋白逆转。Takizawa 等在最近的一项研究中发现，常温 CPB 时，丙泊酚的麻醉效应明显升高。其原因可能不是源于总药物浓度的变化，而是游离药物浓度增高所致。研究者分别采用 4 mg·kg$^{-1}$·h$^{-1}$

和 6 mg·kg$^{-1}$·h$^{-1}$ 两种模式输注丙泊酚，与 CPB 前丙泊酚血液总浓度比较（2 ~ 5 μg·ml$^{-1}$），CPB 过程中两组血液丙泊酚总浓度没有变化，但 CPB 过程中游离丙泊酚浓度增高 2 倍（0.04 → 0.08 μg·ml$^{-1}$，降低丙泊酚输注速度）。丙泊酚效应增强可能与 CPB 中 PPB 下降有关。

## 挥发性麻醉药

CPB 中，挥发性麻醉药的循环浓度受三个因素影响。

● 挥发性麻醉药的血 / 气溶解系数比值：低体温增加吸入麻醉气体的溶解度。

● 挥发性麻醉药组织 / 气溶解系数比值：低体温增加挥发性麻醉药物的组织摄取。

● 氧合器摄取：取决于挥发性麻醉药物以及氧合器的种类。

回顾既往研究，在 CPB 中使用挥发性麻醉药时，达到有效药物分压存在延迟。Nussmeier 等研究表明，在 CPB 后即开始吸入异氟醚（1%，32℃）32 min 后，血液气体分压仅达到了吸入分压的 51%。Mets 等的研究结果表明，在吸入地氟烷 4 min 内，动脉血气体分压可达到吸入分压的 50%，之后需要 28 min 才可达到吸入分压的 68%。地氟烷在 CPB 期间的洗出速度很快，在停止地氟烷吸入并开始复温 4 min 后，动脉血气体分压即可降低 82%，20 min 后可降低 92%。

与上述研究中 CPB 开始即使用挥发性麻醉药相反，Goucke 等研究了 CPB 前与低体温 CPB 中使用恩氟烷（1%）的效果比较。研究发现，当温度降至 28℃ 时，血液内中位恩氟烷浓度（不是分压）比 CPB 前升高了 26%。停机后，血液内中位恩氟烷浓度又恢复到 CPB 前水平。该结果提示，低体温 CPB 可以提高血液内恩氟烷浓度。

## 苯二氮䓬类药物

在 CPB 开始后，苯二氮䓬类药物的血浆浓度有所降低，但在停机后有升高趋势。其机制可能与 CPB 后药物的消除半衰期延长、药物再分布以及血液浓缩有关。

## 阿片类药物

CPB 对阿片类药物的影响取决于输注模式。研究表明，单次注射芬太尼和舒芬太尼后，CPB 可使药物血浆浓度分别降低 53% 与 34%。CPB 管路吸附以及

肺隔离的阿片类药物量与脂质溶解度成正比。与苯二氮䓬类药物一样，CPB 可延长阿片类药物的消除半衰期。

由于肝清除率降低，CPB 期间输注阿片类药物可能会造成明显蓄积。可以按照体温每降低 5℃，降低 30% 瑞芬太尼输注速度的方法，使瑞芬太尼血药浓度接近稳定。

## 肌肉松弛剂

由于 CPB 开始时的血液稀释作用，典型极性药物的血浆浓度将有所降低。然而，脏器血流灌注和低温 CPB 会降低药物代谢与消除速度，在这些作用的叠加作用下，可导致 CPB 期间对肌肉松弛剂的需求降低。由于个体差异较大，如果计划术后早期拔管，推荐术中使用神经肌肉监测。

## 关键点

- 许多物理和化学因素与 CPB 期间的药代动力学变化有关。
- CPB 后分布容积增加导致药物血浆浓度改变，但可被 PPB 的降低平衡。
- 中低温 CPB 和局部血流量变化可降低药物代谢和消除速度。
- 低体温 CPB 可增加挥发性麻醉药血液内的溶解度，从而使药物分压降低。
- 低体温 CPB 可降低麻醉药物 MAC。
- 在 CPB 开始后首次给予挥发性麻醉药时，低体温可能显著增加达到治疗分压所需的时间。

## 扩展阅读

Goucke CR, Hackett LP, Barrett PH, Ilett KF. Blood concentrations of enflurane before, during, and after hypothermic cardiopulmonary bypass. *J Cardiothorac Vasc Anesth* 2007; 21: 218–23.

Mets B, Reich NT, Mellas N, Beck J, Park S. Desflurane pharmacokinetics during cardiopulmonary bypass. *J Cardiothorac Vasc Anesth* 2001; 15: 179–82.

Mets B. The pharmacokinetics of anesthetic drugs and adjuvants during cardiopulmonary bypass. *Acta Anaesthesiol Scand* 2000; 44: 261–73.

Nussmeier NA, Lambert ML, Moskowitz GJ, *et al.* Washin and washout of isoflurane administered via bubble oxygenators during hypothermic cardiopulmonary bypass. *Anesthesiology* 1989; 71: 519–25.

Sherwin J, Heath T, Watt K. Pharmacokinetics and dosing of anti-infective drugs in patients on extracorporeal membrane oxygenation: a review of the current literature. *Clin Ther* 2016; 38: 1976–94.

Takizawa E., Hiraoka H., Takizawa D., Goto F. Changes in the effect of propofol in response to altered plasma protein binding during normothermic cardiopulmonary bypass. *Br J Anaesth* 2006; 96: 179–85.

van Saet A, de Wildt SN, Knibbe CA, *et al.* The effect of adult and pediatric cardiopulmonary bypass on pharmacokinetic and pharmacodynamic parameters. *Curr Clin Pharmacol* 2013; 8: 297–318.

# 26 体外循环的争议

原著 Will Tosh, Christiana Burt

董秀华 译　敖虎山　朱　涛　审校

尽管体外循环（CPB）在临床应用已有60余年，并有大量的相关研究报道，然而，"最佳"CPB方案至今尚未被精确定义。本章讨论有关CPB管理中的争议（框26-1）。

## 压力与流量

长时间低血压与低灌注对机体有不利影响，最易受损的器官是脑。常规CPB过程中，认为平均动脉压（MAP）在40～60 mmHg水平为低血压，但绝大多数患者术后并未出现明显并发症。当术中血压低于此范围时，常规处理方式为增加灌注流量，或者静注血管收缩药物，以增加SVR提升血压。关于CPB的灌注压与流量哪个对器官保护更重要这一问题，目前仍存在争议。表26-1分别汇总了较高与较低的CPB灌注压力对机体的影响。

常温心脏手术时，脑的自主调节功能可使脑血流在50～150 mmHg灌注压范围内维持稳定。低温CPB时，脑自主调节的血压下限降至30 mmHg。在无脑血管疾病相关病史情况下，当MAP高于40 mmHg时，一般不会发生脑组织低灌注。这是成人心脏手术CPB中公认的灌注压下限。目前一般认为，维持CPB灌注压在50～60 mmHg对大多数患者是安全的。

脑的自主调节功能可受多种疾病影响（如高血压、糖尿病），也可受吸入式麻醉药物与血管扩张药物的影响。对于脑自主调节功能障碍以及合并脑血管疾病的患者，提高CPB灌注压至70～80 mmHg是否有利，目前仍存在争议（框26-2）。

1995年报道的一项纳入248例冠状动脉旁路移植患者的随机临床试验结果表明，CPB高灌注压力组（80～100 mmHg）术后半年患者的神经与心脏的综合预后，比低灌注压力组（50～60 mmHg）更好。此研究结果后来受到诸多质疑。第一，其统计分析指标为综合预后；第二，研究者使用了多重比较法；第三，发现低灌注压力组有较高的脑卒中发生率（7.2%）；第四，检验效能不足以发现脑卒中发生率减少50%的情况。次年，作者又接着发表了这组患者中75%病例的TOE结果，显示低灌注压力组术前的

### 框 26-1　CPB 管理中的争议

| CPB 灌注 | 最佳灌注压力 |
| --- | --- |
| | 压力与流量 |
| | 搏动性与非搏动性 |
| 温度 | 常温与低温 |
| 酸碱平衡 | α 稳态与 pH 稳态 |
| 血红蛋白浓度 | CPB 中最低红细胞压积 |
| CPB 设备 | 泵的特性 |
| | 管路内表面处理 |
| | 贮血器的特性 |
| | 心内与心外吸引技术 |
| 微创 CPB（mini CPB） | 避免血液稀释和减少红细胞输注管理方面的特殊要求 |
| 通气与氧合 | 最佳氧合目标 |
| | CPB 中是否进行肺通气 |

### 表 26-1　较高与较低 CPB 灌注压力对机体的影响

| 灌注压力 | 有利方面 | 不利方面 |
| --- | --- | --- |
| 较低<br>（< 60 mmHg） | ↓栓塞率<br>↓血液破坏<br>↓侧支血流<br>术野血液较少<br>↑心肌保护<br>↑心外吸引 | 脑与肾的低灌注 |
| 较高<br>（> 80 mmHg） | 维持了重要器官灌注<br>脑栓塞引起脑损伤时，脑组织侧支血流依赖灌注压 | ↑血液破坏<br>↑栓塞风险<br>↑出血性并发症<br>↑手术缝线的张力<br>↑心脏的侧支血流<br>↓心肌停搏液保护时程 |

**严重动脉粥样硬化**

胸降主动脉严重粥样硬化（Ⅳ级与Ⅴ级）是判断主动脉插管部位（TOE 检查难以发现此处病变）是否具有粥样硬化病变的良好参考

**慢性高血压**

当患有慢性高血压且控制较差时，患者的脑灌注压 - 血流自主调节曲线右移，需要 MAP 超过 50 mmHg 以维持正常的脑血流量

**脑血管疾病**

当患者有脑血管疾病，尤其是脑卒中病史时，患者脑损伤区域的自主调节功能可能相应受损，术后发生神经系统损伤的风险较高

**糖尿病**

糖尿病患者在 CPB 中的代谢 - 血流偶联关系破坏，导致压力 - 血流调节功能部分受损。因此推测，糖尿病患者在常温CPB 期间以及低温 CPB 的复温阶段应维持较高的灌注压

**年龄＞70 岁**

年龄增加并不影响脑自主调节功能。但在 CPB 复温时，高龄患者脑阻力血管的扩张效应可能比年轻人反应慢，导致一过性代谢 - 血流不匹配，以及相应的缺血。除非合并有动脉粥样硬化性疾病或者高血压，否则高龄本身并不是采用较高灌注压力的依据

---

严重主动脉粥样斑块发生率更高（约 30% vs. 40%）。由此推测，CPB 中采用高灌注压力有可能降低严重主动脉粥样斑块患者术后脑卒中的发生率。

与此相反，另一项纳入约 3000 例冠状动脉旁路移植患者的回顾性分析发现，CPB 低灌注压力与术后脑卒中或昏迷的增加显著相关。此结果可能提示，那些被认定具有较高风险的患者，在 CPB 中采用了高灌注压管理方法。研究提示，CPB 中采用高灌注压管理方法或许有风险。

对 MAP 产生影响的因素包括血液黏度、血流速度、麻醉深度以及血管活性药物等，这些因素可影响患者的预后。因此，关于心脏手术中 MAP 维护范围的确定，目前尚缺乏足够证据。

由于存在红细胞压积不一致的设计缺陷，一些CPB 流量对脑血流与代谢影响的研究得到了不一致的结果。目前，唯一可以得出的结论为：在临床规范实践中，正常二氧化碳分压下，适度的流量变化对于心

脏手术患者脑血流的影响非常轻微。

需要牢记的以下两点。

- 组织氧供与 CPB 流量、血氧饱和度以及红细胞压积成正比。
- CPB 流量不能代表器官灌注情况。

大脑是全身唯一可在恒定血压下进行血流量调节的器官（通过改变 $PaCO_2$）。组织灌注不良的表现包括 $SvO_2$ 降低、代谢性酸中毒与高乳酸血症。如果血红蛋白水平正常，常温 CPB 推荐使用 $2.2\ L\cdot min^{-1}\cdot m^{-2}$ 的流量。低温 CPB 时，由于低温可以降低代谢率（体温每下降 7℃，代谢率降低 50%），则 CPB 流量可以相应降低。

最近一项纳入 617 例非搏动性 CPB 灌注下心脏手术患者的研究表明，采用 TCD 评估术中脑自主调节功能，并探讨最佳灌注压力。结果提示，脑自主调节压力的下限与上限分别为（65±12）mmHg 与（84±11）mmHg，最佳灌注压为（78±11）mmHg。

## 常温与低温

在 20 世纪 90 年代中期之前，普遍采用低温 CPB。之后，有研究认为常温心肌停搏液与常温 CPB 可改善心脏手术的心肌保护效果，从而接纳了常温 CPB 技术在临床应用。但是，常温 CPB 虽可改善心肌保护，但缩窄了低温给患者带来的安全范围，同时增加了神经系统损伤的风险。

来自多伦多的研究报道，常温 CPB（33～37℃）与低温 CPB（25～30℃）相比，不增加患者神经系统不良预后的发生率。但亚特兰大研究小组（Mora 等）却报道了相反的结果。随着大规模临床研究的增加，目前的证据提示，常温 CPB 并不增加术后神经系统不良预后的发生率（框 26-3）。

2001 年 Rees 等对 17 个临床研究结果进行了分析，发现低温 CPB 显著降低非致命性脑卒中风险，但增加非脑卒中相关围术期死亡风险。另外，低温 CPB

可增加心肌损伤和低心排状态的发生率，对非致命性心肌梗死的发生率没有影响。结论认为，低温 CPB 在降低临床并发症方面，和常温相比并无显著优势。

## 搏动性血流与非搏动性血流

一直以来，人们普遍认为搏动性 CPB 灌注更符合生理条件，因此较为有益。搏动性血流需要向血液施加额外的动能，可改善红细胞的运输、毛细血管灌注与微循环血流，加强淋巴引流。对于长时间非搏动性灌注转机的患者，血液儿茶酚胺浓度增加与肾素-血管紧张素系统激活，可导致全身血管收缩以及器官灌注减少，停机后易出现低心排状态。通过下列装置可产生搏动性血流：程控滚压式搏动泵、人工心室血泵、平板挤压式搏动泵，在非搏动性血流灌注时加用主动脉内气囊反搏。目前，CPB 机均有产生搏动性血流的功能，不需要增加额外的设备与费用（框 26-4）。由于不同临床研究可能采用不同搏动性灌注的压力流量指标，研究结论可能存在争议。

对于术前合并肾功能不全的患者，CPB 采用搏动性灌注可改善术后肾功能。阻断主动脉去除了搏动性 CPB 对缺血性心肌的获益。1995 年，一项纳入 316 例冠状动脉旁路移植患者的研究结果显示，搏动性 CPB 降低术后死亡率及心血管并发症，但不能改善神经系统预后与认知功能。由于各研究对搏动性血流构成、量化标准及所需 CPB 时程的界定存在差异，因此研究结果未体现可复制性。另外，不同公司的搏动性灌注泵输出动力差别较大，搏动性灌注产生的压力波形受到其他 CPB 部件的干扰。最新发表的一项综述建议，今后此类研究应采用标准化统一的 CPB 系统与管理模式。

## α 稳态与 pH 稳态

某种气体在液体中的溶解度与温度成反比。当温度降低时，血液中溶解的气体总含量保持不变，但该气体分压却随溶解度的增加而降低。当患者处于低温状态时，在 37℃ 条件下得到的血气分析结果，会掩盖低温状态下 $PaO_2$ 与 $PaCO_2$ 的降低情况。体温每下降 1℃，$PaCO_2$ 将降低 4.4%，每下降 1℃ 大致对应下降 2 mmHg（体温为 37℃ 以下时）。如果用温度校正血气结果，低温患者将出现低碳酸血症与碱中毒。目前有两种血气管理模式，即 α 稳态管理模式与 pH 稳态管理模式（表 26-2）。

低温 CPB 使血管对 $PaCO_2$ 的反应性得以保留，故可据此调节器官的血流。低温 CPB 中两种血气管理模式对术后神经系统、心脏与肾并发症的影响存在较大争议（表 26-3）。

目前根据基础与临床研究结果，α 稳态推荐用于

**框 26-4　搏动性与非搏动性 CPB 的假定益处**

**搏动性**

↑心肌（心内膜下心肌）灌注、氧合与收缩性

↑肾（皮质）血流与尿量

↑脑组织灌注

↓儿茶酚胺、肾素、血管紧张素、醛固酮与乳酸水平

保留压力反射器功能

维持胰腺 β 细胞功能

**非搏动性**

↓溶血

↓血小板破坏

CPB 装置系统简单

**表 26-2　临床 α 稳态与 pH 稳态血气管理模式的不同点**

| α 稳态 | pH 稳态 |
| --- | --- |
| 保持酶活性 α 组氨酸-咪唑基的离子化状态恒定 | 无论血温如何变化，维持机体 pH 值为 7.4 |
| 血气分析结果不经过温度校正 | 血气分析结果经过温度校正 |
| 目标为维持 37℃ 时的血气"正常" | 目标为维持实际血温时的血气"正常" |
| 温度校正的低碳酸血症与碱中毒 | 温度未校正的高碳酸血症与酸中毒 |
| 不补充 $CO_2$ | 补充 $CO_2$ |

**表 26-3　α 稳态与 pH 稳态血气管理模式的优点与缺点**

| | 优点 | 缺点 |
| --- | --- | --- |
| α 稳态 | 保留脑自主调节功能<br>↓脑微栓塞<br>↓神经系统并发症<br>↓深低温停循环后的脑损伤<br>改善心肌功能 | 脑组织低灌注风险 |
| pH 稳态 | 脑组织降温更均匀<br>↑$H^+$ 减少代谢<br>血红蛋白氧离曲线右移 | 脑血流的血压依赖性<br>↑脑微血栓<br>↑自由基所致组织损伤 |

成人不间断低温 CPB，而 pH 稳态被推荐用于深低温停循环前的低温 CPB 降温期间。深低温停循环期间神经系统并发症风险增加，部分原因是早期脑组织降温不完全与脑组织代谢率降低不充分。由于脑的自主调节功能随体温降低而逐渐丧失，不同血气管理模式对脑血流调节的影响也随温度下降减小。随机临床研究显示，不论在 CPB 中采用 α 稳态还是 pH 稳态管理，两组脑血流量均依赖于动脉血压，而非 CPB 流量。

pH 稳态管理时，器官代谢（氧耗）减少、$H^+$ 浓度增加，其机制与酸中毒细胞内酶活性异常以及氧利用能力受损有关。

## 红细胞压积

血液黏度与其温度成反比，随红细胞压积提高呈指数级增加。低温使全血黏度和血浆黏度增加，并使红细胞膜的可塑性降低。低温 CPB 期间，由于血液稀释导致血液黏度降低，可改善组织血流灌注，从一定意义上抵消了血液稀释带来的负面影响。受此影响，直至 20 世纪 90 年代末，CPB 常采用高度血液稀释（红细胞压积＜ 20%）。

低温 CPB 时，大多数患者能耐受血液稀释。然而，当实施常温 CPB 时，必须再考虑 CPB 可接受的最低红细胞压积。研究认为，CPB 中的高度血液稀释与停机困难、主动脉内球囊反搏使用率以及死亡率增加相关。Mathew 等的前瞻性研究显示，将患者随机分为 27% 红细胞压积组和 16% 红细胞压积组，16% 组患者的不良事件发生率显著增加，此研究因此被迫终止。其他研究也有相似的结论，即 CPB 中低红细胞压积可导致术后早期（院内）死亡率、术后晚期死亡率、脑卒中、低心排状态、心搏骤停、肺功能异常、肾功能异常以及脓毒症的发生率显著增加。一般认为，低温 CPB 可接受的最低红细胞压积值为 21% ～ 25%。

## CPB 中的输血

CPB 期间组织氧供不足时，可出现代谢性酸中毒与 $SvO_2$ 降低。当 $SaO_2 > 95\%$ 且红细胞压积较低情况下，应马上考虑输注红细胞。2011 年，美国胸外科医师协会（STS）与美国心血管麻醉医师协会（SCA）联合发表了最新临床处理指南，强调了心外科手术围

术期输血与血液保护问题，特别提出了 CPB 期间的输血指征（表 26-4）。目前的共识是及时发现与处理术前贫血、停止使用血小板抑制药物及术中应用血液回收，在减少心脏手术中输血方面起到主要作用。

## 微创 CPB

过去的十年内，CPB 领域努力降低液体预充量、CPB 相关炎症反应以及血液制品输注量，以上各项工作推动了微创 CPB 技术的进步。微创 CPB 的特点见表 26-5。

在 2011 年 STS/SCA 关于血液保护的指南中特别提及了微创 CPB 的应用，其对血液保护的推荐级别为 1A，尤其是对血液稀释不良反应存在高风险的人群，如耶和华见证者（Jehovah's witnesses）教徒和儿科患者。目前已发表的研究结果均来自低风险的择期冠状动脉旁路移植术患者。这些研究结果显示，微创 CPB 可以减少红细胞输注量，不增加不良反应发生率。最近的一项回顾性综述对超过 45 000 例患者进行了分析，该作者认为微创 CPB 对于管路缩短与预充量降低应有所限制。微创 CPB 对管路容积、处理

**表 26-4　STS 与 SCA 的 CPB 输血指南**

| 推荐级别 | 证据级别 | 指征 |
| --- | --- | --- |
| Ⅱa | C | 血红蛋白＝ 6 g·$dl^{-1}$ 时才考虑输血，除非患者有脑血管意外、糖尿病、颈动脉狭窄、脑血管疾病 |
| Ⅱa | C | 血红蛋白＞ 6 g·$dl^{-1}$ 时，是否输血由下列情况决定：<br>● 患者因素（年龄、病情、心功能、重要脏器缺血风险）<br>● 检查指标，如红细胞压积、$SvO_2$ |
| Ⅱb | C | 当患者有重要脏器损伤风险时，维持血红蛋白＞ 7 g·$dl^{-1}$ 较为合理 |

**表 26-5　微创 CPB 的特点**

| 有利方面 | 不利方面 |
| --- | --- |
| 预充量减少（传统 CPB 为 2000 ml，微创 CPB 通常为 500 ml） | 缺少静脉贮血器，安全性降低，一旦静脉引流减少或堵塞，微创 CPB 可能会被迫停机 |
| CPB 时血红蛋白浓度与红细胞压积相对较高，减少输血 | 存在气体进入动脉管路的潜在风险 |
| 没有静脉贮血器，减少血-气直接接触，减轻 CPB 相关炎症反应 | 灌注师、外科医师与麻醉医师的工作强度增加 |

突发事件的反应能力提出更高要求，也使术中调整心脏位置的操作受到限制。以上因素从一定程度上限制了微创 CPB 技术的广泛使用。

## 通气与氧合

在 CPB 中，当肺循环被隔离后，双肺机械通气并不增加患者氧合，但有可能改善停机后的肺功能。最近的一项荟萃分析结果显示，CPB 期间进行机械通气可以改善患者术后的氧合与肺内分流，但并不减少术后肺部并发症与住院时间。目前正在进行一项临床随机对照试验（CPBVENT），研究者通过 CPB 期间采用不同通气模式，观察 CPB 中的通气模式能否改善肺功能，并减少术后并发症（临床试验号：NCT02090205）。

对于 CPB 期间的最佳氧合目标，目前尚不十分确定。高 $PaO_2$ 可以加速空气微栓的吸收，降低伤口感染发生率，但由于氧化应激与血管收缩反应，可导致脏器功能受到不良影响。

## 结论

在 CPB 管理中出现的这些尚待研究的问题，体现了全球心外手术团队对 CPB 管理的重视程度不断增强。可以预见，CPB 技术将随着心血管外科的发展不断进步，相关领域的研究前景也会相当广阔。

## 关键点

- 较高的 CPB 灌注压可减少糖尿病、慢性高血压、严重主动脉粥样硬化患者发生脑卒中的风险。
- 成人患者应用不间断低温 CPB（不需要停循环的情况），推荐选择 α 稳态管理模式。
- CPB 期间可接受的最低红细胞压积水平应由组织氧合程度决定。

## 扩展阅读

Alsatli RA. Mini cardiopulmonary bypass: anesthetic considerations. *Anesth Essays Res* 2012; 6: 10–13.

Chi D, Chen C, Shi Y, *et al.* Ventilation during cardiopulmonary bypass for prevention of respiratory insufficiency: a meta-analysis of randomized controlled trials. *Medicine (Baltimore)* 2017; 96: e6454.

Gold JP, Charlson ME, Williams-Russo P, *et al.* Improvement of outcomes after coronary artery bypass. A randomized trial comparing intraoperative high versus low mean arterial pressure. *J Thorac Cardiovasc Surg* 1995; 110: 1302–11.

Grigore AM, Mathew J, Grocott HP, *et al.* Prospective randomized trial of normothermic versus hypothermic cardiopulmonary bypass on cognitive function after coronary artery bypass graft surgery. *Anesthesiology* 2001; 95: 1110–19.

Hori D, Nomura Y, Ono M, *et al.* Optimal blood pressure during cardiopulmonary bypass defined by cerebral autoregulation monitoring. *J Thorac Cardiovasc Surg* 2017; 154: 1590–8.

Martin TD, Craver JM, Gott JP, *et al.* Prospective, randomized trial of retrograde warm blood cardioplegia: myocardial benefit and neurologic threat. *Ann Thorac Surg* 1994; 57: 298–302.

Mathew JP, Mackensen GB, Phillips-Bute B, *et al.* Effects of extreme hemodilution during cardiac surgery on cognitive function in the elderly. *Anesthesiology* 2007; 107: 577–84.

Miles LF, Coulson TG, Galhardo C, Falter F. Pump priming practices and anticoagulation in cardiac surgery: results from the global cardiopulmonary bypass survey. *Anesth Analg* 2017; 125: 1871–7.

Mora CT, Henson MB, Weintraub WS, *et al.* The effect of temperature management during cardiopulmonary bypass on neurologic and neuropsychologic outcomes in patients undergoing coronary revascularization. *J Thorac Cardiovasc Surg* 1996; 112: 514–22.

Murkin JM, Martzke JS, Buchan AM, Bentley C, Wong CJ. A randomized study of the influence of perfusion technique and pH management strategy in 316 patients undergoing coronary artery bypass surgery. II.

Neurologic and cognitive outcomes. *J Thorac Cardiovasc Surg* 1995; 110: 349–62.

O'Dwyer C, Prough DS, Johnston WE. Determinants of cerebral perfusion during cardiopulmonary bypass. *J Cardiothorac Vasc Anesth* 1996; 10: 54–64.

Patel RL, Turtle MR, Chambers DJ, *et al.* Alpha-stat acid–base regulation during cardiopulmonary bypass improves neuropsychologic outcome in patients undergoing coronary artery bypass grafting. *J Thorac Cardiovasc Surg* 1996; 111: 1267–79.

Rees K, Beranek-Stanley M, Burke M, Ebrahim S. Hypothermia to reduce neurological damage following coronary artery bypass surgery. *Cochrane Database Syst Rev* 2001; 1: CD002138.

Rogers AT, Prough DS, Roy RC, *et al.* Cerebrovascular and cerebral metabolic effects of alterations in perfusion flow rate during hypothermic cardiopulmonary bypass in man. *J Thorac Cardiovasc Surg* 1992; 103: 363–8.

Society of Thoracic Surgeons Blood Conservation Guideline Task Force, Society of Cardiovascular Anesthesiologists, International

Consortium for Evidence Based Perfusion. 2011 update to the Society of Thoracic Surgeons and the Society of Cardiovascular Anesthesiologists blood conservation clinical practice guidelines. *Ann Thorac Surg* 2011; 91: 944–82.

Sun BC, Dickinson TA, Tesdahl EA, *et al.* The unintended consequences of over-reducing cardiopulmonary bypass circuit prime volume. *Ann Thorac Surg* 2017; 103: 1842–8.

The Warm Heart Investigators: Randomised trial of normothermic versus hypothermic coronary bypass surgery. *Lancet* 1994; 343: 559–63.

van Wermeskerken GK, Lardenoye JW, Hill SE, *et al.* Intraoperative physiologic variables and outcome in cardiac surgery: part II. Neurologic outcome. *Ann Thorac Surg* 2000; 69: 1077–83.

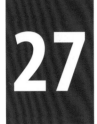

# 27 体外循环的紧急情况

原著 David J. Daly

李雪杰 译　敖虎山　朱　涛　审校

组织失氧合是体外循环（CPB）的严重紧急情况。主要原因包括气体栓塞、氧合器故障及 CPB 流量不足等。

## 严重空气栓塞（AE）

严重 AE 是指直视下可发现的或高度怀疑的较多空气进入血液循环系统的情况，报道的发生率为 1∶1000（或被低估）。在已报道病例中，25% 的严重 AE 病例发生永久性损伤或死亡。

导致严重 AE 的空气可以从手术野、CPB 管路以及留置的动静脉置管中进入血液循环。所有进行 CPB 的患者，均可产生一定程度的静脉系统空气栓子，但一般不会产生严重不良后果。

### 手术野来源

目前认为，从术野进入体内的空气是心脏手术中最常见的气栓来源。空气可以通过切开的心脏或缝合不严的静脉插管进入血液循环。灌注心脏停搏液时，不慎带入空气可导致冠状动脉栓塞。主动脉根部或肺静脉吸引管过高的负压吸引，可能导致空气通过冠状动脉切开部位进入心室。无阻隔离心泵可经动脉插管血液的回流导致进气。

### CPB 来源

CPB 期间一个重要基本原则就是维持 CPB 静脉贮血器中的足够容量。CPB 回路设计、各种监控和报警装置的改进已显著降低了相关不良事件发生的可能性。目前，CPB 设备均配置了静脉和动脉管路气泡检测报警装置。另外，当贮血器液面低于临界水平时，CPB 泵系统会自动关闭。

从鼓泡式氧合器到膜式氧合器的更新换代，显著减少了氧合过程中可能进入循环中的气体量。然而，管道破坏、管路的错误连接以及膜肺完整性的破坏，可导致严重 AE。

### 麻醉来源

监护管路和静脉输液管路未做液体预充，以及使用加压输液装置，均可导致气体进入体内。重复连接正在输注中的输液袋会显著增加 AE 风险，应尽量避免。

### 物理原理

了解气体定律和循环内气泡特性，是成功处理空气栓塞的关键（框 27-1）。氮气和氧气是空气的主要成分，其中氧气很容易被吸收，因此处理的关键是如何促进气泡中氮气的消除。根据查理定律（Charle law）和亨利定律（Henry law），低温会缩小气泡并使血中氮气的溶解度增加。大气压和静水压力阻止溶解在液体中的氮气溢出（玻意耳定律，Boyle law），气体分压决定气泡形成的趋势（亨利定律），如果携带水下呼吸装置的潜水员上升速度过快，可导致血液内出现氮气气泡，发生减压病。

高氧（$PaO_2$ 远高于 13 kPa）的环境下，可以导致氮气被置换（去氮）。动静脉血氧差（即 $PaO_2$ - $PvO_2$）反映氮气被吸收的速度。一个直径为 4 mm（即 0.025 ml）的氮气气泡在呼吸空气时需要 10 多个小时才能被吸收，但如果吸入 100% 氧气，则 1 小时内就可被吸收。与麻醉气体消除一样，去氮的速率与心输出量相关。

| 框 27-1　气体定律 | |
| --- | --- |
| 查理定律 | 在恒定压力下，一定量气体的体积与绝对温度成正比 |
| 玻意耳定律 | 在恒定温度下，一定量气体的体积与绝对压力成反比 |
| 亨利定律 | 在特定温度和平衡状态下，气体在溶液中的溶解度与液面上该气体的平衡分压成正比 |

## 严重 AE 的处理

由于严重 AE 很少见，因此麻醉医师在初次遇到这种情况前，就要知晓可能发生这种严重情况的可能性，并清楚了解处理目标。因此，许多医疗中心制订了自己的管理流程，包括麻醉医师、外科医师和灌注医师的处理预案。制订预案应综合考虑当地实际情况。例如，团队是否有冠状窦逆行灌注停搏液心肌保护的临床经验。该临床情况非常适合模拟训练（框 27-2 和表 27-1）。良好管理的基本原则包括早期诊断、良好沟通和迅速采取已知有效的或可能受益的各种措施。

大多数的处理预案都包括逆行脑灌注（RCP），在发生大脑 AE 情况下使用。在 CPB 停泵并钳夹管路后，外科医师通常会钳夹主动脉插管，断开靠近主动脉插管的动脉管路，并在灌注医师协助下再用液体填充管路。这种做法降低了因拔管以及再插管导致的主动脉损伤风险。然后，将预充好的动脉插管插入 RA 或 SVC，按照 $1 \sim 2 \, L \cdot min^{-1}$ 的速度逆行灌注，

### 框 27-2　CPB 期间巨大 AE 处理基本原则

- 做出诊断
- 将病情通知各团队
- 防止 AE 进一步加剧
- 确定 AE 来源
- 控制器官损伤
- 清除 CPB 回路中的空气
- 排出大动脉中的空气
- 重新建立 CPB 回路

然后松开夹闭主动脉插管根部的钳子，让空气从主动脉排出。最好再配合压迫或阻断下腔静脉以增加脑血流，使 RCP 的效果最大化。直到主动脉插管中不再溢出气泡时，停止 RCP。可以用 TOE 监测升主动脉和主动脉弓的排气进度。

左心房 - 股动脉转流期间发生的严重 AE，也可以用类似方式处理。不过需要在升主动脉或主动脉弓中插入排气管（一般使用停搏液灌注管）进行主动脉排气。

如果术中使用冠状静脉窦插管，便可以把插管从 RA 退到 SVC，并指向头侧，进行 RCP。主动脉中的气体可以经主动脉心脏停搏液灌注插管排出。在 RCP 同时，重新预充 CPB 回路。

理论上讲，颈动脉压迫可以降低顺行灌注脑进气的风险，并促使在 RCP 期间从椎动脉排气；但同时压迫颈动脉也有可能导致斑块破裂和栓塞的风险，需要综合考虑。

使用药物进行神经保护的做法仍然存在争议。尽管在这种情况下会使用各种药物，但没有任何一种显示明确疗效，并且，也没有任何一种药物被批准列为此种临床情况的适应证（框 27-3）。

## 氧合不足

CPB 期间的血液氧合不足可由气体输送系统或氧合器故障导致，表现为动脉血颜色变暗以及 $SvO_2$ 降低，后者与氧的跨膜压力梯度增加相关。ABG 分析可确定临床诊断。作为临时措施，可以增加泵流速，并可将一些动脉血分流给静脉贮血器，从而增加

表 27-1　灌注医师、外科医师和麻醉医师在 CPB 期间发生 AE 时的职责

| 灌注医师 | 外科医师 | 麻醉医师 |
|---|---|---|
| 停止 CPB 泵，夹闭管路 | 夹闭主动脉插管<br>断开主动脉插管 | 颈动脉压迫<br>尽可能的头低位<br>纯氧机械通气 |
| 向贮血器中加入冷液体 | 阻止心脏射血 | 脑保护剂？ |
| 重新填充动脉管路 | 将动脉插管连接到 RA | |
| 开始 RCP，$1 \sim 2 \, L \cdot min^{-1}$ | 在 20℃时启动 RCP<br>从主动脉插管排气 | |
| 停止 RCP | 将动脉管路重新连接到主动脉插管 | |
| 重新启动 CPB 和降温 | 继续进行外科手术 | 维持平均动脉压为 80 mmHg 左右 |
| 缓慢复温 | | 考虑高压氧 |

**表 27-2　氧合器更换的简要方案**

| 1 号灌注医师 | 2 号灌注医师 |
| --- | --- |
| 大声告知手术团队"马上停止 CPB"<br>停泵并钳夹静脉和动脉管路<br>启动计时 | |
| 从贮血器断开静脉管路<br>移除泵管和液位传感器 | 在两个钳子之间用无菌剪刀<br>剪断动脉管路<br>断开热交换器水管<br>移除旧氧合器<br>安装新氧合器 |
| 连接静脉管路 | 连接动脉管路，严格排气<br>重新连接贮血器液位传感器 |
| 安装泵管<br>动脉管路连接动脉滤器<br>大声告知手术团队"恢复 CPB"<br>泵启动<br>停止计时 | 将热交换器水管与氧合器<br>连接<br>重新连接心脏吸引装置<br>完成并归档紧急事件报告 |

$SvO_2$。建议按照框 27-4 中的检查顺序逐项核查。

实施快速床旁监测抗凝，因此凝血异常导致的氧合器故障极为罕见。如果 CPB 中发现 $PaO_2$ 降低、$PaCO_2$ 升高，而且气体出口中存在粉红色泡沫状液体（蛋白质和水进入膜肺的气相），可能表明氧合器发生故障。在 CPB 期间更换氧合器至少需要 2 名灌注医师配合，同时需要短时间停循环。这种不常见情况的处理流程见下文。

## CPB 期间更换氧合器

CPB 过程中，更换 CPB 系统中的最核心组件属于重大事件（表 27-2）。这项内容是应急预案中的"紧急"程序，在低温下执行。发现问题时，灌注医师必须告知外科医师和麻醉医师即将发生 CPB 系统严重运行故障。

## 流量不足

CPB 中流量不足的原因可包括：由于电源或机械原因导致的泵故障、静脉管路"气栓"、管路梗阻（如管路扭结、错位和钳夹）、隐性循环容量丢失和主动脉夹层（框 27-5）。

事实上，CPB 期间的电源故障是一种罕见且不可预测的事件。现代手术间都配有无间断电源系统和备用发电装置，手术室内电源故障的情况极为罕见。现代 CPB 泵配有紧急备用电池，可用于驱动泵和关键监护仪供电。完全断电期间，可用人工摇手柄的办法保证泵的运转。由于体力原因，如果持续 5 min 以上，则需双人交替操作。由于电源问题导致加热器故障，造成复温困难。

如果静脉管路中存在大的气栓，可导致静脉回

**框 27-4　CPB 期间氧合不足检查表**

| | |
| --- | --- |
| 气体供应 | 气体输送回路完好<br>气源与氧合器气体入口连接正确<br>气体流量 > 0.5 L·min$^{-1}$<br>挥发罐无泄漏<br>用回路内的氧监测仪确保 $FiO_2$ 满意<br>废气清除系统无阻塞 |
| 血流 | 确保足够的血流通过氧合器<br>确保完全抗凝 |
| 患者因素 | 确保麻醉深度足够（挥发罐泄漏）<br>排除体温过高（$CMRO_2$ 增加）<br>冷凝集素作用<br>过敏反应 |
| 手术因素 | 重度 AR<br>心脏的过度吸引导致前向血流不足<br>无肺通气时未阻断腔静脉，产生右向左分流效应 |

**框 27-5　CBP 流量不足的原因**

| | |
| --- | --- |
| 电力故障 | 影响最小化：启动无间断备用发电机和使用 CPB 泵自带紧急备用电池 |
| 机械泵故障 | 滚轴头闭塞 |
| 静脉回流 | 气栓，提起心脏 |
| 插管问题 | 完全性梗阻：钳夹未松开<br>部分性梗阻：插管口径过细，扭结 |
| 主动脉夹层 | 管路压力上升和患者动脉压下降 |

流障碍。如果分段抬高管道无法解决，可钳夹静脉插管，断开静脉管路并进行液体填充。

静脉插管的内径决定静脉管路内血液流速。如果静脉插管太细或管路扭结，将导致静脉回流下降，并相应降低动脉泵流量。另外，CPB 泵压过高而动脉压过低，则需要排除动脉管路或氧合器连接是否存在梗阻。

术中发生主动脉夹层，一般在 CPB 开机时就能发现。此时，CPB 动脉管路压力升高而患者动脉压降低。触诊主动脉壁较软，伴有明显扩散的主动脉壁血肿。如果未能做出主动脉夹层的快速判断，其发病率和死亡率均非常高。如能快速诊断、停止 CPB 以及更换主动脉插管部位，则可减小主动脉夹层范围及其

对结局的影响。除以上处理措施外，多数外科医师还要进行规范的升主动脉置换。

## 关键点

- CPB 期间紧急情况并不常见，一旦发生则可能是灾难性的。
- 所有工作人员都应熟悉 CPB 期间严重 AE 的处理流程。
- 如果发生脑 AE，CPB 期间需行 RCP。
- CPB 期间如发生明显 AE，术后应考虑给予治疗性低温（24 ~ 48 h）和高压氧治疗。

## 扩展阅读

Jones NC, Howell CW. Massive arterial air embolism during cardiopulmonary bypass: antegrade blood cardioplegia delivered by the pump – an accident waiting to happen. *Perfusion* 1996; 11: 157–61.

Mills NL, Ochsner JL. Massive air embolism during cardiopulmonary bypass. Causes, prevention, and management. *J Thorac Cardiovasc Surg* 1980; 80: 708–17.

Tovar EA, Del Campo C, Borsari A, *et al.* Postoperative management of cerebral air embolism: gas physiology for surgeons. *Ann Thorac Surg* 1995; 60: 1138–42.

von Segesser LK. Unusual problems in cardiopulmonary bypass. In Gravlee GP, Davis RF, Stammers AH, Ungerleider RM (eds), *Cardiopulmonary Bypass: Principles and Practice.* 3rd edn. London: Lippincott Williams & Wilkins; 2008, pp. 608–13.

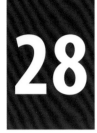

# 28 体外循环在非心脏手术中的应用

原著 Joseph E. Arrowsmith, Jonathan H. Mackay

金　沐译　朱　涛　敖虎山　审校

自从 20 世纪 50 年代早期应用于临床以来，体外循环（CPB）适应证已从心脏手术扩大到胸部、腹部、神经系统等非心脏手术。非心脏手术 CPB 的适应证见框 28-1。

## 麻醉注意事项

CPB 在心脏和非心脏手术中的应用原则类似，但在实际临床操作中，仍有许多重要因素需要考虑。除胸主动脉手术外，非心脏手术 CPB 的应用较少，相关医务人员也缺乏操作经验。此外，非心脏外科医师一般不会在患者处于抗凝状态时进行手术。建议以已发表的病例报告和既往的临床经验为基础，形成详细的诊疗方案，以供将来参考。

股 - 股 CPB 避免了劈开胸骨或打开胸腔，常用于一般非开胸手术。这种情况下，可产生主动脉反向灌注。尽管股动脉插管内径对 CPB 流量影响不大，但较细的股静脉插管可显著减少静脉血回流量。这个

原因使得正常体温下股 - 股 CBP 达到的最大流量可能不能充分满足机体的需要。为了解决这个问题，先进行部分或不完全 CPB，并进行机械通气，直到体温降低程度与 CPB 流量相匹配。需要注意的是，在达到适合的体温之前，应避免低温诱发的心室颤动。

无论在何种情况下，应用 CPB 相关不良事件的风险是相同的。CPB 手术的基本原则包括充分的抗凝、避免空气栓塞和维持重要器官灌注，对以上原则要有同样程度的重视。股动脉插管可能导致下肢缺血或神经损伤（见第 29 章）。在复杂病例中，可在局部麻醉下先建立股 - 股 CPB，之后再进行全麻诱导。

## 胸外科手术

CPB 在升主动脉和主动脉弓手术中的应用已在第 13 章中讨论。针对急、慢性肺血栓栓塞疾病进行的肺栓塞切除术和（血栓）动脉内膜剥脱术，通常需要建立 CPB，其中部分手术还需要深低温停循环（DHCA）。

以往，气管和隆突肿瘤切除术常规需要 CPB。随着腔内介入技术（如支架、冷冻疗法、激光）的发展，CPB 的适应证限制在以下几方面。
- 麻醉诱导后气道梗阻高危患者。
- 心肺移植术后气管裂开的修复。
- 肺切除术后大出血患者的复苏。

## 纵隔手术

大的前纵隔肿瘤（如畸胎瘤、淋巴瘤或精原细胞瘤）患者在麻醉诱导后可能出现气道塌陷和大血管受压。此外，间歇正压通气（IPPV）可致远端小气道气体陷闭。尽管理论上吸入诱导和保留自主呼吸似乎是合理的，但是即使应用七氟醚吸入诱导，诱导过程依然缓慢且存在风险。患者最好取左侧卧位，因为仰卧位可能因肺动脉或上腔静脉受压导致心脏骤停。无论

| 框 28-1 | CBP 在非心脏手术中的应用 |
|---|---|
| 胸部 | 大血管手术 |
| | 肺动脉栓子切除术 / 动脉内膜剥脱术 |
| | 气管支气管重建术 |
| | 纵隔肿瘤切除术 |
| | 肺移植 |
| 腹部 | 伴下腔静脉扩张的肾肿瘤切除 |
| | 肝移植 |
| 神经系统 | 动静脉畸形 |
| | 基底动脉瘤 |
| 复苏 | 不可预见的低体温 |
| | 创伤救治 |
| | 心肺复苏 |
| | 呼吸衰竭（ECMO） |
| | 患者转运 |

是吸入诱导还是清醒插管，都不能完全避免气管插管远端梗阻的风险。如果有任何疑虑，可在麻醉诱导前做好腹股沟部位准备，以备股动脉插管。

## 移植手术

尽管大多数单肺和双肺移植手术可以在无 CPB 的情况下使用标准胸科麻醉技术完成，但是灌注医师要处于随时待命状态。麻醉诱导和 IPPV 常导致终末期肺气肿患者出现严重低血压。气体陷闭和呼吸叠加造成的影响会明显增加右心室后负荷。如怀疑存在肺内气体异常潴留，应暂时断开患者与呼吸机的连接，排出潴留的气体。对于肺气肿患者，如果机械通气设置的呼气时间不足，可造成致命危险。

由血流动力学不稳定、严重高碳酸血症或低氧血症导致的单肺通气不耐受是 CPB 的主要适应证。如果健侧肺出现严重的气体陷闭或罕见的气胸，则会迅速发生呼吸困难。CPB 插管位置的选择很大程度上取决于手术方式（即侧开胸、胸骨切开或横断胸骨的双侧开胸切口）和操作便利性。

在肝移植术中，CPB 偶尔会用于减轻门静脉循环压力或血流动力学不稳定情况下的生命支持。

## 泌尿外科手术

在泌尿外科手术中，CPB 的主要适应证是切除伴有下腔静脉扩张的肾肿瘤（如肾细胞癌或肾上腺肿瘤、肾母细胞瘤）。手术目的是根治性切除病变，手术方式在很大程度上取决于下腔静脉扩张的上限。在晚期病例中，肿瘤组织可能会在脱落后通过三尖瓣，导致血流动力学异常。在这种情况下，由于下腔静脉阻塞而无法施行股-股心肺转流，需要切开胸骨建立 CPB（即上腔静脉至升主动脉）。而切除右心房的肿瘤还可能需要短时间 DHCA。

麻醉医师应了解可能出现的大出血、肿瘤破裂/栓塞和肿瘤伴随症状（如高血糖、高血压、高钙血症和低钾血症）。建议应用短中心静脉导管和经食管超声心动图（TOE），避免使用肺动脉导管（PAC）。

## 神经外科手术

DHCA 在 20 世纪 50 年代末首次使用，直到 20 世纪 60 年代末才被广泛用于颅内动脉瘤手术。胸外插管技术在很大程度上满足了同时开胸和开颅手术的需要。随着神经外科技术的发展，目前除技术要求较高的病例（如颅后窝血管母细胞瘤和巨大基底动脉瘤）外，多数病例都不再需要 DHCA。

## 复苏

心脏外科术后再次手术和 CPB 是处理术后早期心血管衰竭的常用方法。CPB 可用于严重创伤的救治，尤其是气道断裂的情况下。实施前，必须认真权衡肝素化，CPB 的获益与手术出血、颅内出血间的风险。CPB 已成功用于治疗意外体温过低和药物过量（氟卡因、丁哌卡因等）救治，但并不常见。在实际临床工作中，将患者转运到可提供 CPB 的机构还存在一定困难，而这种情况下较高的死亡率和较低的完全神经功能恢复概率也限制了 CPB 的应用。

在对无自主循环患者的复苏中，只有确定患者发生心搏骤停，才考虑使用 CPB 进行复苏。例如，在心导管室经皮介入期间发生的心搏骤停。在未确定发生心搏骤停的患者中应用 CPB，可能会导致难以接受的高死亡率和神经系统并发症。

小型膜氧合器和一次性血液离心机为急性心肺衰竭患者转运提供了足够可靠的方法，便于将患者转移到可提供 ECMO 支持的机构。但是实际上静脉-静脉（而非静脉-动脉）ECMO 常用于心功能正常的呼吸系统疾病患者。

## 关键点

- 对巨大前纵隔肿瘤患者实施麻醉诱导和 IPPV 的风险较大。
- 常温下，股-股 CPB 期间可达到的最大流量可能不能满足机体灌注的需要。
- 在无自主循环的患者复苏中，CPB 只用于确定发生心搏骤停的患者。

## 扩展阅读

Chen Z, Liu C, Huang J, *et al.* Clinical efficacy of extracorporeal cardiopulmonary resuscitation for adults with cardiac arrest: meta-analysis with trial sequential analysis. *Biomed Res Int* 2019; 2019: 6414673.

Conacher ID. Dynamic hyperinflation – the anaesthetist applying a tourniquet to the right heart. *Br J Anaesth* 1998; 81: 116–17.

Ong LP, Nair SK. Non-cardiac surgery functions of cardiopulmonary bypass: In Ghosh S, Falter F, Perrino AC (eds), *Cardiopulmonary Bypass*, 2nd edn. Cambridge: Cambridge University Press; 2015, pp. 239–53.

# 29 体外膜氧合

原著 Simon Colah

王佳琬 译 朱 涛 敖虎山 审校

体外膜氧合（ECMO）既能提供心肺支持（VA-ECMO），也能作为肺支持（VV-ECMO）的手段。该技术使在重症监护室（ICU）环境下有效实施体外循环（CPB）成为可能。在成人患者临床救治中，ECMO 最初用于 ARDS 所致的严重呼吸衰竭。后来，ECMO 在成人患者中的应用逐渐受到争议，很大程度上归因于应用 ECMO 救治的患者结局较差。相对而言，在儿童患者中应用 ECMO 的预后较好，30 多年来对于重症患儿应用 ECMO 救治已成为常规操作。H1N1（猪流感）的流行使人们重新评估 ECMO 在成人呼吸衰竭救治中的临床价值，也让 VV-ECMO 重新受到重视。

第八次机械辅助循环支持注册机构（INTERMACS）年度报告中，纳入 180 多个医疗中心的 2 万多名患者的数据库分析显示，一次性优质体外机械支持设备尤其适合中短期 ECMO，可显著提高患者存活率，且极少出现机械故障，减少管路置入期间的出血，降低感染率。鉴于这些原因，对于心脏术后需要短期心肺支持的患者，相对于心室辅助装置（VAD），临床上更倾向于使用 ECMO。

## 适应证

广义的 ECMO 适应证见框 29-1。目前已有一些评分系统用于预测 VA-ECMO 患者的预后，例如由体外生命支持组织（ELSO）和墨尔本阿尔弗雷德医院（Alfred Hospital）联合开发的 VA-ECMO 生存（SAVE）评分（save-score.com）。

## 禁忌证

通常来说，做出启用 ECMO 的决定非常困难（框 29-2）。在做决定的过程中，医师常会受情绪因素干扰。比如外科医师面对长时间复杂手术后发生难治性心力衰竭的老年患者，或者重症监护医师处理一位病毒感染后急性呼吸衰竭的年轻母亲时。因此，对于是否需要启用 ECMO，应冷静评估患者是否存在禁忌证。

## 设备

典型的 ECMO 系统包括 3 个部件：泵、氧合器和热交换器，通过聚氯乙烯或硅胶管与流入和流出插管连接（图 29-1）。与传统体外循环系统不同，ECMO 系统是封闭的，没有静脉贮血器或动脉滤器，可以在较低的抗凝水平下运行。

### 氧合器

氧合器也被称为膜肺，用于氧和血液并清除二氧化碳，共有三种类型。目前，最初的硅酮螺旋形膜肺多数已被聚甲基戊烯膜肺所取代。

---

**框 29-1　ECMO 的适应证**

- 急性心肌梗死
- 扩张型心肌病
- 暴发性心肌炎
- 心脏手术后低心排状态
- 肺动脉血栓内膜剥脱术后持续性肺动脉高压（PHT）
- 顽固性室性心律失常
- 围术期心搏骤停
- 心脏移植失败
- 暴发性呼吸衰竭

---

**框 29-2　ECMO 的禁忌证**

- 严重主动脉瓣反流
- 主动脉夹层
- 存在抗凝相关禁忌（如颅内出血）
- 多器官衰竭
- 机械通气 10 天以上

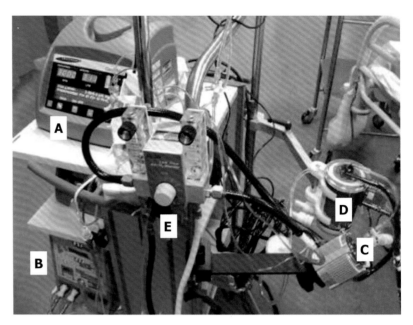

图 29-1 ECMO 装置图。A．泵控制台。B．水温调节装置。C．一次性离心泵。D．内置热交换装置的氧合器。E．空氧混合器

## 插管

VA-ECMO 的插管包括经中心插管和经外周插管两种方式。

### 经中心插管 ECMO

经中心插管 VA-ECMO 的指征包括：体外循环无法脱机，右房、主动脉插管体外循环时间超过 72 h 以上。如果需要长期支持，患者通常需要 VAD 或经外周插管 ECMO 支持。较粗的插管可以增加血流速度，提供最大限度的血流动力学支持，主要风险是出血和感染。

### 经外周插管 ECMO

经外周插管 VA-ECMO 一般通过股静脉或颈内静脉及股动脉插管实施。经外周（股静脉 - 颈静脉）插管通常用于 VV-ECMO。目前，有各种规格（16 ～ 31 Fr）的专用双腔插管（如 Avalon Elite 公司的双腔插管），可以相对容易在床边完成。通常在食管超声和荧光镜引导下，远端（入口）置入下腔静脉，近端（入口）置于上腔静脉，出口置于右心房。

股动脉插管有两个主要风险。

1. 肢体远端缺血：在灌注管远端加用顺行灌注管可降低该风险。

2. 差异性发绀（Harlequin 综合征）：左心室射出的血液与经膜肺氧合后的逆行血液混合，导致进入头部和右臂血液中的氧分压显著降低，此现象称

为差异性发绀。这一问题可通过近端再置入较小的动脉插管解决。

## 管理

管理的总目标是 $SaO_2 > 90\%$，$SvO_2 > 70\%$，满足组织灌注（乳酸浓度正常）。小剂量正性肌力药可用于预防心室扩张和血液淤滞诱发形成心室内血栓，TOE 监测可排除该并发症。通过增加正性肌力药、置入左室引流管或加用 VAD 可降低左心室张力。应用 IABP 可缓解肺水肿。

### 抗凝

如无禁忌证，需要输注普通肝素抗凝，保持 ACT 180 ～ 240 s。使用体外生命支持装置通常会出现血小板减少和溶血，通过输注红细胞和血小板进行处理，维持红细胞压积在 40% ～ 45%，血小板计数 $> 80 \times 10^9 \, L^{-1}$。

### 管路进气的预防

在使用 ECMO 过程中，环路进气是常见风险之一，对此要制订应急方案并对相关人员进行定期规范培训。气体的来源通常是与 ECMO 系统连接的静脉管路和血液滤器。框 29-3 为环路进气的处理主要措施。

### 机械通气

使用 ECMO 期间，通常采用小潮气量（<5ml·kg$^{-1}$）、

**框 29-3 ECMO 环路进气的处理**

1. 钳夹动脉管路
2. 钳夹静脉管路
3. 停泵
4. 回路中加入晶体液（如 Hartmann 液）
5. 将循环管路中的液体引流至低位空的 1000 ml 空输液袋中
6. 拆下一次性电动泵头
7. 当空气排到地面上的输液袋中后，手动操作泵头，使空气进入膜肺
8. 停止向输液袋中排气
9. 打开连接动静脉管路的衔接管
10. 将泵头装回，以 3000 rpm 循环血液
11. 如未见空气，夹闭动静脉衔接管，松开钳子，调整转速至环路进气前水平
12. 如果仍存在空气，不松钳子，重新按照步骤 3～9 进行操作
13. 联系值班灌注医师

低呼吸频率（10 min⁻¹）、低 FiO₂（< 0.6）、加用 PEEP（5～10 cmH₂O）的通气模式，可以减少肺的气压伤、容积伤和肺不张风险。

**脱机**

ECMO 脱机时机主要取决于患者情况。由于 VA-ECMO 脱机时对呼吸和心脏的支持会同时停止，因此需要患者达到以下条件方可脱机：即在最小用量正性肌力药支持下，血流动力学稳定，平均动脉压（MAP）> 60 mmHg，组织灌注充足（即乳酸正常，SvO₂ > 60%）。准备脱机时，单次给予肝素（5000 IU），

在 TOE 监测下，逐渐降低泵的流量，若患者可保持血流动力学稳定达 60 min，则可考虑拔管。对于 VV-ECMO，可通过减少进入氧合器的气体流量来判断是否可以脱机。成人患者在 FiO₂ 为 0.3 情况下，血流动力学稳定、氧和满意，则可考虑脱机。在 FiO₂ 为 0.6，呼吸频率为 15 min⁻¹ 条件下，结果至少应达到 PaO₂ > 60 mmHg、PaCO₂ < 50 mmHg 时，VV-ECMO 方可脱机。

**结局**

据报道，50% 使用 VA-ECMO 患者可出院或转入内科 ICU。一些医院的 ECMO 生存率较低，与 ICU 能力不足相比，可能与选择患者不当更有关。慢性肾衰、ECMO 前长时间机械通气、器官衰竭、心搏骤停、先天性心脏病、脉压低和血清碳酸氢盐水平低是死亡相关风险因素。以下因素与预后改善有关：包括年轻、体重低、急性心肌炎、心脏移植、顽固性室性心律失常、舒张压较高和吸气峰压较低。对于已建立 VA-ECMO 的患者，6 小时 PREDICT VA-ECMO 评分（基于乳酸、pH 值和碳酸氢盐水平等指标）可较好地预测患者结局。

**关键点**

- 可在麻醉诱导前在局麻下建立股-股体外循环。
- ECMO 用于心脏术后低心排状态的治疗越来越多。
- 需要对 ECMO 后存活患者的生活质量进行更详细的评估，以完善目前的适应证和患者选择。

**扩展阅读**

Charlesworth M, Venkateswaran R, Barker JM, Feddy L. Postcardiotomy VA-ECMO for refractory cardiogenic shock. *J Cardiothorac Surg* 2017; 12: 116.

Grecu L. Extracorporeal membrane oxygenation. In Ghosh S, Falter F, Perrino AC (eds), *Cardiopulmonary Bypass*, 2nd edn. Cambridge: Cambridge University Press; 2015, pp. 121–8.

Khorsandi M, Dougherty S, Bouamra O, *et al.* Extra-corporeal membrane oxygenation for refractory cardiogenic shock after adult cardiac surgery: a systematic review and meta-analysis. *J Cardiothorac Surg* 2017; 12: 55.

Kirklin JK, Pagani FD, Kormos RL, *et al.* Eighth annual INTERMACS report: special focus on framing the impact of adverse events. *J Heart Lung Transplant* 2017; 36: 1080–6.

Schmidt M, Burrell A, Roberts L, *et al.* Predicting survival after ECMO for refractory cardiogenic shock: the survival after veno-arterial-ECMO (SAVE)-score. *Eur Heart J* 2015; 36: 2246–56.

Wengenmayer T, Duerschmied D, Graf E, *et al.* Development and validation of a prognostic model for survival in patients treated with venoarterial extracorporeal membrane oxygenation: the PREDICT VA-ECMO score. *Eur Heart J Acute Cardiovasc Care* 2018 Jul 1:2048872618789052. doi: 10.1177/2048872618789052.

# 心血管监测

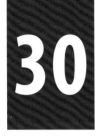

原著　Arturo Suarez, Jonathan B. Mark

程　怡 译　薛富善　吴安石 审校

## 动脉血压监测

直接监测动脉血压是快速了解血流动力学变化的金标准。其他适应证包括合并严重心血管疾病、无法进行无创血压测量以及需要频繁采动脉血的情况。测压部位最常采用桡动脉，也可选用股动脉、肱动脉、腋动脉与足背动脉。动脉置管的并发症包括出血、血栓形成、血管痉挛、远端缺血、夹层、感染、误经动脉给药、假性动脉瘤与动静脉瘘形成。

MAP 在动脉系统几乎恒定，故可作为最准确的脏器灌注压监测指标。而收缩压与舒张压在动脉系统中不同位点可发生明显改变（图 30-1）。随着监测部位向远端移位，动脉压力波形发生特征性变化：收缩压上升支变陡，收缩压峰值变高，重搏波切迹延后且变平缓，舒张波更明显，舒张压更低（图 30-2）。

远端脉搏放大效应导致外周动脉比主动脉有更宽的脉压波形。与之相反，低温体外循环期间，由于监测的是外周动脉血压波形，因此，中心动脉的收缩压与 MAP 均会被低估。

为保证监测结果准确性，传感器一般放置于与心脏持平的腋中线水平。患者体位或手术床位置改变后，需重新调整传感器位置以避免测量失真。

测压系统阻尼过低时（图 30-3A）可导致收缩压过高、舒张压过低以及脉压增大。相反，测压系统阻尼过大时（图 30-3B）可出现收缩压上升支变缓、脉压减小，导致收缩压过低而舒张压过高。导致阻尼异常的常见原因包括血栓、气泡、管路扭曲打结、连接松动或冲洗袋压力不足。

## 中心静脉压监测

中心静脉压（CVP）用于估测右房（RA）压，其监测值与血管内容量、右室（RV）功能以及静脉血管张力相关。中心静脉常用置管部位包括颈内静脉（IJV）、锁骨下静脉（SCV）与股静脉。置管并发症包括出血、血肿、误入动脉、神经损伤、心律失常、感染、气胸、血栓形成、气道压迫、空气栓塞与心脏压塞。

导丝置入深度应限制在上腔静脉 - 心房交界处（CAJ）的上方，从而避免推送过程中出现心律失常。一般来说，右侧 IJV-CAJ 的距离最短（16 cm），左侧 SCV-CAJ 的距离最长（21 cm）。右侧 SCV-CAJ 和左侧 IJV-CAJ 的距离居中（分别为 18 cm 和 19 cm）。因 SCV 置管的感染率最低，因此长期置管时其可作为首选。然而，由于 SCV 不易压迫，故在患者有凝血功能异常时，SCV 置管为相对禁忌。股静脉虽然易于压迫，并发症较少，但感染风险较高。多项临床研究证实，超声引导下穿刺置管可以降低置管失败率与并发症发生率。

尽管 CVP 常用于评估血管内容量，但其测量值

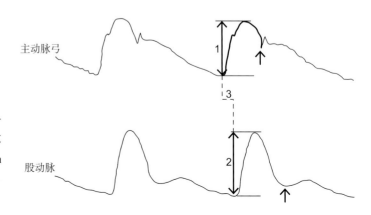

**图 30-1**　监测部位对动脉压力波形的影响：主动脉弓对比股动脉。随着监测部位向远端动脉移位，MAP 保持不变，但收缩压与脉压均增大（Reproduced with permission from Mark JB. *Atlas of Cardiovascular Monitoring*. New York，NY：Churchill Livingstone, 1998；Figure 8.4.）

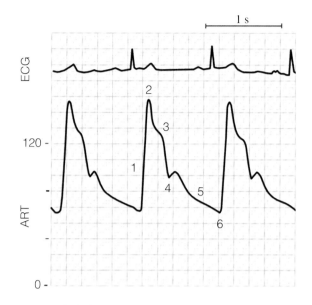

图 30-2 正常动脉血压波形包括：（1）收缩期上升支，（2）收缩期峰值，（3）收缩期下降支，（4）重搏切迹，（5）舒张期血流向外周流动，（6）舒张压（Reproduced with permission from Mark JB. *Atlas of Cardiovascular Monitoring*. New York，NY：Churchill Livingstone，1998；Figure 8.1.）

会受患者体位、正压通气、三尖瓣（TV）反流、RV 功能障碍、肺与心包疾病的干扰。因此，CVP 变化趋势相比其绝对值能更好地指导液体治疗。

RA 压或 CVP 波形由 3 个收缩波形（c 波、x 降支、v 波）和 2 个舒张波形（y 降支、a 波）组成。a 波代表心房收缩，c 波代表收缩期开始 TV 关闭。x 降支期间，心室收缩射血使心房快速充盈，在收缩末期出现 v 波。心室舒张早期 TV 开放，血液从右房快速进入右室形成 y 降支。血流从腔静脉进入右房的速度在 x 波至 y 波期间达到峰值（图 30-4）。

仔细分析 CVP 波形可辅助诊断部分心律失常。房颤时，心房失去收缩功能，导致 a 波消失。房扑可

出现锯齿状的 f 波。交界性心律、完全性房室传导阻滞与室性心动过速均为房室分离心律。以上情况下，可出现高大 a 波，其原因是心房收缩时三尖瓣处于心室收缩期的关闭状态。

CVP/RA 压正常值为 0 ~ 8 mmHg，一般低于肺动脉楔压（PAWP）。然而，当发生心脏压塞时，由于左右心舒张压均增加，可出现 CVP 与 PAWP 接近且显著升高的典型血流动力学特点。

## 肺动脉导管

早在 20 世纪 70 年代，肺动脉漂浮导管（PAFC）就开始用于心脏病与危重症患者的管理。然而时至今日，不但没有相关随机试验或荟萃分析证实 PAFC 监测能改善患者预后，一些研究反而证实 PAFC 使相关并发症、住院时间以及住院费用均有所增加。PAFC 除可直接测量 RA 压、肺动脉压（PAP）与 PAWP 外，还可计算混合静脉氧饱和度（$S_{\bar{v}}O_2$）与 RV 心输出量（CO）等参数（图 30-5）。

除可发生上述中心静脉置管的并发症外（见上文），PAFC 还可发生如导管打结、肺梗死与 PA 破裂这类严重并发症。虽然 PA 破裂较为罕见（发病率为 0.1% ~ 1%），但其死亡率接近 50%。因此应避免 PAFC 导管嵌顿或者气囊持续充气，以减少肺缺血或梗死的发生。导管嵌顿之后，任何给气囊充气的动作均可能导致 PA 破裂。在测量 PAWP 之后，应将 PAFC 回撤几厘米，以避免导管向远端移位并嵌顿。此外，拔出导管时气囊应处于非充气状态，以最大限度地降低损伤 PV 与 TV 的风险。

PAFC 置入需借助导管尖端 1.5 ml 小气囊的漂浮作用以通过右心系统。由于右侧 IJV 直通右心房，故

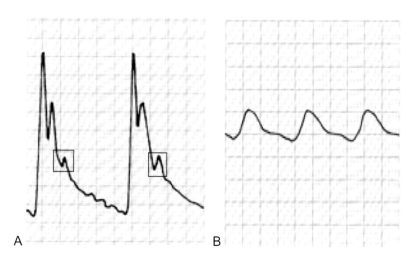

图 30-3 A．阻尼不足的动脉压波形。标识表示重搏切迹后出现第二个收缩峰。B．阻尼过高的动脉压波形（Reproduced with permission from Mark JB. *Atlas of Cardiovascular Monitoring*. New York，NY：Churchill Livingstone，1998；Figures 9.3 & 9.4.）

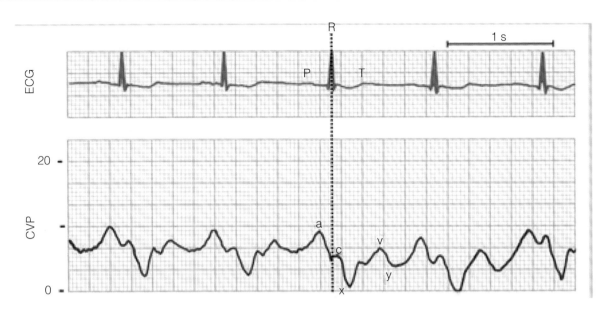

**图 30-4**　正常 CVP 波形。注意 CVP 各个波与心电图 R 波时间的对应关系（Reproduced with permission from Mark JB. *Atlas of Cardiovascular Monitoring*. New York，NY：Churchill Livingstone，1998；Figure 2.4.）

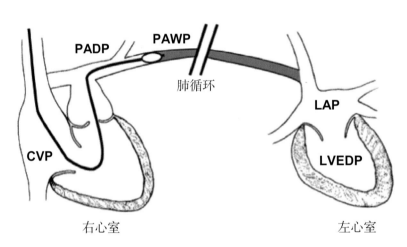

**图 30-5**　PAFC 评估心脏充盈情况。如图所示，PAFC 楔入 PA 远端以间接评估下游的左心充盈压。PA 舒张压可估测左房压（LAP）与左室舒张末压（LVEDP）。影响上游压力（如 CVP 和 PA 舒张压）与下游压力（如 LAP 和 LVEDP）关系的因素包括 LV 顺应性、心率、二尖瓣疾病、肺血管阻力与肺泡毛细血管压力。当肺泡毛细血管压力超过肺血管内压时，以及发生二尖瓣狭窄、肺动脉高压与心动过速时，PAWP 可高估 LVEDP（Modified and reproduced with permission from Mark JB. *Atlas of Cardiovascular Monitoring*. New York，NY：Churchill Livingstone，1998；Figure 4.1.）

为 PAFC 置入的首选入路。此入路一般于 20 ～ 25 cm 出现 RA 压力波形，25 ～ 35 cm 处出现 RV 压力波形，35 ～ 45 cm 处出现 PA 压力波形，而 PAWP 通常于 50 ～ 60 cm 时可以获得。配合体位调节有助于 PAFC 成功放置，包括头低位（利于从 RA 漂浮到 RV）以及头高右倾位（利于从 RV 漂浮到 PA）的调节。

放置 PAFC 过程中，主要通过压力波形判断导管位置（图 30-6）。PAFC 嵌入 PA 远端后，导管尖端通过静止的血液与舒张期 LV 相连是 PAWP 估测 LVEDP 的生理基础。尽管 PAWP 也可间接估测 LA

压，但 LA 压力波形在肺血管传输过程中会有延迟与衰减。PAWP 波形与 RA 波形非常相似，只是其在 ECG 对应时间上有延迟。

PAFC 通过其尖端的热敏电阻测量 PA 血液温度，采用热稀释法测量 CO。通过 CO、CVP 和 MAP 可以计算体循环血管阻力（SVR）：

$$SVR = \frac{MAP - CVP}{CO}$$

传统血管阻力单位 Wood 乘 80 可转换为 dyn·s·cm$^{-5}$。

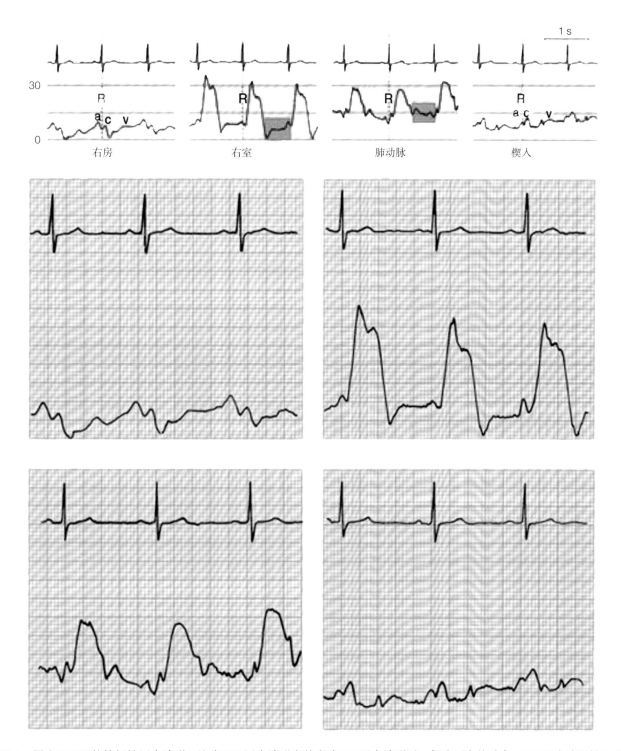

图 30-6　置入 PAFC 的特征性压力波形。注意 RV 压力波形突然变成 PA 压力波形后，舒张压突然升高。RV 压力波形缺少重搏切迹，在舒张期间压力逐渐增加。PA 压力波形舒张期具有重搏切迹，压力值在舒张期逐渐下降（Modified and reproduced with permission from Mark JB. *Atlas of Cardiovascular Monitoring*. New York，NY：Churchill Livingstone，1998；Figure 3.1.）

## 静脉血氧饱和度

氧转运的过程包括红细胞摄取氧与血红蛋白结合后，心脏将其泵入外周组织（通过 CO），外周组织摄取氧后，去氧合血液回流到右心系统。

相关重要生理学概念如下。

1. 动脉氧含量（$CaO_2$）：指每 100 ml 动脉血中的含氧量（ml）。

$CaO_2 = (Hb \times 1.36\ ml\ O_2\ g^{-1} \times SaO_2) + (0.0031 \times PaO_2)$

2. 混合静脉氧含量（$CvO_2$）：指每 100 ml 混合静脉血中的含氧量（ml）。

$$CvO_2 = (Hb \times 1.36 \text{ ml } O_2 \text{ g}^{-1} \times SvO_2) + (0.0031 \times PvO_2)$$

3. 氧输送量（$DO_2$）：指每分钟从 LV 输送到组织氧的总量（$ml \cdot min^{-1}$）。

$$DO_2 = CO \times CaO_2 \times 10$$

4. 需氧量：维持有氧代谢的最低细胞氧耗量。

5. 氧耗量（$VO_2$）：指组织实际氧消耗量。

$$VO_2 = (CaO_2 - CvO_2) \times CO \times 10$$

6. 氧摄取率（$O_2ER$）：指实际氧耗量占氧输送量的占比。

$$O_2ER = \frac{VO_2}{DO_2}$$

$SvO_2$ 的四个决定因素为 CO、Hb、$CaO_2$ 与 $VO_2$（图 30-7）。

$SvO_2$ 是组织毛细血管血液回流到 PA 形成的混合静脉血氧饱和度，使用 PA 血样测定。从中心静脉血样获取的中心静脉血氧饱和度（$ScvO_2$）只能反应上半身氧代谢情况。$SvO_2$ 正常范围为 65% ～ 75%，表示机体氧供需平衡。$SvO_2$ 明显下降低于 50% 常与血乳酸水平升高相关。$ScvO_2$ 比同时间点 $SvO_2$ 高 5% ～ 6%，其值低于 65% 常伴随血乳酸水平升高。尽管这些静脉血氧饱和度指标之间略有差异，但是 $ScvO_2$ 的变化一般与 $SvO_2$ 的变化完全一致，故可作为预测指标对机体氧输送进行监测。

## 综合评估

通过对各项心血管监测指标进行综合分析，可对患者潜在病理性因素进行评估并指导临床处理（表 30-1）。

表 30-1　休克的血流动力学指标

| | CVP | PAWP | CO | SVR | $SvO_2$ |
|---|---|---|---|---|---|
| 低血容量性 | ↓↓ | ↑↑ | ↓↓ | ↑ | ↓ |
| 心源性 | | | | | |
| 　LV 心梗 | N 或 ↑ | ↑ | ↓↓ | ↑ | ↓ |
| 　RV 心梗 | ↑↑ | N 或 ↑ | ↓↓ | ↑ | ↓ |
| 梗阻性 | | | | | |
| 　心脏压塞 | ↑↑ | ↑↑ | ↓或↓↓ | ↑ | ↓ |
| 　巨大肺栓塞 | ↑↑↑↑ | N 或 ↓ | ↓↓ | ↑ | ↓ |
| 分布性 | | | | | |
| 　早期 | N 或 ↑ | N | ↓或N或↑ | ↓或N或↑ | N 或 ↓ |
| 　液体复苏后早期 | N 或 ↑ | N 或 ↑ | ↑ | ↓ | ↓或N或↑ |
| 　晚期 | N | N | ↓ | ↑ | ↓或↑ |

N，正常。From Todd SR，Turner KL，Moore FA. Shock. In Civetta JM，Taylor RW，Kirby RR（eds）. *Civetta，Taylor & Kirby's Critical Care*，4th edn. Philadelphia，PA：Lippincott Williams & Wilkins；2009.

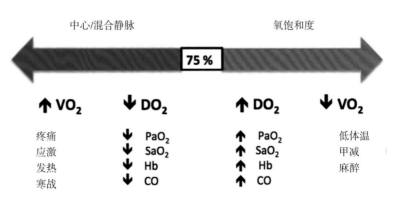

图 30-7　$SvO_2$ 的影响因素 [Modified From：Rivers EP，Otero RM，Garcia JA，Reinhart K，Suarez，A. Venous oximetry. In Civetta JM，Taylor RW，Kirby RR（eds）. *Civetta，Taylor & Kirby's Critical Care*，4th edn. Philadelphia，PA：Lippincott Williams & Wilkins；2009.]

## 扩展阅读

Gelman S. Venous function and central venous pressure: a physiologic story. *Anesthesiology* 2008; 108: 735-48.

Michard F, Boussat S, Chemla D, *et al.* Relation between respiratory changes in arterial pulse pressure and fluid responsiveness in septic patients with acute circulatory failure. *Am J Respir Crit Care Med* 2000; 162: 134-8.

Michard F, Teboul J. Predicting fluid responsiveness in ICU patients: a critical analysis of the evidence. *Chest* 2002; 121: 2000–8.

Rivers EP, Otero R, Garcia JA, Reinhart K, Suarez A. Venous oximetry. In Civetta JM, Taylor RW, Kirby RR (eds.), *Civetta, Taylor & Kirby's Critical Care,* 4th edn. Philadelphia, PA: Lippincott Williams & Wilkins; 2009, pp. 296–315.

Schroeder RA, Barbeito A, Bar-Yosef S, Mark JB. Cardiovascular monitoring. In Miller RD (ed), *Miller's Anesthesia,* 8th edn. Philadelphia, PA: Churchill Livingstone Elsevier; 2015, pp. 1345–95.

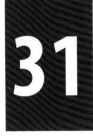

# 31 神经系统监测

原著　Brian D. Gregson, Hilary P. Grocott

康　娜 译　吴安石　薛富善 审校

神经功能监测仪器于 20 世纪 50 年代就已面世。然而，直到现在，许多相关技术仍局限于实验室中。因为这些技术成本高或者数值含义需要专家判读，所以不适用于临床手术中监测。其他的侵入性监测（如脑微透析）又无法用于接受全身抗凝治疗的患者。新观念认为，现代神经监测技术，尤其是术中同步监测，可预测并改善临床结局。

目前，可用的技术大致可以分为生理状态监测（脑灌注和氧输送）或神经功能监测（表 31-1）。需要指出的是，神经监测是对 MAP、CVP、SaO$_2$、PaCO$_2$、体温、瞳孔大小及血红蛋白和血糖浓度等常规临床监测的补充，而不是完全取而代之。

## 神经功能

神经功能可以通过脑电图（原始 EEG 和处理后）和诱发电位（感觉和运动）监测来评估。

### 脑电图（EEG）

测量大脑皮质电活动是最为经典的神经生理监测方法之一。EEG 信号代表锥体神经元突触后总电位（20 ~ 200 μV），通常同时在几对头皮电极之间进行测量（图 31-1）。

EEG 的描述包括位置、振幅和频率三个方面。频率分为四个波段：δ、θ、α 和 β（表 31-2）。正常成年人清醒状态时，枕后呈现对称的约 9 Hz 的 EEG（即 α 节律）。阿片类药物和大多数麻醉剂可诱发剂量依赖性的 EEG 减慢（↓ α，↑ δ 和 θ），最终 EEG 振幅极低并出现爆发抑制（高电压活动周期与静默周期相互交替）。不同的是，笑气（N$_2$O）诱发额叶 EEG 高频活动，振幅降低。给予低剂量氯胺酮时 EEG 振幅增大，给予高剂量时 EEG 振幅减小。

长期以来，EEG 一直被认为是检测脑缺血的金标准。在恒定的体温和麻醉深度下，患者发生进行性脑缺血时，EEG 表现为总功率降低、α 和 β 波功率减慢、δ 和 θ 波功率增加。这些变化只有当脑血流量（CBF）减半（即 < 50 ml·100 g$^{-1}$·min$^{-1}$）时，才会明显出现。EEG 振幅衰减 < 50% 或 δ 功率增加时，提示出现轻度脑缺血；而振幅衰减 > 50% 或 δ 功率加倍时，提示发生严重脑缺血；当 CBF < 7 ~ 15 ml·100 g$^{-1}$·min$^{-1}$ 时，可出现 EEG 等电位或"静默"现象。然而，病理状态下，EEG 的改变并无特异性。

在恒定麻醉深度和脑灌注自主调节情况下，低温对 EEG 的影响可用于指导深低温停循环（DHCA）时的体温管理。患者达到爆发抑制（15.7 ~ 33.0℃）和"静默"EEG（12.5 ~ 27.2℃）的体温范围很广。这表明我们在 DHCA 时随意设定的温度（如 20℃）可能对于多数患者而言并不恰当（图 31-2）。年龄、异氟醚浓度、PaCO$_2$ 或其他生理因素不能预测体温改变导致的 EEG 变化。

个体化的体温管理可以保障在较高的温度下安全进行 DHCA，减少极端低体温导致的生理负担，同时也缩短了体外循环（CPB）时长。

表 31-1　心脏手术期间的神经系统监测

| 生理状态（氧供） | 神经功能 |
| --- | --- |
| **脑血流（CBF）** | **脑电图** |
| 经颅多普勒（TCD） | 原始脑电图 |
| *视网膜血管造影 / 透视* | 处理后脑电图 |
| *灌注加权成像（PWI）* | |
| *氙洗入和洗出率（Xe CT）*[*] | |
| *热扩散探针* | |
| **氧供 / 氧耗** | **诱发电位** |
| 近红外光谱仪（NIRS）（监测 rSO$_2$） | 躯体感觉 |
| 颈静脉血氧饱和度 | 运动 |
| 脑组织氧分压（P$_{Ti}$O$_2$） | 听觉 |
| | 视觉 |
| **大脑组织化学** | |
| *脑微透析* | |

*斜体显示的研究模式***不适用**于常规临床监测

表 31-2 脑电波型

| 波型 | 频率（Hz） | | 振幅（μV） | 注释 |
| --- | --- | --- | --- | --- |
| Delta（δ） | 1.5 ~ 3.5 | | > 50 | 在睡眠和深度麻醉期间正常，其他表明神经元功能障碍 |
| Theta（θ） | 3.6 ~ 7.5 | | 20 ~ 50 | 正常的儿童和老年人，正常的成年人在睡眠和体温过低时出现 |
| Alpha（α） | 7.6 ~ 12.5 | | 20 ~ 50 | 清醒，放松，眯眼时；主要集中在枕后部 |
| Beta（β） | 12.6 ~ 25 | | < 20 | 清醒，警觉，眯眼时；主要在顶叶皮质；由巴比妥类药物、苯二氮䓬类药物、苯妥英钠、乙醇诱发 |
| Gamma（γ） | 25.1 ~ 50 | | < 20 | |

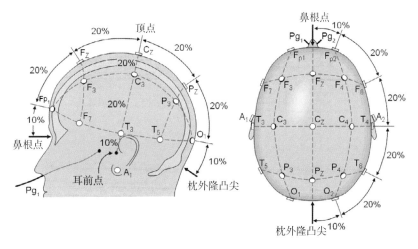

图 31-1 国际标准化的 10-20 脑电图电极分布系统。如图所示，4 个骨性标志点：鼻根点、枕外隆凸尖和双侧耳前点。就像 Jasper 最初描述的那样，颅骨在这些标志点之间被分成 10% 或 20% 的部分：从鼻根至枕外隆凸尖的前后连线称为矢状线，双耳前点（耳屏前颧弓根凹陷处）之间的左右连线称为冠状线。额极中点至鼻根的距离和枕点至枕外隆凸尖的距离各占此连线全长的 10%，其余各点均以此连线全长的 20% 相隔。各点以英文字母和数字表示（F，额点；Fp，额极点；C，中央点；O，枕点；P，顶点；T，颞点；A，耳垂；Pg，鼻咽；右侧位置用偶数表示，左侧位置用奇数表示，中线位置用 Z 表示）。该图还确定了 Rolandic 裂隙和 Sylvian 裂隙的预期位置，以及常用的附加鼻咽（Pg）和小脑（Cb）电极位置。这些标准化的电极位置和名称来源于美国临床神经生理学学会（原名美国脑电图学会）（Adapted with permission from Malmivuo J，Plonsey R. *Bioelectromagnetism-Principles and Applications of Bioelectric and Biomagnetic Fields*. New York：Oxford University Press；1995）

## 麻醉深度

尽管常规临床监测（如 MAP、HR、呼吸模式、出汗情况和瞳孔大小）信息易获取，但仅根据这些参数判断麻醉深度并不可靠。

基于以下认识，应该使用更可靠的麻醉深度监测设备。

- 药物抑制 EEG 活动不能减轻脑缺血损伤。
- 麻醉剂本身可能具有神经毒性。
- 麻醉深度与死亡率之间存在相关性。
- 麻醉深度与术后认知功能障碍之间可能存在联系。

使用 16- 通道 EEG 监测麻醉深度存在以下问题。

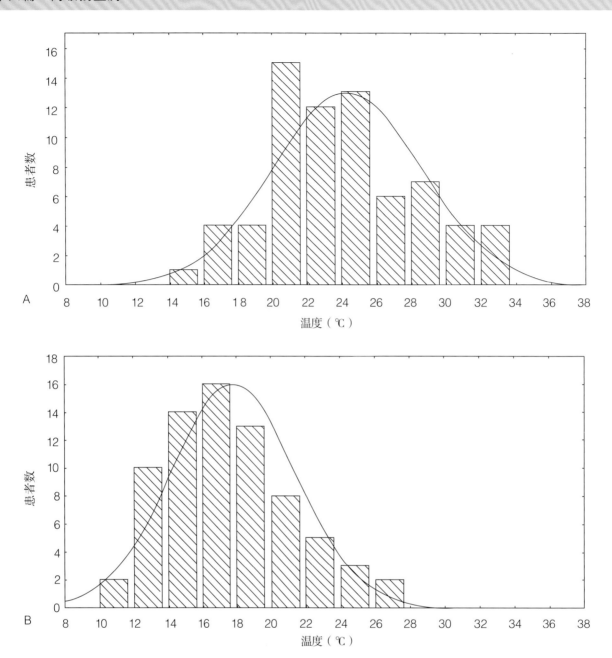

**图 31-2**　109 例 DHCA 患者 EEG 监测下的术中鼻咽温度。图示出现爆发抑制（A）和 EEG 静默（B）时的温度分布 [From Stecker et al.，*Ann Thorac Surg* 2001；71（1）：14-21.]

- 解读 EEG 需要培训且耗时较长。
- 没有金标准界定清醒、镇静、麻醉和深度麻醉状态。
- EEG 会受到缺血、体温和新陈代谢以及药物等因素干扰。

目前，临床麻醉深度监测是由置于前额的电极获得原始 EEG，然后经过处理生成一个均时专用数字，通常是一个无量纲整数（如 0～100）。由于前文所述原因，氯胺酮和 $N_2O$ 可能反常地增加该指数，表示麻醉深度变浅。

## 诱发电位监测

感觉诱发电位（SEP）是中枢神经系统对外周刺激的电反应。通常，以固定的时间间隔释放刺激，从背景电活动中提取平均诱发反应。在临床实践中，刺激类型包括视觉（VEP）、听觉（AEP；图 31-3）或躯体感觉（SSEP；图 31-4）。相反，运动诱发电位（MEP）监测采用经皮经颅电刺激运动皮质，测量诱发肌电图。术中持续使用神经肌肉阻滞剂限制了运动诱发电位技术的使用。近年来，下肢 SSEP 及 MEP

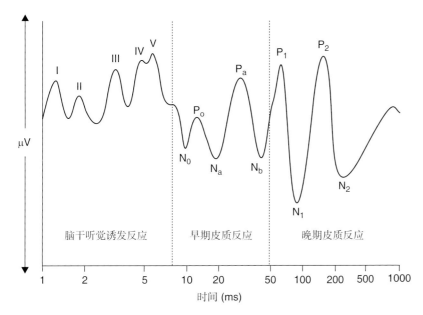

**图 31-3** 听觉诱发电位（AEP）。听觉刺激或"咔嗒"声以固定间隔重复，取几个周期的平均值，用于从背景 EEG 活动中提取 AEP。短延迟（< 10 ms）脑干听觉诱发反应（BAER）反映了耳蜗核（I）和下丘（V）之间的神经活动。BAER 不受麻醉的影响，但对温度敏感，因此此可用于监测降温和复温的效果。中延迟（10 ~ 100 ms）听觉诱发电位代表皮质处理活动——必须发生听觉事件相关的意识和回忆。对早期皮质听觉诱发电位的分析构成了 DOA 监测器的基础，如双频指数（BIS）监测器。P，峰值；N，最低点

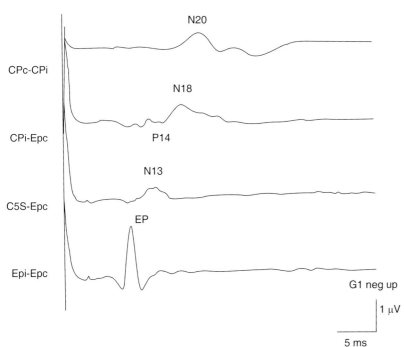

**图 31-4** 正常正中神经体感诱发电位（SSEP），使用推荐最小蒙太奇值。电极 CPi 表示 CP3 或 CP4，以受刺激肢体同侧为准；CPc 电极位于对侧顶部头皮。Epi 和 Epc 电极分别是位于同侧和对侧 Erb 点（臂丛神经）。C5S 电极在第五颈椎椎体上

技术常用于脊柱和大血管手术，以监测脊髓功能和预防术后截瘫（见第 13 章）。

## 脑灌注监测

评估脑灌注和氧合的监测包括经颅多普勒（TCD）、颈静脉血氧饱和度（$SjvO_2$）监测和脑近红外光谱仪（NIRS）。

### 经颅多普勒（TCD）

传统超声波段（5 ~ 10 MHz）无法穿透完整的成人颅骨，但使用低频超声（2 MHz）可经过骨质最薄处（颞骨）或者骨质缺失（眼眶和枕骨大孔；图 31-5）区域探测至基底动脉。心脏手术中，经常通过颞窗进行大脑中动脉超声检查。脉冲 TCD 提供了一种测量大脑动脉血流速度的非侵入性方法——作为间接测量脑血流的一种方法。此外，经 TCD 可以检测到颅内微栓子。

### 颈静脉球血氧饱和度监测

在心脏外科、神经外科和神经外科 ICU 中，无论是通过间歇性血气采样还是使用导管连续监测血氧，颈静脉球血氧饱和度已被用作衡量全脑代谢（$CMRO_2$）和脑氧合之间是否平衡的指标。将导管逆

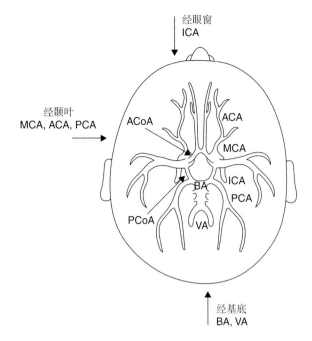

**图 31-5**　用于检查大脑基底动脉（Willis 环）的 TCD 窗口——未显示下颌下入路。ACA，大脑前动脉；ACoA，前交通动脉；MCA，大脑中动脉；ICA，颈内动脉；PCoA，后交通动脉；BA，基底动脉；PCA，大脑后动脉；VA，椎动脉

行推进至颈静脉球（靠近颅底的局部扩张静脉）可以最大限度地减少颅外血样的干扰（图 31-6）。颈静脉血氧饱和度（$SjvO_2$）范围通常为 55% ~ 75%，可用于脑供氧监测。

该技术存在以下局限性。
- 为避免颅外干扰，必须精准定位。
- 单侧颈静脉球取样并不总是反映大脑全部区域的状态。
- 它可能对范围特别局限的脑缺血或脑梗死不敏感。

目前，$SjvO_2$ 监测在心外科围术期管理中的使用相对受限。

## 近红外光谱脑氧饱和度

NIRS 系统与 $SaO_2$ 监测计相似，采用自粘式传感器贴于前额进行脑氧饱和度监测。光电二极管发射多达 4 种频率的近红外光（690 ~ 950 nm），电极监测到头皮反射的近红外光。基于几个重要载色体（主要包括氧合血红蛋白、脱氧血红蛋白和细胞色素 c 氧化酶）的吸收差异可以计算出局部脑氧饱和度（$rSO_2$），该数据取决于采样区域中大脑静脉血与动脉血的比例。

由于信号依赖于大脑和其他组织的反射，因此会受到颅外组织的严重干扰。某些制造商通过使用多个波长和 2 个传感器来减小这种影响——一个波长较长，可以穿透包含大脑等更深的组织；另一个波长较短，用于测量头皮和颅骨吸收度，并在后处理中选择性地减去该部分（图 31-7）。不同设备监测的 $rSO_2$ 数值存在差异，但大部分 $rSO_2$ 的正常值为 60% ~ 75%。临床上，$rSO_2$ 绝对值小于 50% 或相比基线减少 20%

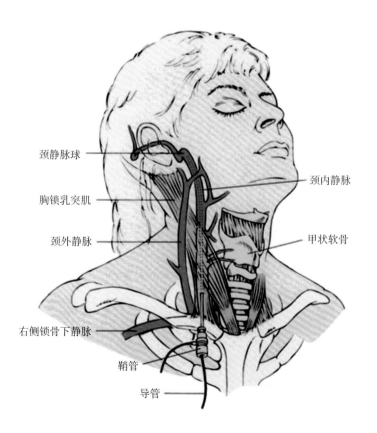

**图 31-6**　颈静脉球血氧饱和度监测位置。导管尖端的精确放置对于精确监测、最小化脑外血样干扰和最小化并发症的风险至关重要（From Schell *et al.*，*Anesth Analg* 2000；90；559-66.）

提示显著的脑氧饱和度下降。

　　鉴于该方法的无创性，NIRS 已在心脏手术的临床监测中得到广泛应用。NIRS 可以识别由于体循环障碍而导致的氧供和氧耗异常，以及体外循环（CPB）期间区域脑血流和静脉引流的变化。有研究将可称为"负担"的术中脑氧饱和度下降与术后认知功能降低、住院时间延长和主要发病率等不良事件联系起来。此外，也有报道表明术前 $rSO_2$ 可用于预测术后的发病率和死亡率。将其当做算法干预临床方案的一部分时，NIRS 具有改善临床结果的潜在应用价值（图 31-8）。

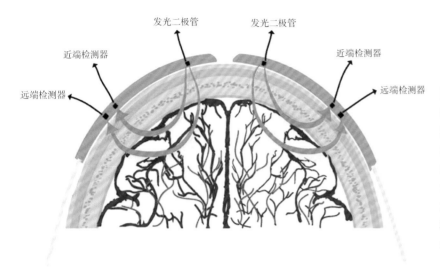

图 31-7　近红外成像装置通常固定在前额，双侧监测条覆盖在额叶上。每个电极贴发出光，这些光可以反射到几个同侧探测器中的一个。检测器接收的光量取决于光的强度、检测器的位置以及组织的反射和吸收程度。尽管在波长、探测器配置和处理算法上存在差异，但大多数制造商都将重点放在深层（大脑）组织上，同时采用一种选择性测量表层（主要是颅外）组织氧合的方法，以排除这部分信号（From Zheng et al，2013.）

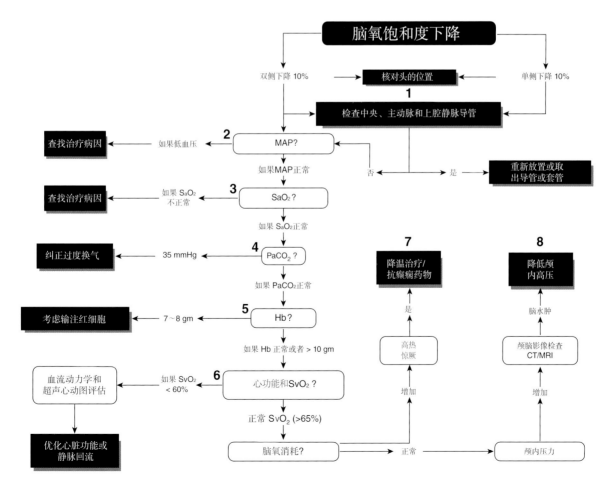

图 31-8　逆转脑氧饱和度下降的诊断处理流程图（From Deschamps et al.，2016.）

## 关键点

- 早期预警和干预可降低神经损伤的风险。
- 在正常体温下，EEG 是监测脑缺血的敏感指标。
- TCD 测量的是脑血流速度，而不是脑血流流量。
- 冠状动脉旁路移植术中，NIRS 已被证明可预测不良结局。

## 扩展阅读

Arrowsmith JE, Ganugapenta MSSR. Intraoperative brain monitoring in cardiac surgery. In Bonser R, Pagano D, Haverich A (eds.), *Brain Protection in Cardiac Surgery*. London: Springer-Verlag; 2011, pp. 83–112.

Colak Z, Borojevic M, Bogovic A, *et al*. Influence of intraoperative cerebral oximetry monitoring on neurocognitive function after coronary artery bypass surgery: a randomized, prospective study? *Eur J Cardio-Thorac Surg* 2015; 47: 447–54.

Deschamps A, Hall R, Grocott HP, Mazer CD. Cerebral oximetry monitoring to maintain normal cerebral oxygen saturation during high-risk cardiac surgery. *Anesthesiology* 2016; 124: 826–36.

Fritz BA, Kalarickal PL, Maybrier HR, *et al*. Intraoperative electroencephalogram suppression predicts postoperative delirium. *Anesth Analg* 2016; 122: 234–42.

Grocott HP, Thiele RH. Brain tissue oximetry: what are we really measuring? *Anesth Analg* 2017; 124: 2091–2.

Stecker MM, Cheung AT, Pochettino A, *et al*. Deep hypothermic circulatory arrest: I. Effects of cooling on electroencephalogram and evoked potentials. *Ann Thorac Surg* 2001; 71: 14–21.

Stecker MM, Cheung AT, Pochettino A, *et al*. Deep hypothermic circulatory arrest: II. Changes in electroencephalogram and evoked potentials during rewarming. *Ann Thorac Surg* 2001; 71: 22–8.

Subramanian B, Nyman C, Fritock M, *et al*. A multicenter pilot study assessing regional cerebral oxygen desaturation frequency during cardiopulmonary bypass and responsiveness to an intervention algorithm. *Anesth Analg* 2016; 122: 1786–93.

Wildes TS, Mickle AM, Ben Abdallah A, *et al*. Effect of electroencephalography-guided anesthetic administration on postoperative delirium among older adults undergoing major surgery: the ENGAGES Randomized Clinical Trial. *JAMA* 2019; 321: 473–83.

Zheng F, Sheinberg R, Yee MS, *et al*. Cerebral near-infrared spectroscopy monitoring and neurologic outcomes in adult cardiac surgery patients: a systematic review. *Anesth Analg* 2013; 116: 663–76.

# 32 经食管超声心动图检查要点

原著 Justiaan Swanevelder, Andrew Roscoe

朱 琛 译 于 晖 王 锷 审校

目前，在心脏手术室和重症监护中应用经食管超声心动图（TOE）比较常见。执业心脏麻醉师须接受全面培训，并精通 TOE 操作，将其作为血流动力学监测和诊断的工具。本章将介绍超声和多普勒的基本物理特性，TOE 的适应证和禁忌证以及 TOE 的检查程序。

## 超声的物理特性

声波是一种纵向机械波，呈高压（压缩）和低压（稀疏）区交替变化。超声波的频率高于 20 kHz。TOE 探头发射频率为 4 ~ 8 MHz。高频探头可提高图像分辨率，但会降低组织穿透性。心脏超声的速度约为 1540 m · s$^{-1}$。其在声阻抗发生变化的组织边界出现反射现象，返回的信号经过设备处理后生成图像。

## 多普勒

移动物体反射的声波频率与发射频率不同，这种频率的变化即多普勒效应。该原理被用于计算红细胞流动速度。若血流峰值速度（V）已知，则可使用简化的伯努利方程估计两个腔室之间的压力梯度（PG）：

$$PG = 4V^2$$

多普勒模态包括脉冲波多普勒（PWD）、连续波多普勒（CWD）和彩色血流多普勒（CFD）。CWD 用于测量超声波路径的速度，虽能够测量较高的速度，但无法确定峰值速度的位置，即所谓的距离模糊假象。PWD 用于测量特定部位的血流，但在较高速度下会受到假象的限制。CFD 建立在 PWD 的基础之上，且在 2D 图像上显示实时血流。

## 适应证和禁忌证

在心脏手术中，术中 TOE 是所有心脏直视手术和胸主动脉手术的监测标准。很多医疗中心已将其作为成人心脏手术的常规监测，也适用于择期 CAGB 手术治疗的患者。在重症监护环境下，若出现血流动力学不稳定，而通过经胸超声心动图（TTE）无法做出诊断，此时 TOE 将发挥重要作用。在心导管室中，TOE 可为导管心内手术提供指导，如间隔缺损封堵术。

TOE 的绝对禁忌证包括食管切除术、近期上消化道手术以及严重的食管或胃病理情况，如穿孔或活动性出血。若存在相对禁忌证，且预期利益高于潜在风险，也可行 TOE。

## 并发症

TOE 通常被认为是较安全的检查方法，但其毕竟是半侵入性操作，不排除发生并发症的风险，其导致的损伤可发生于口咽到胃之间的任何部位。最常见的并发症包括口腔内损伤、声音嘶哑和吞咽困难。TOE 严重并发症的发生率约为 0.2%，食管穿孔的发病率为 0.01% ~ 0.1%，报告的死亡率低于 0.01%。

## 基本 TOE 视图

通常 TOE 检查包括四个水平的图像采集（图 32-1）：食管上段、食管中段、经胃和经胃深部。TOE 探头可前屈或后屈、左转或右转，其平面调节范围为 0° ~ 180°。

指南建议进行全面的术中 TOE 检查，包括 28 个基础 2D 视图（图 32-2）以及必要时应用多普勒模态。要进行认真全面的探查，以确认术前诊断，并识别术前检查中未发现的重要问题。超过 4% 的患者在接受 TOE 检查过程中，由于意外发现而改变治疗方式。重要的是确定麻醉对患者病理生理的影响，并分析是通过何种机制影响 TOE 评估结果。

在重症监护环境中，可通过更有针对性的检查快速分析血流动力学不稳定的原因，或将其作为动态评估手段，分析接受机械辅助循环装置治疗患者的心室恢复情况。

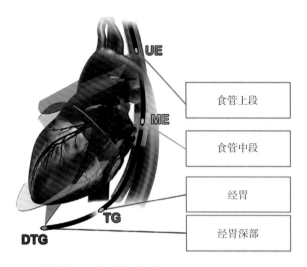

图 32-1　标准 TOE 探头水平（Adapted from Hahn RT *et al.*，*J Am Soc Echocardiogr* 2013；26：921-64.）

## 关键点

- TOE 是所有心脏直视和胸主动脉手术的标准监测方法。
- TOE 是半侵入性操作，严重并发症发生率较低。
- 术中应用 TOE 应进行全面检查，并形成正式的检查报告。

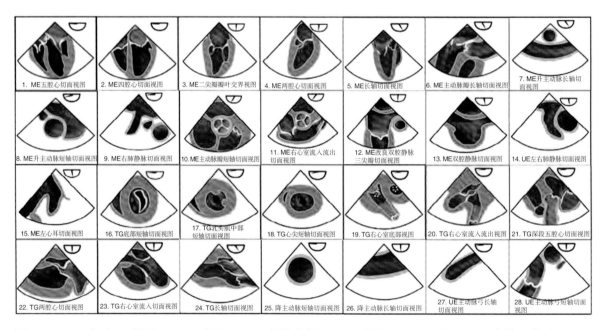

图 32-2　TOE 基础 2D 视图。LAX，长轴；ME，食管中段；SAX，短轴；TG，经胃；UE，食管上段（Adapted from Hahn RT *et al.*，*J Am Soc Echocardiogr* 2013；26：921-64.）

## 扩展阅读

Feneck R, Kneeshaw J, Fox K, *et al.* Recommendations for reporting perioperative transoesophageal echo studies. *Eur J Echocardiogr* 2010; 11: 387–93.

Feneck RO, Kneeshaw J, Ranucci M (eds.). *Core Topics in Transesophageal Echocardiography*. Cambridge: Cambridge University Press; 2010.

Hahn RT, Abraham T, Adams MS, *et al.* Guidelines for performing a comprehensive transesophageal echocardiographic examination: recommendations from the American Society of Echocardiography and the Society of Cardiovascular Anesthesiologists. *J Am Soc Echocardiogr* 2013; 26: 921–64.

Hilberath JN, Oakes DA, Shernan SK, *et al.* Safety of transesophageal echocardiography. *J Am Soc Echocardiogr* 2010; 23: 1115–27.

Skinner HJ, Mahmoud A, Uddin A, *et al.* An investigation into the causes of unexpected intra-operative transoesophageal echocardiography findings. *Anaesthesia* 2012; 67: 355–60.

Wheeler R, Steeds R, Rana B, *et al.* A minimum dataset for a standard transoesophageal echocardiogram: a guideline protocol from the British Society of Echocardiography. *Echo Res Pract* 2015; 2: G29–45.

# 33 心室功能的评估

原著 Catherine M. Ashes, Andrew Roscoe

张 重译 于 晖 王 锷审校

心室功能障碍与心脏手术和非心脏手术后的并发症发病率和死亡率密切相关。临床上常用有创血压监测估测心室功能。然而，在不断变化的手术过程中，很多因素会影响压力和器官灌注之间的关系。经食管超声心动图（TOE）有实时显示心室充盈、收缩舒张情况以及心肌缺血的优势。因此，TOE 被认为是术中监测心室功能的金标准。

## 左室收缩功能

### 短缩分数（FS）

FS 可用 M 型或二维超声成像进行测量。测量方法是经胃两腔切面的乳头肌尖端水平测量舒张末期左室内径（LVIDd）和收缩末期左室内径（LVIDs）。FS 计算公式如下：

$$FS = \frac{LVIDd - LVIDs}{LVIDd}$$

FS 的正常值为 25% ~ 42%。由于 FS 是线性测量计算的结果，当存在局部室壁运动异常（RWMA）时，FS 结果不准确。

### 射血分数

左室射血分数（LVEF）是通过测量左室舒张末容量（LVEDV）和左室收缩末容量（LVESV）后计算而得：

$$LVEF = \frac{LVEDV - LVESV}{LVEDV}$$

LVEDV 和 LVESV 可通过双平面圆盘法（改良 Simpson 法，图 33-1）从 2D 图像获得，或通过重建 3D 图像获得。LVEF 的正常值为 52% ~ 74%。

### 应变成像

应变的定义是物体长度（$L_1$）相较于其基础值（$L_0$）的变化：

$$应变（\%）= \frac{100 (L_1 - L_0)}{L_0}$$

心肌形变分析通常用斑点追踪超声心动图，对左室心肌长度从舒张末期至收缩末期的变化进行分析，从而得出左心整体纵向应变结果（GLS）（图 33-2）。GLS 正常值为 20%。

应变成像也可用于检测程度更轻微的心室局部功能障碍。

## 局部收缩功能

TOE 是监测心肌缺血高度敏感的工具：RWMA 通常发生在 ECG 提示心肌缺血之前。17 节段模型常用于评估局部左室功能（图 33-3）。根据室壁运动和心肌增厚情况对每个节段心肌进行分析和评分（表 33-1）。

## 左室舒张功能

舒张功能不全与充血性心力衰竭患者的不良预后相关。在心脏手术患者中，舒张功能不全可以预测 CPB 脱机困难以及术后并发症发病率升高。

评估左室舒张功能的方法包括：跨二尖瓣血流模式（E/A 比值和 E 峰值速度）、二尖瓣瓣环运动的组织多普勒成像（e' 峰值速度）、LA 大小和是否存在继发性 PHT（表 33-2）。左室舒张功能可分为四个等级：正常、Ⅰ 级舒张功能障碍（舒张功能受损）、Ⅱ 级舒张功能障碍（假性正常）和 Ⅲ 级舒张功能障碍（限制性充盈）。

## 右室功能

由于右心室（RV）复杂的几何形状，用超声评估 RV 功能具有一定难度。舒张末期经食管中段四腔心切面可对 RV 进行测量。尽管 2D 超声可用圆盘叠

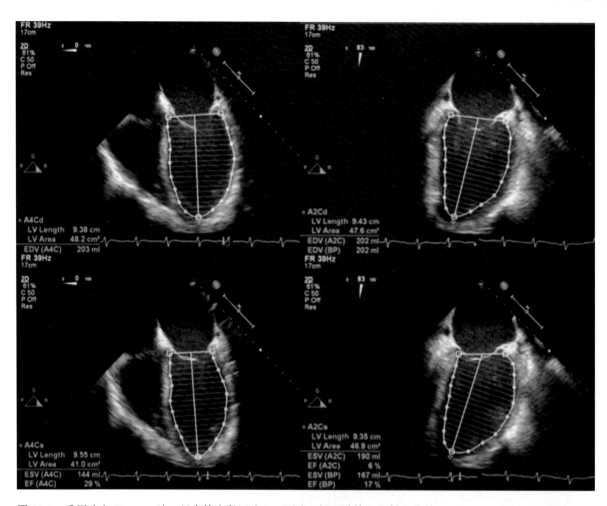

图 33-1　采用改良 Simpson 法，经食管中段四腔心、两腔心切面计算左室射血分数

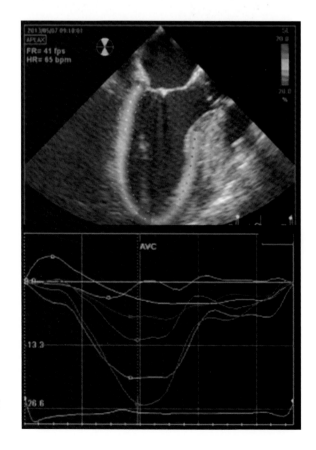

图 33-2　左室收缩功能应变成像，图片下部的波形曲
线表示不同左室节段的应变情况

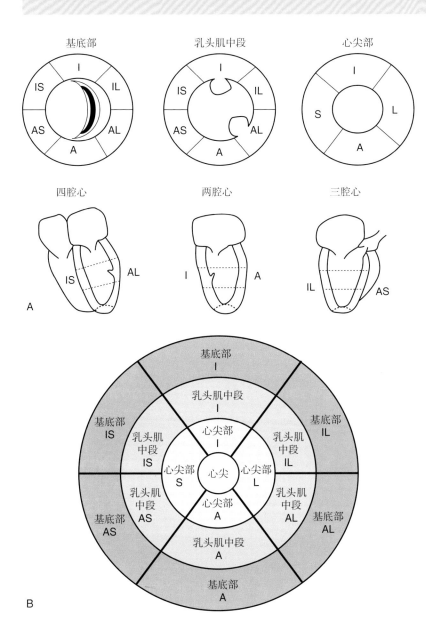

图 33-3 17 节段模型。A. 经食管中段和经胃切面的左室基底部、乳头肌中段以及心尖部，包括前壁（A）、前间壁（AS）、下壁（I）、下间壁（IS）、下侧壁（IL）以及前侧壁（AL）。B. 17 节段模型（Adapted from Lang RM *et al.*, *J Am Soc Echocardiogr* 2015；28：1-39.）

表 33-1 心室 RWMA 评分

| 评分 | 室壁运动 | 心内膜运动 | 心内膜增厚 |
| --- | --- | --- | --- |
| 1 | 运动正常 | 正常 | 正常 |
| 2 | 运动减弱 | 减弱 | 降低 |
| 3 | 无运动 | 消失 | 可忽略 |
| 4 | 矛盾运动 | 反向运动 | 变薄 / 室壁瘤 |

表 33-2 左室舒张功能障碍参数

| 参数 | 正常 | 一级 | 二级 | 三级 |
| --- | --- | --- | --- | --- |
| E/A | 0.8 ~ 2.0 | < 0.8 | 0.8 ~ 2.0 | > 2.0 |
| E 峰值速度 | 50 ~ 80 | < 50 | > 50 | > 50 |
| E/e' | < 10 | < 10 | 10 ~ 14 | > 14 |
| 左房大小 | 正常 | 正常 | 扩张 | 扩张 |
| 左房压 | 正常 | 正常 | 升高 | 升高 |
| 继发性 PHT | 无 | 无 | 有 | 有 |

加法测量 RV 容积，但结果并不准确。3D 超声可提供较 2D 超声更准确的右室射血分数（RVEF）。

## 三尖瓣环平面收缩期位移（TAPSE）

TAPSE 是心动周期中，三尖瓣侧瓣环从基底部到心尖的移动距离。TAPSE 一般通过 M 型模式进行测量，然而 M 型超声的取样线与三尖瓣瓣环运动方向存在角度，需要校准，因此可使用解剖 M 型模式或改良经胃右室流入道切面。TAPSE 值 < 17，提示 RV 功能障碍。

## 收缩期三尖瓣环峰值运动速度（S'速度）

采用三尖瓣侧瓣环组织多普勒成像，测量三尖瓣侧瓣环收缩期从基底部到心尖移动的峰值速度（S'速度）。S'值 < 9.5 cm·s$^{-1}$，提示右室收缩功能障碍。

## 面积变化分数

右室面积变化分数（RVFAC）是简单有效的右室收缩功能评估方法。聚焦经食管中段四腔心切面右室，分别记录右室舒张末面积（RVEDA）和右室收缩末面积（RVESA）（图 33-4），通过以下公式计算

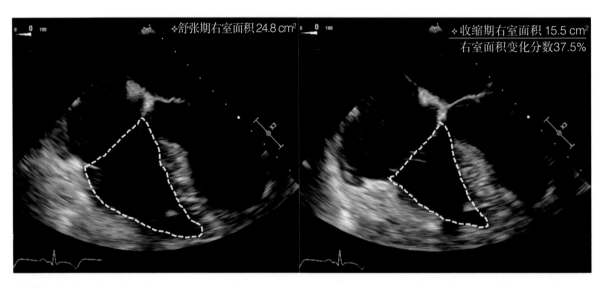

图 33-4 测量 RVFAC

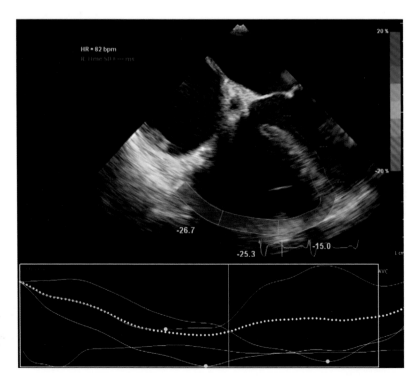

图 33-5 RV 游离壁应变的测量。白色虚线代表右室游离壁整体的应变；其他颜色的虚线则代表不同部位 RV 的应变

表 33-3 RV 功能障碍分级

| 右室面积变化分数（RVFAC） | RV 功能 |
| --- | --- |
| ＞ 35% | 正常 |
| 25% ～ 35% | 轻度障碍 |
| 18% ～ 25% | 中度障碍 |
| ＜ 18% | 重度障碍 |

RVFAC：

$$RVFAC = \frac{RVEDA - RVESA}{RVEDA}$$

RVFAC ＜ 35%，提示右室收缩功能下降。根据 RVFAC 进行 RV 功能分级（表 33-3）。

## 应变

聚焦右室的经食管中段四腔心切面，采用斑点追踪法测量右室游离壁的应变情况（图 33-5），该方法对评估右室功能客观、重复性好。RV 应变正常值为 −20%。

## 3D RV 射血分数

由于 RV 形状不规则，因此 3D 超声能更准确测量 RV 容积。3D 超声需要高质量 2D 图像，从而使全心动周期都能描记右心室腔的变化情况。RV 重建耗时较长。RVEF 对前负荷和后负荷有显著依赖。RVEF ＜ 45%，提示 RV 功能障碍。

心脏手术围术期评估较复杂，打开心包使纵向测量 RV 功能参数值减小，如 TAPSE 和 S'。因此分别比较 CPB 前、后的 TAPSE 不能准确反映 RV 收缩功能变化，而 RVFAC 和 3D 成像是更好的选择。

## 关键点

- TOE 是围术期监测左室、右室功能的金标准。
- TOE 结果可作为心肌缺血的敏感指标。
- RVFAC 是术中 RV 功能最佳评估方法。
- 应变作为左室和右室收缩功能评估指标的重复性较好。

## 扩展阅读

Lang RM, Badano LP, Mor-Avi V, *et al.* Recommendations for cardiac chamber quantification by echocardiography in adults. *J Am Soc Echocardiogr* 2015; 28: 1–39.

Mor-Avi V, Lang RM, Badano LP, *et al.* Current and evolving echocardiographic techniques for the quantitative evaluation of cardiac mechanics. *J Am Soc Echocardiogr* 2011; 24: 277–313.

Nagueh SF, Smiseth OA, Appleton CP, *et al.* Recommendations for the evaluation of left ventricular diastolic function by echocardiography. *J Am Soc Echocardiogr* 2016; 29: 277–314.

Silverton N, Meineri M. Speckle tracking strain of the right ventricle: an emerging tool for intraoperative echocardiography. *Anesth Analg* 2017; 125: 1475–8.

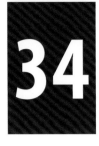

# 34

# 心脏瓣膜病的评估

原著 Massimiliano Meineri, Andrew Roscoe

魏昌伟 译　王锷 于晖 审校

经胸超声心动图（TTE）评估心脏瓣膜既要量化病变的严重程度，也要识别形成病变的潜在机制。TTE 检查结果帮助确定是否采取外科治疗，指导外科医师选择瓣膜修复或瓣膜置换。

## 主动脉瓣（AV）

正常的 AV 由 3 个瓣叶组成，包括右冠瓣、左冠瓣和无冠瓣，瓣口面积为 2.5 ~ 4.0 cm²。通过经食管超声心动图（TOE）食管中段主动脉瓣根部短轴、长轴切面以及多普勒经胃深部切面的检查，完成对 AV 的评估。

### 主动脉瓣狭窄（AS）

AS 最常见病因是三叶 AV 的瓣膜钙化、AV 二叶畸形合并钙化以及风湿性瓣膜病。AV 二叶畸形在一般人群中的发病率是 1% ~ 2%，通常为右冠瓣和左冠瓣的融合（80%）或右冠瓣与无冠瓣的融合（20%）。风湿性 AS 典型表现为瓣叶交界融合。

应用 TOE 测量跨瓣膜血液流速计算平均压差和峰值压差，当左室流出道面积（$LVOT_{AREA}$）和峰值速度（$LVOT_{VEL}$）确定后，可以使用连续性方程计算 AV 瓣口面积（AVA），从而完成对 AS 严重程度的评估（表 34-1）。

$$AVA = \frac{LVOT_{AREA} \times LVOT_{VEL}}{AV_{VEL}}$$

**表 34-1　AS 严重程度分级**

| | 轻度 | 中度 | 重度 |
|---|---|---|---|
| 平均跨瓣压差（mmHg） | < 20 | 20 ~ 40 | > 40 |
| 峰值跨瓣压差（mmHg） | < 36 | 36 ~ 64 | > 64 |
| 瓣口面积（cm²） | > 1.5 | 1.0 ~ 1.5 | < 1.0 |
| 瓣口面积指数（cm²·m⁻²） | > 0.85 | 0.6 ~ 0.85 | < 0.6 |
| DI | > 0.5 | 0.25 ~ 0.5 | < 0.25 |

对 AS 的严重程度进行分级时，无量纲指数（DI）的使用频率更高。这是由于 DI 可消除计算 LVOT 面积过程中产生的误差（图 34-1）。

$$DI = \frac{LVOT_{VEL}}{AV_{VEL}}$$

### 主动脉瓣反流（AR）

AR 可以根据其形成机制进行分类（图 34-2），用以决定选择瓣膜修复或瓣膜置换。AR 的严重程度分级基于定性和定量方法（表 34-2）。在全身麻醉时，左心室后负荷降低，AR 的严重程度通常被定性方法所低估。定量技术在很大程度上不受负荷变化影响。

## 二尖瓣（MV）

MV 复合体由前瓣叶、后瓣叶、瓣环、腱索和乳头肌构成。左心室心肌在正常的 MV 功能中也起着重要作用。用 TOE 从 0° ~ 130° 食管中段切面和经胃基底切面进行 MV 评估。经食管实时三维超声心动图成像是目前 MV 复杂病变评估的标准（图 34-3）。

### 二尖瓣反流（MR）

基于 Carpentier 分型（图 34-4），根据 MR 的机制分为原发性 MR（瓣膜异常）和继发性 MR（瓣环扩张或左心室功能障碍）。原发性 MR 的主要病因包括瓣叶黏液样变性、弹力纤维不足、心内膜炎、风湿性损害及先天性异常。通过对形成机制的了解，可以帮助外科医师确定选择瓣膜修复或选择瓣膜置换。

可用定性和定量的方法评估 MR 的严重程度（表 34-3），定量的方法受负荷情况的影响较小，如条件具备应尽可能使用。

### 二尖瓣狭窄（MS）

在世界范围内，风湿性心脏病仍是 MS 的主要原因。其他原因包括先天性异常、炎症、浸润性损害

表 34-2  AR 严重程度分级

|  | 轻度 | 中度 | 重度 |
|---|---|---|---|
| *定性* |  |  |  |
| 压力减半时间（ms） | > 500 | 200 ~ 500 | < 200 |
| PWD 主动脉舒张期反流 | 短暂 | 居中 | 全舒张期 |
| *半定量* |  |  |  |
| 射流束宽度 /LVOT 直径（%） | < 25 | 25 ~ 65 | > 65 |
| 缩流颈宽度（mm） | < 3 | 3 ~ 6 | > 6 |
| *定量* |  |  |  |
| EROA（cm²） | < 0.1 | 0.1 ~ 0.3 | > 0.3 |
| 反流量（ml） | < 30 | 30 ~ 60 | > 60 |
| 反流分数（%） | < 30 | 30 ~ 50 | > 50 |

图 34-1  M 型彩色多普勒（CMD）测量 DI

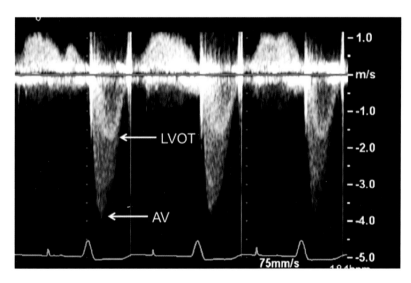

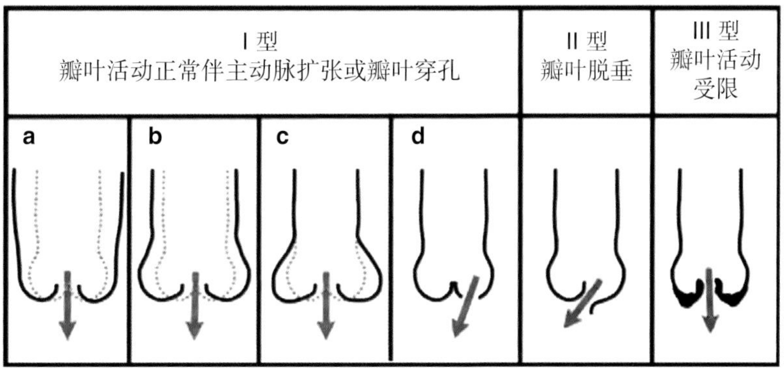

图 34-2  AR 的分类（Adapted from Boodhwani *et al.*，2009.）

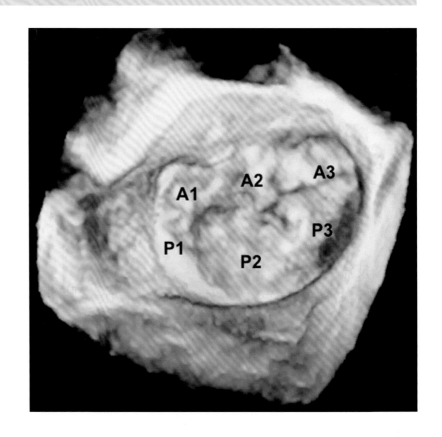

图 34-3　MV 的 3D 正面观显示 P2 和 P3 脱垂。
A，前叶；P，后叶

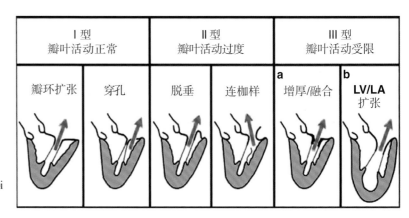

图 34-4　MR 的 Carpentier 分型（Adapted from Zoghbi
*et al.*，2017.）

表 34-3　MR 严重程度分级

| | 轻度 | 中度 | 重度 |
| --- | --- | --- | --- |
| 定性 | | | |
| CFD 反流束面积（cm²） | 窄小 | 有变化 | 大（大于 LA 面积的 50%） |
| 半定量 | | | |
| 缩流颈宽度（mm） | < 3 | 3 ～ 7 | > 7 |
| PWD 肺静脉血流 | S 波明显 | S 波钝化 | S 波反向 |
| 定量 | | | |
| EROA（cm²） | < 0.2 | 0.2 ～ 0.4 | > 0.4 |
| 反流容积（ml） | < 30 | 30 ～ 60 | > 60 |
| 反流分数（%） | < 30 | 30 ～ 50 | > 50 |

和药物诱发。风湿性 MS 通常表现为交界融合、始于瓣尖的瓣叶增厚、腱索缩短。MS 严重程度评估以跨 MV 血流的多普勒检查结果为依据，计算压差和 MV 瓣口面积（表 34-4）。MV 瓣口面积小于 1.5 cm² 的患者有经皮二尖瓣球囊成形术或外科干预的指征。

## 三尖瓣（TV）

TV 由前瓣、隔瓣、后瓣、瓣环、腱索和乳头肌组成。三尖瓣在 4 个心脏瓣中的位置最高。

### 三尖瓣反流（TR）

正常情况下，可存在微量至轻度 TR。明显的 TR（图 34-5）通常是功能性的，继发于 RV 和 TV 瓣环的扩张以及瓣叶栓系。主要原因包括瓣叶黏液样变性、心内膜炎、风湿性损害、先天性异常和类癌。

TR 的严重程度可以使用定性和定量方法评估，详见表 34-5。在应用 TOE 评估 TV 瓣环扩张程度时，应选择舒张早期食管中段四腔心切面。当出现重度 TR 或中度 TR 伴瓣环扩张（TV 瓣环 > 40 mm）时，需要外科干预。

## 三尖瓣狭窄（TS）

TS 多见于风湿性心脏病，其他原因还包括类癌、狼疮性瓣膜炎和起搏器导线诱发的瓣叶粘连。应用多普勒超声检查确定 TS 的严重程度（框 34-1）。

## 肺动脉瓣（PV）

在 4 个心脏瓣膜中，由于 PV 的位置最靠前，因此用 TOE 评估 PV 难度大。PV 由前叶、左后叶和右后叶组成。

### 肺动脉瓣狭窄（PS）

PS 通常为先天性的，也可继发于类癌。PS 的严重程度的诊断依赖于多普勒超声检查（表 34-6）。

### 肺动脉瓣反流（PR）

正常情况下，可存在轻度 PR。重度 PR 可由肺动脉高压（PHT）、心内膜炎、类癌和先天性异常引起。用于评估 PR 严重程度的指标有限（表 34-7）。

表 34-4 MS 严重程度分级

| | 轻度 | 中度 | 重度 |
|---|---|---|---|
| 平均跨瓣压差（mmHg） | < 5 | 5 ～ 10 | > 10 |
| 压力减半时间（ms） | < 150 | 150 ～ 220 | > 220 |
| 瓣口面积（cm²） | > 1.5 | 1.0 ～ 1.5 | < 1.0 |

框 34-1 TS 的血流动力学指标

| | |
|---|---|
| 平均跨瓣压差（mmHg） | > 5 |
| 瓣口面积（cm²） | < 1.0 |
| 压力减半时间（ms） | > 190 |
| 速度 - 时间积分（cm） | > 60 |

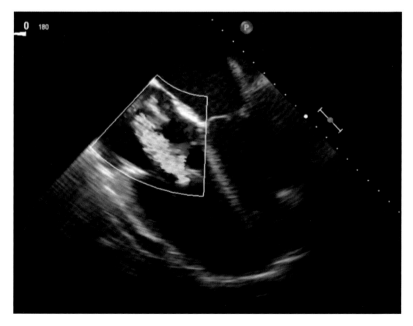

图 34-5 食管中段四腔心显示 TR

**表 34-5　TR 严重程度分级**

| | 轻度 | 中度 | 重度 |
|---|---|---|---|
| *定性* | | | |
| CWD 波形 | 微弱，抛物线形 | 密集，抛物线 | 密集，三角形 |
| *半定量* | | | |
| CFD 反流束面积（cm²） | – | – | > 10 |
| 缩流颈宽度（mm） | < 3 | 3 ~ 7 | > 7 |
| PWD 肝静脉血流 | S 波主导 | S 波钝化 | S 波反向 |
| *定量* | | | |
| EROA（cm²） | < 0.2 | 0.2 ~ 0.4 | > 0.4 |
| 反流容积（ml） | < 30 | 30 ~ 45 | > 45 |

**表 34-6　PS 严重程度分级**

| | 轻度 | 中度 | 重度 |
|---|---|---|---|
| 峰值跨瓣压差（mmHg） | < 36 | 36 ~ 64 | > 64 |

## 人工瓣膜的评估

人工瓣膜的 TOE 评估具有挑战性。首先，人工瓣膜结构会导致声影并使成像受到限制；其次，反流束可能是生理性的，或由瓣膜设计本身造成，也可能为病理因素导致。

人工瓣膜的综合评估非常重要，以下情况可致瓣膜功能不全：瓣周漏、血栓形成、血管翳形成、瓣叶活动下降、瓣膜变性、心内膜炎及患者 - 人工瓣膜不匹配。利用有效瓣口面积（EOA）了解瓣膜功能比测量跨瓣压力梯度更准确，因为后者受血流动力学影响。受不规则反流口形状及偏心反流束的影响，瓣周漏的量化测定比较困难。用于评估人工瓣周漏严重程度的分级参数见表 34-8。

**表 34-7　PR 严重程度分级**

| | 轻度 | 中度 | 重度 |
|---|---|---|---|
| PR 反流束宽度 /PV 瓣环直径 | – | – | > 0.7 |
| 压力减半时间（ms） | – | – | < 100 |
| 减速时间（ms） | – | – | < 260 |

**表 34-8　瓣周漏严重程度分级**

| | 轻度 | 中度 | 重度 |
|---|---|---|---|
| *主动脉瓣* | | | |
| 压力减半时间（ms） | > 500 | 200 ~ 500 | < 200 |
| 反流容积（ml） | < 30 | 30 ~ 60 | > 60 |
| *二尖瓣* | | | |
| CFD 反流束面积（cm²） | < 4 | 4 ~ 8 | > 8 |
| 缩流颈宽度（mm） | < 3 | 3 ~ 6 | > 6 |
| EROA（cm²） | < 0.2 | 0.2 ~ 0.4 | > 0.4 |
| *三尖瓣* | | | |
| CFD 反流束面积（cm²） | < 5 | 5 ~ 10 | > 10 |
| 缩流颈宽度（mm） | – | < 7 | > 7 |

CFD，彩色多普勒；EROA，有效反流口面积

## 扩展阅读

Baumgartner H, Hung J, Bermejo J, *et al.* Echocardiographic assessment of valve stenosis: EAE/ASE recommendations for clinical practice. *J Am Soc Echocardiogr* 2009; 22: 1–23.

Boodhwani M, de Kerchove L, Glineur D, *et al.* Repair-oriented classification of aortic insufficiency: impact on surgical techniques and clinical outcomes. *J Thorac Cardiovasc Surg* 2009; 137: 286–94.

Cremer PC, Rodriguez LL, Griffin BP, *et al.* Early bioprosthetic valve failure: mechanistic insights via correlation between echocardiographic and operative findings. *J Am Soc Echocardiogr* 2015; 28: 1131–48.

Lancellotti P, Moura L, Pierard LA, *et al.* EAE recommendations for the assessment of valvular regurgitation. Part 2: mitral and tricuspid regurgitation. *Eur J Echocardiogr* 2010; 11: 307–32.

Lancellotti P, Tribouilloy C, Hagendorff A, *et al.* EAE recommendations for the assessment of valvular regurgitation. Part 1: aortic and pulmonary regurgitation. *Eur J Echocardiogr* 2010; 11: 223-44.

Nishimura RA, Otto CM, Bonow RO, *et al.* 2014 AHA/ACC guideline for the management of patients with valvular heart disease. *J Am Coll Cardiol* 2014; 63: e57–185.

Sidebotham DA, Allen SJ, Gerber IL, *et al.* Intraoperative transesophageal echocardiography for surgical repair of mitral regurgitation. *J Am Soc Echocardiogr* 2014; 27: 345–66.

Vegas A. *Perioperative Two-Dimensional Transesophageal Echocardiography: A Practical Handbook*, 2nd edn. New York, NY: Springer; 2018.

Zoghbi WA, Adams D, Bonow RO, *et al.* Recommendations for noninvasive evaluation of native valvular regurgitation. *J Am Soc Echocardiogr* 2017; 30: 303–71.

Zoghbi WA, Chambers JB, Dumesnil JG, *et al.* Recommendations for evaluation of prosthetic valves with echocardiography and Doppler ultrasound. *J Am Soc Echocardiogr* 2009; 22: 975–1014.

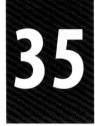

# 35 其他心血管疾病的经食管超声心动图检查

原著 Lachlan F. Miles, Andrew Roscoe

朱 琛译 王 锷 于 晖 审校

## 引言

心脏手术中，经食管超声心动图（TOE）的应用已扩展至对心室和瓣膜功能的评估。全面的 TOE 检查能发现很多心脏和相关血管的结构异常情况。本章将介绍一些附加内容，包括：

- 先天性心脏病——ASD；
- 心脏肿物——血栓、肿瘤和赘生物；
- 心包疾病——心脏压塞和缩窄性心包炎；
- 主动脉疾病——主动脉夹层。

## 房间隔缺损（ASD）

ASD 是一种常见的先天性心脏疾病，占出生时先天性心脏结构异常的 6%～10%，但常在成年后才被诊断。ASD 可表现为房性心律失常，反常栓塞性脑卒中或继发于右心室负荷过重的运动限制。ASD 可以是单发性，也可以是多发性，大约 30% 与其他心脏疾病相关。

从最严格定义来讲，卵圆孔未闭（PFO）不是 ASD，因为其并没有房间隔组织缺损。尸检发现，PFO 的发病率约为 25%。PFO 与房间隔瘤和希阿里氏网有关。

解剖学上可将 ASD 分为：

- 继发孔型 ASD，80%；
- 原发孔型 ASD，15%；
- 静脉窦型 ASD，4%～5%；
- 冠状窦型 ASD，＜1%。

继发型 ASD 发生于房间隔卵圆窝（图 35-1A）。原发型 ASD 在食管中段四腔心切面视图显示最佳，这种缺损仅发生于心脏十字交叉部位的上方（图 35-1B），且通常与房室（A-V）瓣异常有关。静脉窦型 ASD 在食管中段双腔静脉切面视图中可见，这种缺损发生于上腔静脉 - 右心房交界处（上静脉窦 ASD）或下腔静脉 - 右心房交界处（下静脉窦 ASD）。这种缺损通常与部分性肺静脉异位引流有关。冠状窦型 ASD 包括一种无顶冠状窦，通常伴有永存左侧上腔静脉。

很多继发型 ASD 都可使用经皮装置闭合，应用超声心动图是为了确定缺损的大小、位置和数量。

## 心脏肿物

心脏肿物是栓塞的重要来源，可分为血栓、肿瘤和赘生物。

### 心脏血栓

心脏血栓起源于在心腔内血液的低流速状态，并以自发性显影或"烟雾影"形式存在，最终发生血栓沉积。发生房颤时，左心耳内特别容易形成血栓。由于其距离食管较近，所以左心房和左心耳血栓非常适合通过 TOE 进行检查。左心耳明显的梳状肌会增加血栓诊断难度。使用 CFD 和 PWD 可提供更多信息，若左心耳内无 CFD 血流、PWD 射血速度低于 $40\,\mathrm{cm \cdot s^{-1}}$，则表明存在血栓。

心室血栓形成发生于心内血流缓滞区，通常发生在心肌梗死后无运动室壁或室壁瘤内。评估潜在血栓时，只有在正交平面上显示该病变时才可做出诊断，且必须将这种病变与伪像、假肌腱和凸出的肌小梁进行区分。右侧血栓通常附着于中心静脉导管或起搏器导线等异物上。

### 肿瘤

绝大部分心脏肿瘤继发于恶性疾病，即通过肿瘤直接扩散和静脉或淋巴转移方式蔓延至心脏。继发并累及心脏的原发恶性肿瘤包括肺癌、食管癌、乳腺癌、肾癌和黑色素瘤。

在原发性心脏肿瘤中，约 90% 为良性病变，大多数为黏液瘤。其他良性肿瘤包括乳头状纤维弹力组织瘤、脂肪瘤和纤维瘤。

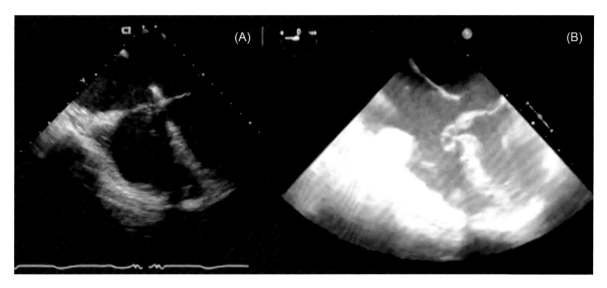

图 35-1　继发型 ASD（A）和原发型 ASD（B）的食管中段四腔心切面视图

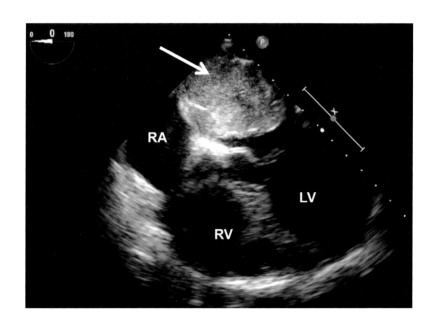

图 35-2　充满左心房大部分空间的黏液瘤（箭头）的食管中段四腔心切面视图

大多数黏液瘤均发生于左心房内，并起源于卵圆窝（图 35-2），比较常见于女性，且 7% 与卡尼综合征有关。黏液瘤可能是一种意外发现，可伴随全身性栓塞，或会因肿块效应导致并发症。其中，通常因二尖瓣孔堵塞而发生功能性二尖瓣狭窄。

乳头状纤维弹力组织瘤是第二常见的良性心脏肿瘤。它们常见于主动脉瓣主动脉侧和二尖瓣心室侧的瓣膜上。其病理结构界限分明，通过瘤蒂附着于瓣膜上，活动性大。

约 95% 的原发性心脏恶性肿瘤都是肉瘤。它们常分布于心脏右侧。肺动脉内的肉瘤（图 35-3）通常分化较差，且预后不良。

## 赘生物

TOE 在感染性心内膜炎的评估中发挥重要作用。手术治疗可根据 TOE 检查提供指导：赘生物的大小、位置和活动性，感染向周围结构扩展的程度，瓣膜穿孔及其严重程度，人工瓣膜功能评估，以及各种病变对血流动力学的影响。

赘生物常见于瓣膜低压侧：房室瓣的心房侧（图 35-4）和半月瓣的心室侧。右侧病变与静脉内用药有关，栓塞风险与赘生物的大小成正比，二尖瓣前叶比较常见。

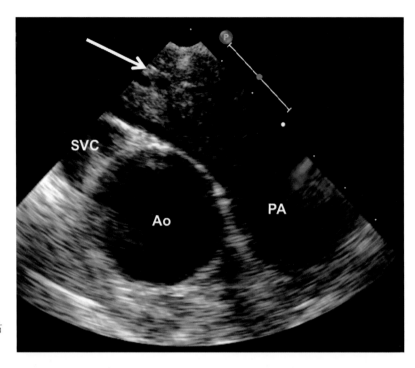

**图 35-3**　阻塞右肺动脉、主动脉和升主动脉的黏液瘤（箭头）的食管上段切面视图

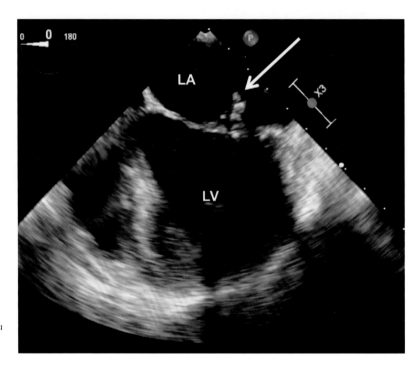

**图 35-4**　二尖瓣上疣状赘生物（箭头）的食管中段四腔心切面视图

## 心包疾病

### 心脏压塞

作为一种致命性并发症，心脏压塞常见于手术后早期的心包腔内出血。心包压力急剧上升，压迫心腔，阻止心腔正常充盈。如果心包内压力超过心腔内压力，可导致中心静脉压升高、每搏量降低、心输出量降低、奇脉，最终可致心搏骤停。

一般而言，通过 TOE 很容易诊断出心脏周围的环形积液。典型超声心动图征象是指心室收缩期间右心房萎陷以及舒张期的右心室萎陷。当心脏手术后形成的局部血块可阻碍血液流入单个腔室时（图 35-5），可无典型表现。

### 缩窄性心包炎

缩窄性心包炎由心包瘢痕所致，通常可导致无顺

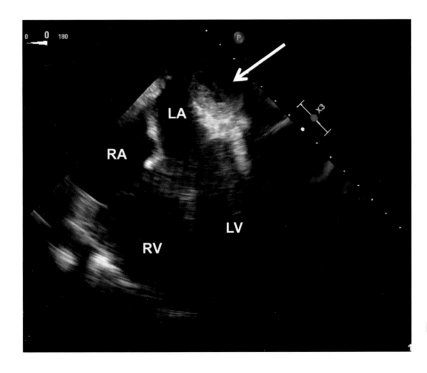

图 35-5 压迫左心房的血栓（箭头）的食管中段四腔心切面视图

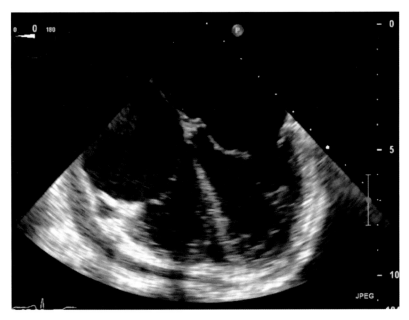

图 35-6 强回声心包膜、心房扩张和少量心包积液的食管中段四腔心切面视图

应性钙化结构，从而阻止心脏充盈。检查时，判别收缩性和限制性病理改变非常重要。缩窄性心包炎的超声心动图特征包括心包增厚、强回声（图 35-6）、心房扩张、室间隔"弹跳"征和左心室下壁心内膜舒张期变平。

多普勒诊查对诊断至关重要。跨二尖瓣瓣口血流通常显示限制性充盈特征，伴随 E 波减速时间减少以及 E 波速度随呼吸显著变化。组织多普勒成像显示二尖瓣瓣环速度呈现瓣环反转（内侧 e'速度 >

外侧 e'速度）。

## 主动脉疾病

### 主动脉夹层

升主动脉内膜破裂发生 Sanford A 型主动脉夹层，血液经内膜破口进入内膜和中层之间并快速扩散。快速诊断对实施紧急手术至关重要，基于存在可将主动脉分为真腔和假腔的内膜瓣（图 35-7）。TOE 检查还

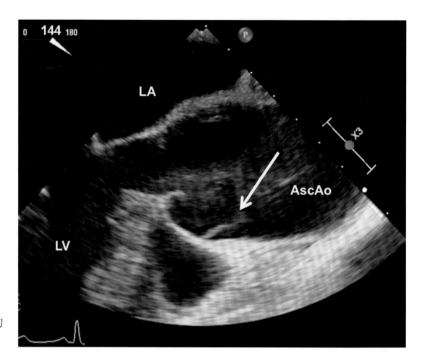

图 35-7　升主动脉（AscAo）夹层祥（箭头）的食管中段长轴切面视图

应确定病变的近端和远端范围，同时检查夹层并发症，如心包积液、累及冠状动脉口和主动脉瓣反流。Sanford A 型主动脉夹层通常与升主动脉扩张有关，因此对任何主动脉瓣反流应进行仔细检查，并采用合适的手术方式进行治疗。

## 关键点

- TOE 非常适合用于诊断左心耳血栓。
- TOE 可为感染性心内膜炎手术治疗提供指导。
- TOE 对区分缩窄性心包炎相关收缩性和限制性病理改变至关重要。
- TOE 可用于检查 Sanford A 型主动脉夹层中的相关并发症。

## 扩展阅读

Bruce CJ. Cardiac tumours: diagnosis and management. *Heart* 2011; 97: 151–60.

Goldstein SA, Evangelista A, Abbara S, *et al.* Multimodality imaging of diseases of the thoracic aorta in adults. *J Am Soc Echocardiogr* 2015; 28: 119–82.

Hara H, Virmani R, Ladich E, *et al.* Patent foramen ovale: current pathology, pathophysiology, and clinical status. *J Am Coll Cardiol* 2005; 46: 1768–76.

Klein AL, Abbara S, Agler DA, *et al.* American Society of Echocardiography clinical recommendations for multimodality cardiovascular imaging of patients with pericardial disease. *J Am Soc Echocardiogr* 2013; 26: 965–1012.

Mankad R, Herrmann J. Cardiac tumors: echo assessment. *Echo Res Pract* 2016; 3: R65–77.

Methangkool E, Howard-Quijano K, Ho JK, *et al.* Infective endocarditis: the importance of intraoperative transesophageal echocardiography. *Anesth Analg* 2014; 119: 35–40.

Saric M, Armour AC, Arnaout MS, *et al.* Guidelines for the use of echocardiography in the evaluation of a cardiac source of embolism. *J Am Soc Echocardiogr* 2016; 29: 1–42.

Silvestry FE, Cohen MS, Armsby LB, *et al.* Guidelines for the echocardiographic assessment of atrial septal defect and patent foramen ovale. *J Am Soc Echocardiogr* 2015; 28: 910–58.

# 36 血液学

原著 Martin W. Besser, Kiran M. P. Salaunkey

凌晓敏 译 郭克芳 吴安石 审校

近十年来，围术期血液管理领域有三项主要进展。第一，认识到术前贫血和围术期输血是围术期并发症和死亡的危险因素；第二，血液科专家更多地参与术前计划和围术期处理方案的制订；第三，进行床旁检测并积极进行成分输血被广泛引入到围术期血液管理中。

## 术前评估

在英国，每年有 36 000 多例心脏手术。心脏手术用血量占全国血液总消耗量的 10%。大约 1/3 的心脏外科患者在入院时处于贫血状态，此类患者心脏手术输血率约为 45%。输血对心外科患者住院时间和并发症发生率有剂量相关的影响。

### 贫血

应在择期手术前尽可能纠正贫血。英国国家指南主张在择期手术前识别铁缺乏患者，并指出此类患者应在术前治疗后再接受择期手术。

按照铁缺乏患者临床治疗路径进行处理，可显著减少输血。此外，低容量采血和血液回收等围术期血液保护措施可降低输血需求。

在英国，出于对无菌、储存和保质期短（< 6 周）的考虑，不鼓励贮存式自体输血。

### 止血异常

术前了解患者的出血史非常重要。国际血栓与止血学会的出血评估工具（ISTH BAT）通过问卷对患者进行筛查，其结果比实验室检查（即 PT、APTT、血小板计数）更敏感、更具特异性。

对于服用抗凝和抗血小板药物的患者，应在手术前给予明确的停药指导。

在老年患者中很常见轻度血小板减少症。严重的血小板减少症可继发于免疫性血小板减少症、右心衰竭、肝功能损害、药物治疗、血红蛋白缺乏或骨髓发育不良。如果时间允许，当患者血小板计数 $< 75 \times 10^9 \text{ L}^{-1}$ 时，应请血液科会诊，以确定其病因是否可逆转。

心脏手术前，最低血小板计数的界限值存在争议，应用抗血小板和抗凝治疗使这一问题更加令人困惑。在大多数医疗机构，择期心脏手术患者血小板计数最低为 $100 \times 10^9 \text{ L}^{-1}$。在危及生命的情况下，血小板计数为 $35 \times 10^9 \text{ L}^{-1}$ 也可以接受，但术中面临更大的出血和输血风险。

围术期使用 $1 \text{ mg} \cdot \text{kg}^{-1}$ 的泼尼松龙，可以暂时提高血小板计数，但并不完全表明患者是激素敏感型的免疫性血小板减少症，因为一些骨髓发育不良的患者应用激素后可出现一过性血小板计数提高。

在紧急或急诊手术的情况下，对血小板计数 $< 70 \times 10^9 \text{ L}^{-1}$ 的患者，应考虑在手术开始时输注血小板；对血小板计数为 $(70 \sim 90) \times 10^9 \text{ L}^{-1}$ 的患者，应考虑在 CPB 输血后输注血小板。不建议更早输注血小板，因为存在人白细胞抗原致敏风险。

### 抗血小板药物

几乎所有心脏手术患者都会服用阿司匹林。阿司匹林不可逆阻断环氧化酶，导致永久性血小板失活（框 36-1）。停药后，由于正常血小板的产生，使血小板功能在 8 天内得以恢复。这意味着患者每天有 10% 的血小板功能恢复。因此，许多医疗中心不再提倡术前停止服用阿司匹林（框 36-1）。

大约 30% 的患者对氯吡格雷表现出一定程度的体外耐药性，而对普拉格雷和替格瑞洛则几乎没有耐药性。若停用氯吡格雷、替格瑞洛或普拉格雷不到 5 天内接受心脏手术，患者的围术期失血量会增加。对于不稳定的患者，必须在平衡出血和冠状动脉缺血风险基础上，确定是否停用腺苷二磷酸（ADP）受体阻滞剂。

## 框 36-1　常用抗血小板药物特点

| | |
|---|---|
| 氯吡格雷<br>（Plavix®） | 不可逆抑制 ADP 诱导的血小板聚集<br>主要代谢产物的半衰期为 8 h<br>经尿液和粪便排泄<br>停药后约 5 天血小板功能恢复正常 |
| 普拉格雷<br>（Effient®） | 不可逆抑制 ADP 诱导的血小板聚集<br>主要代谢产物半衰期为 7 h<br>停药后 5 ~ 9 天血小板功能恢复正常 |
| 阿昔单抗<br>（Reopro®） | 非选择性单克隆抗体血小板抑制持续时间<br>24 ~ 48 h |
| 依替巴肽<br>（Integrilin®） | 环状七肽<br>血小板抑制持续时间为 2 ~ 4 h<br>经肾排泄，代谢产物无活性 |
| 替罗非班<br>（Aggrastat®） | 合成非肽类<br>血小板抑制持续时间 4 ~ 8 h<br>经肾排泄，代谢产物无活性 |

## 先天性溶血性贫血和血红蛋白病

除镰状细胞贫血（HbAS、HbSS）外，此类患者在术前无需特殊处理。目前，一致认为对具有镰状细胞特征患者，应避免中度和深度低温。

来自加纳和印度的病例研究表明，镰状细胞贫血（HbSS）患者无需额外的预处理即可成功接受心脏手术。然而，在英国，镰状细胞贫血患者总是在术前进行红细胞置换，以使 HbS 达到 25% ~ 30%、Hb 浓度为 100 g·L$^{-1}$ 的目标。同种异体输血需进行 Rh 和 Kell 血型系统配血，并且血液的保存期最好为 10 天以内。

遗传性球形红细胞增多症患者不需要特殊预防措施。如果患者疑似为罕见的先天性红细胞膜病，应在术前请血液学专家会诊。一些因先天性溶血性贫血而接受过脾切除术的患者可能出现异常血涂片结果，这种情况可能会与遗传性球形红细胞增多症相混淆。

还有一些遗传性口形红细胞增多症患者，此类患者在降温时可能出现高钾血症，之后在复温时发生低钾血症。

## 冷凝集素

多数患者的血液在冷却至 4 ℃时会表现出一定程度的自凝。一些老年患者可能有显著的冷凝集情况，原因可能是特发性的或与低度恶性淋巴瘤有关。临床相关冷凝集现象在室温甚至 37 ℃时表现都很明显。

在偶然发现自身凝集反应后，通常应进行直接抗球蛋白试验（DAT）。如果证实补体免疫球蛋白 IgM 或 IgG 呈阳性，则发生凝集的温度范围（4 ~ 37 ℃）便可被确认。

处理措施包括从血浆置换、免疫抑制、避免冷停搏液、维持正常体温到完全避免手术。当淋巴瘤为冷凝集病病因时，靶向化疗 / 免疫治疗可缓解病情并满足手术需要。

## 抗凝剂

在很大程度上，服用华法林的患者管理取决于抗凝治疗的最初适应证。无高危特征的房颤患者通常可以在手术前 5 天停用华法林，无需桥接。使用直接口服抗凝药（DOAC）治疗房颤的患者，可以在推荐时间点停止 DOAC，并从入院时开始预防性应用低分子肝素（LMWH）。高风险患者通常需要输注肝素进行桥接。

高危患者通常在手术后 6 ~ 8 h 使用普通肝素（UFH）或低分子肝素，重新启动抗凝治疗。低危患者可以预防性使用低分子肝素。

由于抗凝药物逆转剂的临床使用，可能使达比加群和其他 UFH 替代品发挥更大作用。艾达司珠单抗（Praxbind®）已获得许可用于逆转达比加群的抗凝作用，而重组凝血因子 Xa（Andexxa®）最近已被美国 FDA 批准用于逆转利伐沙班和阿哌沙班的抗凝作用。

如果考虑在静脉血栓事件后 6 周内中断抗血栓治疗，则应请血液科医师会诊，考虑置入可移除血栓滤器。如果要放置滤器，最重要的是在置入前确定移除日期，因为任何保留在原位的滤器本身就需要长期抗凝。

对于已知的血栓形成倾向患者（如莱登因子 V、抗磷脂综合征），应考虑延长血栓预防处理的时间。抗凝治疗的决策应基于既往实际发生的血栓事件，而非预期风险。

## 溶栓剂

目前，这些药物用于急性心肌梗死的早期治疗。极少情况下，可疑急性 A 型主动脉夹层中风患者可能会接受溶栓治疗。因此，对于麻醉医师来说，近期接受过链激酶或重组组织纤溶酶原激活剂（tPA；阿替普酶、瑞替普酶）等药物治疗的患者并不罕见。外科团队需要了解这些特定药物的半衰期，并意识到它们的作用可能持续数天。

## 术中注意事项

尽管心脏手术中会给予大剂量肝素，但在 CPB 期间，凝血酶生成和血小板活化并未完全抑制。在 CPB 过程中，凝血酶水平升高，凝血因子浓度降低，血小板计数减少，白细胞和纤维蛋白溶解被激活。

除了触发内源性凝血级联反应外，CPB 还诱导凝血因子Ⅻ介导的补体激活和病理性血栓形成。暴露于 CPB 回路的白细胞可诱导黏附分子表达和血小板脱颗粒，并通过经典和替代途径激活补体，从而诱发产生细胞因子。

凝血因子Ⅷ或Ⅸ的缺乏需要通过采用疗法进行治疗。为减少血栓前风险，凝血因子Ⅺ缺乏的患者应进行替代治疗以达到约 70% 的浓度，必要时需重复补充。氨甲环酸（TXA）可用于治疗凝血因子Ⅷ缺乏症。

狼疮抗凝物属于不当用词，因为它其实是促凝物质。狼疮抗凝物会使 APTT 和 ACT 假性延长，导致患者在 CPB 期间存在抗凝不足的风险。这个问题可以通过使用更高目标的 ACT 值或监测抗 Xa 水平避免发生相关风险。

## 肝素抵抗

在需要治疗性抗凝的患者中，广义的肝素抵抗是指每天需要应用超过 35 000 IU 的普通肝素才能达到治疗性 APTT。在 CPB 心脏手术中，使用 350 IU·kg$^{-1}$ 肝素后不能达到 ACT > 450 s 通常被认为是肝素抵抗。其原因包括抗凝血酶缺乏，凝血因子Ⅷ、纤维蛋白原或肝素结合蛋白浓度升高，肝素清除率增加。此外据报道，慢性主动脉夹层和慢性阻塞性肺病患者的肝素抵抗风险更高。应该牢记于心的一点是肝素本身可能也会导致抗凝血酶不足。

抗凝血酶缺乏症通常可用抗凝血酶浓缩物或 FFP 治疗。在凝血因子浓度升高的患者中，抗 Xa 试验可作为 ACT 或 APTT 监测的替代方法。对于肝素结合或肝素清除率增加的患者，需要使用替代性抗凝策略。

### 肝素替代物

许多药物已被用于替代肝素，包括阿加曲班、前列环素和比伐芦定。这些不常用的药物在剂量、监测和逆转等实际应用中具有挑战性。在使用这些药物之前，应先进行文献检索并和血液科会诊。对于半衰期较短的药物，在使用中必须避免 CPB 回路中血液淤滞，防止发生 CPB 中凝血事件。当使用目的是避免患者接触肝素时，一定要警惕误用肝素涂层耗材。

### 抑肽酶

抑肽酶是一种丝氨酸蛋白酶抑制剂，可减少心脏手术期间的失血量和输血量。它通过抑制 tPA、激肽释放酶和纤溶酶，发挥其抗纤维蛋白溶解作用。2007 年，由于担心该药对围术期肾衰竭、心肌梗死和脑卒中风险的影响，一项针对抑肽酶的临床研究被中止，随即该药退出市场。2008 年，Royston 对上述解释和终止研究的决定提出了质疑，根据不良结局的风险对患者进行重新分层后，他发现这些并发症的相对风险并没有增加。目前，抑肽酶可在欧洲以指定患者的方式使用，并只限用于 CPB 下单纯冠状动脉旁路移植术。

### 赖氨酸类似物

氨甲环酸和 ε-氨基己酸可与纤溶酶原结合，阻止其转化为纤溶酶并减少纤维蛋白溶解（图 36-1）。在与抑肽酶的比较研究中，这些药物已被证明能减少心脏手术围术期出血，但不能降低输血概率。抑肽酶被停用后，氨甲环酸在英国的使用量显著增加。然而，人们很快发现，大剂量氨甲环酸与术后早期癫痫发作有关。

### 凝血监测

在许多医疗机构，凝血监测包括术中 ACT 测定、标准实验室凝血检查和全血标本凝血及血小板功能床旁即时检测。黏弹性试验（如血栓弹力图和旋转血栓弹力图；图 36-2）可以描述凝血异常的机制，并为治疗性干预提供指导（图 36-3）。

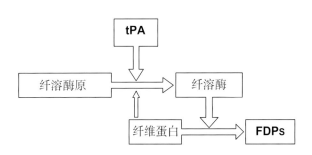

图 36-1　纤溶过程：纤溶酶原向纤溶酶的转化，由组织和尿激酶纤溶酶原激活剂（分别为 tPA 和 uPA）等激活剂催化。纤维蛋白使转化率提高了 500 倍

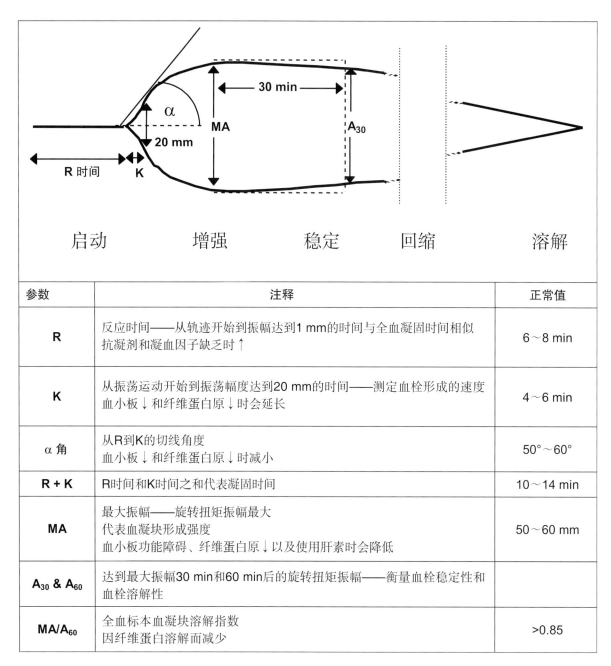

| 参数 | 注释 | 正常值 |
|---|---|---|
| R | 反应时间——从轨迹开始到振幅达到1 mm的时间与全血凝固时间相似<br>抗凝剂和凝血因子缺乏时↑ | 6～8 min |
| K | 从振荡运动开始到振荡幅度达到20 mm的时间——测定血栓形成的速度<br>血小板↓和纤维蛋白原↓时会延长 | 4～6 min |
| α 角 | 从R到K的切线角度<br>血小板↓和纤维蛋白原↓时减小 | 50°～60° |
| R + K | R时间和K时间之和代表凝固时间 | 10～14 min |
| MA | 最大振幅——旋转扭矩振幅最大<br>代表血凝块形成强度<br>血小板功能障碍、纤维蛋白原↓以及使用肝素时会降低 | 50～60 mm |
| $A_{30}$ & $A_{60}$ | 达到最大振幅30 min和60 min后的旋转扭矩振幅——衡量血栓稳定性和血栓溶解性 | |
| $MA/A_{60}$ | 全血标本血凝块溶解指数<br>因纤维蛋白溶解而减少 | >0.85 |

图 36-2 血栓弹力图及其参数

## 血液制品替代治疗

可用的血液制品包括红细胞、FFP、冷沉淀、血小板、凝血酶原复合物浓缩物（PCC）、纤维蛋白原浓缩物和个别凝血因子。在贫血被纠正后（Hb＞80 g·$L^{-1}$），针对凝血性出血的一线治疗是使用FFP（15 ml·$kg^{-1}$）、冷沉淀（2个单位）或纤维蛋白原（3～4 g），以维持纤维蛋白原＞1.5 g·$dl^{-1}$，以及对于术前使用华法林的患者给予PCC（15 IU·$kg^{-1}$）。PCC可用于DOAC导致的出血。尽管应用重组因子Ⅶa有自发性血栓风险，在其他措施效果不佳时，其仍可作为处理严重出血的手段（90 μg·$kg^{-1}$），即使当时凝血障碍已得到纠正。现已证明，应用小剂量重组因子Ⅶa（0.3 μg·$kg^{-1}$），可促进内源性血管性血友病因子（vWF）的释放并改善血小板功能。

## 降低全身炎症反应

目前，已提出许多临床策略以降低全身炎症反应，并作为降低心脏手术相关围术期并发症发病率和死亡率的措施（图 36-4）。

药物方面：

抗氧化剂、抗补体、抗血小板和蛋白酶抑制剂；

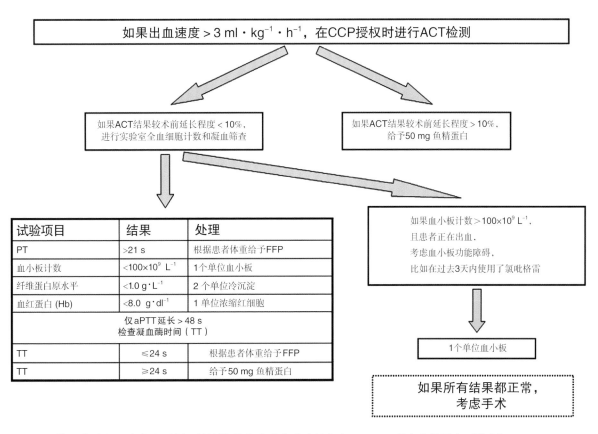

图 36-3　使用实验室和床旁即时凝血检测指导血液成分治疗的方案。CCP，重症监护医生（护士）

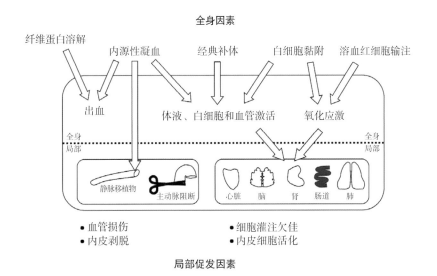

图 36-4　全身和局部相互作用通路及其对器官脏器功能的影响

皮质类固醇和抗纤维蛋白溶解药（Ⅱa 类证据）。

改良 CPB 回路：

　减少回路容积 / 去除贮血器；

　低容量预充；

　使用生物相容性表面——肝素涂层或肝素结合管路；

　使用离心泵头代替滚柱泵；

　动脉管路去白细胞滤器。

主动脉保护：

　术中 TOE 和主动脉外超声引导主动脉插管；

　避免反复进行主动脉阻断（AXC）。

管道处理：

　避免反复 / 过度扩张静脉移植物。

CPB 管理：

　维持足够的器官血流。

# 术后问题

常见术后问题包括出血、贫血和血小板减少。非显性 DIC 和肝素诱导的血小板减少症相对少见。心内膜炎和长时间 CPB 使凝血性出血风险增加（框36-2）。

## 贫血

术前缺铁性贫血或因围术期出血使慢性病相关贫血恶化，均是术后贫血的最常见原因。溶血性输血反应非常罕见，并可能发生于患者出院后。主动脉瓣置换术后持续溶血应怀疑存在瓣周漏。

## 肝素诱导的血栓形成（HIT）

肝素诱导的血栓形成（HIT）是一种 IgM 或 IgG 介导的临床问题，可导致静脉和动脉内血栓形成。抗体与单核细胞、血小板表面的肝素 - 血小板因子 4（PF4）复合物结合。这些复合物激活血小板 FcγⅡa 受体并诱导其脱颗粒。HIT 的发生与肝素类型、肝素 -PF4 抗体滴度持续时间和手术类型有关。心脏或骨科手术期间，接受肝素治疗的患者发生 HIT 风险是内科或产科患者的 5 ～ 10 倍。女性罹患 HIT 的风险是男性的 2 倍。最初临床诊断需实验室结果的确认，但常会因此延迟诊断。目前，最广泛使用的测前概率评价方法是 Warkentin 评分。

对于疑似或确诊的 HIT 的处理包括停用所有肝素并开始替代治疗，如比伐芦定、阿加曲班或达那帕罗。由于 UFH 的交叉反应性，不应使用低分子肝素。如果需要进行 CPB 心脏手术，应推迟至肝素 -PF4 抗体滴度下降。或者可以考虑血浆置换或改用其他抗凝剂。

# 关键点

- 贫血和输血是影响围术期并发症发病率和死亡率的危险因素。
- 获得性抗凝血酶缺乏是应用肝素后常见的后遗症。
- 肝素诱导的血栓形成和狼疮抗凝物都会产生反常的促凝状态。

| 框 36-2　心脏手术后凝血障碍的原因 | |
|---|---|
| 血小板数量问题 | 破坏、血液稀释、隔离、激活、消耗、使用血液回收 |
| 血小板质量问题 | 损伤、肝素、阿司匹林、氯吡格雷、糖蛋白Ⅱb/Ⅲa抑制剂、非甾体抗炎药、尿毒症、体温过低、低纤维蛋白原血症 |
| 凝血因子缺乏 | 血液稀释、消耗、肝病、先天性缺乏 |
| 酶动力学改变 | 体温过低 |
| 贫血 | 出血、血液稀释、溶血 |
| 抗凝剂 | 肝素残留、鱼精蛋白过多 |
| 凝血因子清除率改变 | 肝肾低灌注、体温过低 |

## 扩展阅读

Besser MW, Klein AA. The coagulopathy of cardiopulmonary bypass. *Crit Rev Clin Lab Sci* 2010; 47: 197–212.

Besser MW, Ortmann E, Klein AA. Haemostatic management of cardiac surgical haemorrhage. *Anaesthesia* 2015; 70 Suppl 1: 87–95.

Choxi AA, Patel PA, Augoustides JG, *et al.* Bivalirudin for cardiopulmonary bypass in the setting of heparin-induced thrombocytopenia and combined heart and kidney transplantation – diagnostic and therapeutic challenges. *J Cardiothorac Vasc Anesth* 2017; 31: 354–64.

Edwin F, Aniteye E, Tettey M, *et al.* Hypothermic cardiopulmonary bypass without exchange transfusion in sickle-cell patients: a matched-pair analysis. *Interact Cardiovasc Thorac Surg* 2014; 19: 771–6.

Estcourt LJ, Birchall J, Allard S, *et al.* Guidelines for the use of platelet transfusions. *Br J Haematol* 2017; 176: 365–94.

Hung M, Ortmann E, Besser M *et al.* A prospective observational cohort study to identify the causes of anaemia and association with outcome in cardiac surgical patients. *Heart* 2015; 101: 107–12.

Nickel KF, Long AT, Fuchs TA, Butler LM, Renne T. Factor XII as a therapeutic target in thromboembolic and inflammatory diseases. *Arterioscler Thromb Vasc Biol* 2017; 37: 13–20.

Ortmann E, Besser MW, Klein AA. Antifibrinolytic agents in current anaesthetic practice. *Br J Anaesth* 2013; 111: 549–63.

Rodeghiero F, Tosetto A, Abshire T, *et al.* ISTH/SSC bleeding assessment tool: a standardized questionnaire and a proposal for a new bleeding score for inherited bleeding disorders. *J Thromb Haemost* 2010; 8: 2063–5.

Royston D. Aprotinin; an economy of truth? *J Thorac Cardiovasc Surg* 2008; 136: 798–9.

Staibano P, Arnold DM, Bowdish DM, Nazy I. The unique immunological features of heparin-induced thrombocytopenia. *Br J Haematol* 2017; 177: 198–207.

Thachil J, Warkentin TE. How do we approach thrombocytopenia in critically ill patients? *Br J Haematol* 2017; 177: 27–38.

# 37 妊娠期心脏手术

原著 Savio J. M. Law, Sarah E. Round

鲁　超　译　郭克芳　程卫平　审校

## 背景

2002—2004 年，心脏病为英国孕产妇死亡的主要原因。心脏病孕产妇的死亡率从 1997—1999 年的 1.65/10 万增加到 2013—2015 年的 2.34/10 万。其原因与孕产妇年龄和肥胖程度增加有关，也与心脏病理学尸检的发展有关。

表 37-1 显示了 2009—2014 年死亡的孕产妇的心脏诊断结果。最常见的死亡原因是突发性心律失常而心脏形态正常（31% 心脏病孕产妇），其次是心肌缺血（22%）、心肌病（18%）和主动脉夹层（14%）。

通过对最近孕产妇心源性死亡病例的回顾性分析，发现有以下几个需要改进的关键环节。合并心脏病的育龄妇女缺乏相应的孕前咨询，临床医师很少提及这一敏感话题。从儿童阶段的心脏病服务机构到成人心脏病服务机构的转换期间，生活环境可发生巨大变化，导致较多的漏访与失访。在医院科室安排方面，缺少同时可处理产科与心脏问题的协作机构和检查路径。在临床处理中，发现这类高危孕产妇心肺功能损害的症状与体征时，应侧重于对心脏问题做出确切诊断，不要只注重排除可能危及生命的情况，不能因为妊娠或哺乳而忽视可能挽救孕产妇生命的检查和治疗。

## 妊娠期生理变化

一系列正常的妊娠生理性变化可加重心脏病病情（框 37-1）。最显著变化包括孕 32 周时血容量以及心输出量都会增加 40% 左右。心排量会在分娩期间进一步增加，并在分娩后达到最大值。其主要原因是分娩后不仅存在子宫血液回输，并且胎儿对产妇主动脉以及腔静脉的压迫导致的血流动力学变化消失。

21% 的孕产妇死亡发生于分娩当天。超过一半的孕产妇心源性死亡发生于产后 42 天内（表 37-2）。

**表 37-1　英国与爱尔兰 2009—2014 年心脏病孕产妇死亡原因详细分类**（Reproduced with permission of Knight *et al.*，2016）

| 心脏病亚型 | 死亡人数 | 百分比（*n* = 153）* |
|---|---|---|
| 心脏形态正常的突发心律失常 | 47 | 31 |
| 缺血性心脏病<br>*动脉粥样硬化（16），冠状动脉夹层（11），其他（7）* | 34 | 22 |
| 心肌病<br>*扩张型心肌病（4），左室肥厚伴或不伴纤维化（5），肥胖型心肌病（2），心肌炎（3），围生期心肌病（9），肥厚型梗阻性心肌病（1），致心律失常型右室心肌病（2），其他心室疾病（1）* | 27 | 18 |
| 主动脉夹层 | 21 | 14 |
| 瓣膜性心脏病<br>*瓣膜疾病（9），心内膜炎（2）* | 11 | 7 |
| 其他<br>*肺动脉高压（6），不明原因心脏疾病（1）* | 7 | 5 |
| 原发性高血压病 | 6 | 4 |
| **总数** | 153 | |

* 因缺乏数据，本组资料排除 36 例晚期心源性死亡病例

框 37-1　妊娠期正常的生理变化

**循环容量**

血容量↑30%～40%

生理性贫血（血浆↑45%/红细胞↑20%）

↓↓胶体渗透压→↑肺水肿风险

血浆蛋白药物结合改变

中性粒细胞增多

高凝状态

**心血管**

↑交感神经张力→每搏量↑30%＋心率↑15%→心输出量↑50%

↑室壁应力/收缩力→↑心肌耗氧量

中心静脉压与肺动脉楔压不变（肺血管阻力和体循环血管阻力↓20%）

收缩压不变

舒张压最初下降，足月时恢复正常

主动脉受压→↓↓心输出量

气道血管增多，尤其是鼻腔

**呼吸**

膈肌上抬

↑每分通气量，↑呼吸频率，↑潮气量，↓肺功能

↓$PaCO_2$，↓$HCO_3^-$，↓缓冲能力

全身耗氧量↑15%～20%

**胃肠**

胃排空延迟，便秘

胃食管反流风险增加

**泌尿生殖系**

↑肾血流量和肾小球滤过率

膀胱输尿管反流/感染风险增加

糖尿（超过肾小管最大重吸收量）

蛋白尿（高达 0.3 g·$d^{-1}$）

**代谢 & 内分泌**

↑↑催乳素、促肾上腺皮质激素、皮质醇

↓生长激素

↑甲状腺结合球蛋白、$T_4$ 和 $T_3$（游离 $T_4$ 接近正常）

↑胃泌素

表 37-2　孕产妇心源性死亡时间（英国和爱尔兰，2009—2014年）（Reproduced with permission of Knight *et al.*, 2016）

| 孕产妇死亡时间 | 总数（$n = 153$）[*]（频率，%） |
|---|---|
| 产前/妊娠期 | 24（15） |
| 产后（分娩当天） | 32（21） |
| 产后 1～42 天 | 52（34） |
| 产后 43～91 天 | 18（12） |
| 产后 92～182 天 | 12（8） |
| 产后 183～273 天 | 9（6） |
| 产后 274～364 天 | 6（4） |

[*] 因缺乏数据，本组资料排除 36 例晚期心源性死亡病例

进行诊疗。这些患者最好在联合诊所接受产科和心脏科医师专业的产前治疗。分娩计划应由多学科专家讨论并共同商定，包括产科医师、心脏病专家、麻醉专家、血液病专家以及心脏外科医师（如果可能）。专家之间应对所有检查和治疗计划进行沟通并明确记录在患者的病历资料中。

轻度心脏病患者可以继续妊娠至足月。如果没有心功能恶化的征象，可考虑正常阴道分娩。产程中需要提供有效镇痛，建议产程早期使用硬膜外镇痛以减轻分娩期间的应激反应，最好能缩短第二产程的时间。应该积极处理产后出血，因为严重出血可加重心肺功能不全。

妊娠期间心功能恶化或其他非心脏疾病可使患者提前进行剖宫产。在进行充分评估和监测情况下，区域阻滞麻醉可安全地用于大多数接受剖宫产手术的心脏病患者。脊髓和硬膜外联合麻醉技术可以使阻滞逐渐起效，使血流动力学变化幅度小于单纯腰麻。有创血压监测在围术期管理中至关重要。如果预计将使用血管收缩药与正性肌力药支持，则应考虑行中心静脉置管。

对于心功能较差的患者，由于剖宫产时适度失血会导致血容量降低，分娩后自体输血量减少，这可能有益于患者。而过量出血会导致严重贫血、低血容量与急性凝血功能障碍，必须避免。

围生期常用的宫缩药物（如催产素）可导致心脏病孕产妇发生突发、严重的血流动力学不良后果，因此术中应谨慎使用。不使用宫缩药物可导致子宫收缩乏力，增加产后出血处理难度。

合成缩宫素通常用于产后，可刺激子宫收缩，减

# 分娩与剖宫产

患有已知严重心脏病的孕产妇死亡风险极高，应在配备专业心脏内科和心脏外科医师的三级产科机构

少因产后乏力导致的出血。剖宫产中常规使用缩宫素，静脉推注给药时，产妇可出现心动过速、低血压与心输出量降低。静脉输注给药可将这些不良影响降到最低。

麦角新碱可刺激子宫与血管平滑肌收缩。作为二线宫缩用药，麦角新碱禁用于子痫、子痫前期、高血压、心血管疾病与周围血管疾病患者。因为它可导致严重冠状动脉痉挛与缺血，并且与冠状动脉粥样硬化性心脏病孕产妇死亡相关。目前使用的处方药物麦角新碱含有合成缩宫素与麦角新碱两种成分。

卡前列素是前列腺素 $F_{2\alpha}$ 的合成类似物，具有收缩子宫的作用，用于对缩宫素与麦角新碱无反应的严重产后出血。它可致血管平滑肌收缩，禁用于合并心脏病或呼吸系统疾病患者。

## 心脏手术

大多数心脏病变在妊娠期不需要实施干预治疗。然而，当妊娠期血流动力学剧烈变化而导致心功能恶化时，则需进行干预。干预的指征大体上可分为妊娠期间已知的心脏疾病恶化（如马方综合征患者进行性主动脉根部扩张），妊娠前未诊断的心脏疾病恶化（如二尖瓣狭窄），或者新诊断的心血管疾病（如心内膜炎、人工瓣膜血栓形成、A 型主动脉夹层）。

接受体外循环（CPB）心脏手术的孕产妇死亡率相对增高（6%），但与接受类似心脏手术的非妊娠女性患者的死亡率相当，可能与这类手术均为紧急或急诊手术有关。相比之下，此类患者的胎儿死亡率（14% ~ 33%）与并发症发生率（包括迟发性神经系统损伤）明显增加。因此，仅当心脏疾病威胁孕产妇生命，且药物或者介入治疗均无效时，才考虑进行心脏手术。

孕妇进行心脏手术的最佳时期为孕 13 ~ 28 周。在孕早期进行心脏手术出现胎儿畸形的风险较高。在孕晚期进行心脏手术出现早产以及产妇发生心血管并发症的风险较高。孕 26 周行心脏手术时，胎儿存活率约为 80%，尽管其中 20% 可能有严重的神经损伤。如果孕龄 > 26 周，可以考虑在 CPB 前进行剖宫产。当孕龄 > 28 周时，必须考虑心脏手术前娩出胎儿。心脏手术前，孕妇应使用一个疗程的皮质类固醇药物（至少 24 h），以降低新生儿死亡率与并发症发生率。

二尖瓣病变为妊娠期心脏手术中最常见的疾病。其病理学改变通常继发于慢性风湿性心脏病的二尖瓣狭窄。虽然该病在发达国家少见，但由于人口迁徙的原因，这种疾病仍很普遍。二尖瓣反流的症状在妊娠期通常因体循环阻力的生理性降低而得到改善。二尖瓣狭窄的症状会因心率、循环血量与心输出量的增加而恶化。妊娠期二尖瓣狭窄的孕妇耐受性较差，当瓣口面积小于 1.5 cm² 时，建议进行孕前干预。对于此类患者，通常首先考虑的干预措施是经皮球囊二尖瓣扩张术，其并发症发生率低于开胸心脏直视手术。然而，这类患者中有相当一部分需要进一步行瓣膜置换手术。

育龄女性主动脉瓣狭窄通常为先天性，该疾病使患者发生心脏和产科并发症的风险均增加。在血流动力学恶化且对药物治疗无效的情况下，球囊瓣膜成形术可能是合适的选择，为分娩后实施心脏手术提供过渡时间。由于病情，部分患者则只能实施主动脉瓣置换术。

既往曾行瓣膜置换术的孕产妇，在妊娠期间可出现许多问题。生物瓣膜置换术后，妊娠后瓣膜会加速退化，需要更早实施再次手术。机械瓣膜置换术后，妊娠后可发生母体并发症（如妊娠期机械瓣血栓形成）以及继发于华法林治疗的胎儿畸形风险。

进行性主动脉扩张和主动脉夹层主要发生于患有结缔组织疾病与二叶主动脉瓣的育龄妇女。目前，推荐在妊娠期间实施预防性主动脉手术的指征为主动脉内径 ≥ 50 mm，或者主动脉内径在妊娠期间快速增加。当孕产妇发生主动脉夹层时，应立即进行手术治疗。如果胎儿可存活，应考虑在心脏手术前行同期剖宫产术。

## 麻醉管理

所有妊娠超过 20 周的孕妇都应采用左侧卧位，以尽量减少胎儿对主动脉与腔静脉的压迫。与所有心脏手术一样，孕妇心脏手术应在麻醉诱导前进行有创监测。相较于 CVP 监测，TOE 监测评估左心室充盈状态的效果更好。麻醉医师必须能够区分妊娠晚期正常状态下的 TOE 表现（如心腔扩大、瓣环扩张与瓣膜反流）与病理状态下的 TOE 表现。与心导管检查相比，TOE 测量的 PAP 值明显增高。

许多麻醉药物和阿片类药物都容易穿过胎盘屏障，引起胎儿抑制与胎心过缓。没有证据表明任何一种麻醉药物优于另一种。但多年来，异丙酚、硫喷妥钠、异氟醚、芬太尼与吗啡都已在产科麻醉中安全使用。非去极化肌松药不能穿过胎盘屏障。普通肝素与低分子肝素均不能穿过胎盘屏障，并且没有致畸性。华法林可以穿过胎盘屏障，在孕早期使用具有致畸性。

## 体外循环（CPB）

CPB 期间的胎儿死亡被认为是由于持续的子宫收缩导致子宫胎盘低灌注和胎儿缺氧所致。诱发子宫收缩的因素包括体 CPB 血液稀释、黄体酮稀释、非搏动血流、降温与复温。母体血压降低也会导致子宫胎盘血流量减少。胎心监护发现胎心过缓、胎心变异率下降以及晚期减速，均为提示胎儿缺氧的指标。因此，在 CPB 中全程进行胎心监护非常重要。

以下方法被认为可以改善 CPB 期间胎儿的预后：

- 泵流量 > 2.5 L · $min^{-1}$ · $m^{-1}$；
- 灌注压 > 70 mmHg；
- 红细胞压积 > 28% 以优化携氧；
- 常温 CPB；
- 搏动性血流灌注；
- α 稳态血气管理；
- 尽量缩短 CPB 时间。

## 关键点

- 心脏病是英国孕产妇死亡的主要非产科原因。
- 孕妇平均年龄的增加与妊娠相关心脏病发病率增加有关。
- 心脏失代偿最有可能发生在分娩期间与分娩后不久。
- 妊娠期心脏手术有时不可避免，其并发症与死亡率较高。
- 只要有可能，应在娩出可存活胎儿后再行心脏手术。

## 扩展阅读

Chandrasekhar S, Cook CR, Collard CD. Cardiac surgery in the parturient. *Anesth Analg* 2009; 108: 777–85.

Knight M, Nair M, Tuffnell D, *et al.* (eds.) on behalf of MBRRACE-UK. Saving Lives, Improving Mothers' Care – Surveillance of maternal deaths in the UK 2012–14 and lessons learned to inform maternity care from the UK and Ireland Confidential Enquiries into Maternal Deaths and Morbidity 2009–14. Oxford: National Perinatal Epidemiology Unit, University of Oxford; 2016. www.npeu.ox.ac.uk/downloads/files/mbrrace-uk/reports/MBRRACE-UK%20Maternal%20Report%202016%20-%20website.pdf

Pieper PG, Hoendermis ES, Drijver YN. Cardiac surgery and percutaneous intervention in pregnant women with heart disease. *Neth Heart J* 2012; 20: 125–8.

Regitz-Zagrosek V, Roos-Hesselink JW, Bauersachs J, *et al.* 2018 ESC guidelines for the management of cardiovascular diseases during pregnancy. *Eur Heart J* 2018; 39: 3165–241.

Salaunkey K. Pregnancy and cardiovascular disorders. In Valchanov K, Jones N, Hogue CW (eds), *Core Topics in Cardiothoracic Critical Care*, 2nd edn. Cambridge: Cambridge University Press; 2018, pp. 408–17.

Yuan SM. Infective endocarditis during pregnancy. *J Coll Physicians Surg Pak* 2015; 25: 134–9.

# 38 局部麻醉

原著　Trevor W. R. Lee

何　裔　译　朱　涛　郭克芳　审校

心脏手术会诱发很强的交感神经系统兴奋和机体炎症反应。这种对手术的"应激反应"导致血流动力学波动、代谢异常，使患者的血液系统、内分泌系统及免疫系统发生变化。设法缓解心脏手术围术期疼痛、降低交感神经活动，在理论上值得关注。心脏手术中采用大剂量阿片类药物的麻醉技术，部分原因是由于阿片类药物对应激反应具有抑制作用。然而，由于阿片类药物并未完全阻断应激反应，其临床获益的证据尚未完全确定，加之延长术后机械通气时间，从而使该技术在临床上的使用并未被广泛接受。由于胸交感神经阻滞可改善冠状动脉病变血流、微创心脏外科技术的出现以及对经济压力的考虑，麻醉医师开始重新关注局部麻醉技术在心脏麻醉中的应用。

## 胸段硬膜外麻醉（TEA）

1976 年，首次出现了将 TEA 用于心脏术后镇痛的报道。直到 1987 年，才首次报道了心脏手术前使用 TEA 的研究结果。在多数报道中，C7 ～ T1 间隙以及 T3 ～ T4 间隙是最常用的穿刺点。高位硬膜外入路在技术上相对容易，但需注意胸段黄韧带比腰段更薄、更脆弱。大多数麻醉医师采用正中入路坐位或卧位硬膜外穿刺，穿刺间隙定位的方法各不相同。不使用诱导后硬膜外麻醉的主要目的是在诱导前对区域阻滞效果进行评估，并不是担心神经损伤相关并发症。

传统硬膜外麻醉的给药方法包括初始剂量的 2% 利多卡因 3 ml，以及添加或不添加芬太尼（25 μg）的 0.5% 左旋丁哌卡因 5 ml，必要时 10 min 后重复给药。无论采用何种给药方式，均需在手术操作前出现双侧 T1 ～ T5 脊神经阻滞效果。术中开始连续硬膜外输注（如 4 ～ 10 ml·h$^{-1}$ 的 0.125% 左旋丁哌卡因 ± 芬太尼 1 ～ 5 μg·ml$^{-1}$± 可乐定 0.5 μg·ml$^{-1}$），通常持续 3 天。不同种类药物（如阿片类药物和局麻药物）的协同作用可以减少每种药物的总剂量以及相关副作用。通过急性疼痛管理团队的规律给药，可以最

大限度地提高硬膜外麻醉效果，同时也有利于早期发现不良事件。心脏手术中 TEA 的"优点"和"不足"见框 38-1。

TEA 作为全身麻醉的辅助手段，有利于术后早期恢复、对患者神经系统功能进行评估。近来，一些医疗中心已经对不停搏心脏手术中单独使用 TEA 技术的可行性进行评估。然而，这些尝试除了说明能应对全新挑战以及宣传外，很难想象常规开展清醒状态下行心脏手术的其他原因。应用该技术对患者及医护人员造成额外的困扰非常没有必要。打开胸腔后，在生理上对自主呼吸造成不利影响，膈肌或胸肌麻痹可导致呼吸抑制。此外，术中无法使用 TOE。目前认为，心脏手术的麻醉目标应包括防止术中患者发生意外体动。

与过去不同，在完全抗凝前行硬膜外置管已不是禁忌。最新证据表明，硬膜外置管的最可能受益人群主要为肺功能临界状态患者、阿片类药物成瘾者以及曾行血管重建不完全的冠状动脉旁路移植术患者。最近发表的前瞻性研究表明，TEA 降低了术后呼吸道感染、室上性心律失常和肾功能不全的发生率。目前，尚无充足证据提示 TEA 对围术期死亡率的降低有统计学意义，尚未进行以"非治疗性"硬膜外导管组做对照的双盲研究。

## 脊髓麻醉

1980 年，有学者首次报道了在心脏手术中应用脊髓麻醉。这篇报道以及后续发表的多数文章中使用的药物均为不含防腐剂的硫酸吗啡。脊髓麻醉在心脏手术中应用潜在的获益与 TEA 相似，但发生硬膜外血肿的风险更低，与 TEA 不同的是单次注射阿片类药物。由于药物作用持续时间有限，腰穿必须在全身肝素化前不长的时间内实施。脊髓麻醉主要的安全问题依然是呼吸抑制和椎管内出血，但瘙痒、恶心、呕吐和尿潴留常带来更加明显的不良影响。吗啡的低脂

**框 38-1 心脏手术应用硬膜外麻醉与镇痛的"优点"和"不足"**

**心脏交感神经阻滞**

| | |
|---|---|
| 优点 | 无髓鞘交感神经元对局麻药物非常敏感 |
| | 神经元阻滞平面可从 T1 至 T5 |
| | 对严重病变冠状动脉的扩张作用 |
| | ↓术后心律失常的发生率 |
| | ↑心肌收缩力，尚无确切证据 |
| 不足 | 增加低血压风险 |
| | 可能抑制正常冠状动脉的交感兴奋，血管扩张作用 |

**减轻应激反应**

| | |
|---|---|
| 优点 | 应用局麻药的效果优于硬膜外应用单独阿片类药物 |
| | 外周循环中儿茶酚胺上调水平降低 |
| | BP 和 HR 对手术刺激的反应减弱 |
| | 对代谢、免疫和血液的继发反应影响较小 |
| 不足 | 减轻应激反应尚无非常明确的证据 |

**镇痛**

| | |
|---|---|
| 优点 | 明显的术中及术后镇痛效果 |
| | 避免了肠道外麻醉性镇痛药的不良反应 |
| | 可早期拔除气管插管、早期开始活动 |
| | 可改善术后肺功能 |
| | 可能降低慢性疼痛综合征发生率 |
| 不足 | 出现单侧阻滞或未达到阻滞平面，使镇痛效果不满意 |
| | 运动阻滞或本体感觉阻滞可限制术后活动 |

溶性使其镇痛起效延迟以及镇痛效果无法预知。尽管有研究认为脊髓麻醉能提供更好的术后镇痛，但也有研究表明其对术后康复并无获益或延迟恢复。这也可以解释鞘内注射吗啡不能消除手术应激反应的原因。

相比之下，对心脏手术中鞘内应用局麻药物的研究很少。1994 年发表的一项回顾性研究中，Kowalewski 等报道鞘内联合应用高比重丁哌卡因（30 mg）与吗啡（0.5～1.0 mg）产生了良好术后镇痛效果，患者于术后（当天）可拔管。Lee 等采用全身麻醉联合鞘内注射丁哌卡因（37.5 mg）的方法，显著减少了手术后的应激反应，改善左心室壁的节段运动（框 38-2），与对照组比较，试验组患者血清肾上腺素、去甲肾上腺素和皮质醇水平降低，同时心房肾上腺素能 β 受体功能显著增强。由于人们对此项技术的陌生，以及对该技术影响血流动力学稳定的担忧，限制了心脏麻醉医师对大剂量鞘内注射丁哌卡因和鞘内注

射吗啡的广泛使用。虽然血流动力学波动是高位脊髓麻醉的严重影响之一，但交感神经阻断后的生理反应可通过静脉滴定小剂量血管收缩药进行逆转。

2016 年，Lee 等研究了高位脊髓麻醉对围术期炎症反应的影响（图 38-1）。与单纯接受全身麻醉患者比较，全麻联合高位脊髓麻醉患者术后的血清抗炎性生物学标志物（IL-10）浓度显著增高。这项小型研究表明，接受高位脊髓麻醉可能使心脏手术患者获益，且可持续到术后 28 天。

高位局部麻醉对心脏手术后患者的临床获益还包括减少术后谵妄。Petropolis 等在一项回顾性倾向性匹配研究中发现，高位脊髓麻醉的心脏术后患者术后谵妄的发生率显著下降。

## 高位脊髓麻醉与器官捐献

在获取捐赠器官的动物模型中，Almoustadi 等分

**框 38-2 高位脊髓麻醉的操作方法（adapted from Lee *et al*, 2008）**

- 操作前予以口服 0.1 mg·kg⁻¹ 地西泮或 1.5mg·kg⁻¹ 加巴喷丁
- 500 ml 晶体溶液补充静脉容量
- 患者取侧卧位后行腰椎定位并消毒铺巾
- 使用 25 G 细腰穿针行鞘内阻滞
- 单次鞘内注射 0.75% 的丁哌卡因 37.5～45 mg，联合 2～3 μg·kg⁻¹（最大总剂量 300 μg）吗啡（不含防腐剂）。注射时腰穿针斜面朝向头端，最大限度地扩大局麻区域
- 患者平卧后将手术床置于头底脚高位（Trendelenburg 体位，角度 < 5°），10 min 左右平面阻滞可达 C8 及以上
- 使用小剂量缩血管药物（麻黄碱和去甲肾上腺素）维持 MAP > 6 mmHg
- 心脏交感阻滞后进行全麻诱导，全麻药物使用丙泊酚 0.5～1.0 mg·kg⁻¹，罗库溴铵 0.6～1.0 mg·kg⁻¹。麻醉维持可能不需要使用静脉麻醉药物
- 麻醉维持采用 0.5～1.0 MAC 的吸入麻醉药，防止术中知晓和镇静不足
- 缝皮前，行胸骨旁神经阻滞联合镇痛
- 给予吗啡或氢吗啡酮，将呼吸频率维持于每分钟 15～20 次
- 术后在手术室内进行气管拔管

析了脑干死亡后心脏手术中局部麻醉的效果。在脑干死亡的心脏捐赠动物手术中，应用脊髓麻醉联合全身麻醉，术后儿茶酚胺释放明显减少，同时捐赠心脏的功能有所改善。临床常见脑干死亡后的血流动力学衰竭。此研究结果提示，在器官获取前实施脊髓麻醉有利于实现捐赠器官功能保护的远期获益。

## 椎管内出血风险

毋庸置疑，在心脏麻醉实践中，椎管内阻滞技术应用进展缓慢的主要原因是对完全抗凝、无意识患者实施此项技术，可能造成永久性瘫痪不确定风险的担忧。因此，TEA 和脊髓麻醉临床应用并不广泛。麻醉医师常见问题见框 38-3。

麻醉医师考虑的首要风险是椎管内出血、硬膜外血肿和永久性神经损伤。在一项小型前瞻性研究中（< 1000 例患者），被观察患者没有发生并发症，这样的"零分子"情况并不令人感到欣慰。

硬膜外麻醉严重并发症的发生率估计值从 1∶1500 到 1∶150 000 不等。来自神经科医师和医疗事故索赔分析的数据可以提供更准确衡量硬膜外血肿真实发

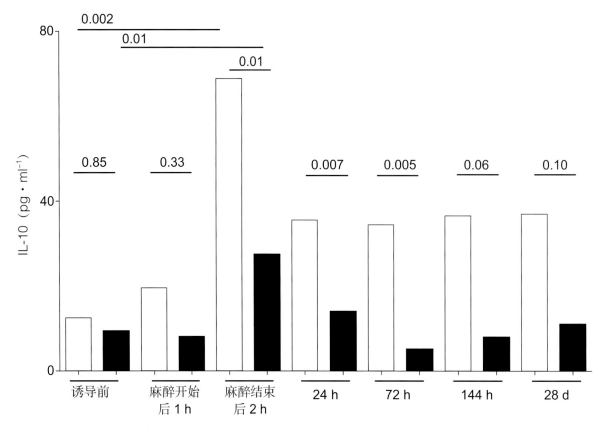

**图 38-1** 接受全身麻醉联合脊髓麻醉患者的血清 IL-10 水平，中位数和 *P* 值如图所示。空心柱为高位脊髓麻醉联合全身麻醉，实心柱为全身麻醉 [From Lee *et al*，*PLoS One* 2016；11（3）：e0149942.]

1. 与硬膜外麻醉操作相关的脊髓血肿发生率？

2. 实验室凝血检查结果在正常范围内是否说明患者凝血功能正常？

3. 抗血小板药物是否增加椎管内血肿发生率？

4. 如何管理应用口服抗凝药物患者？

5. 硬膜外麻醉操作的最安全时点——肝素化前需要等待的时间？

6. 发生"血性穿刺"或"硬脊膜穿刺"后的处理？

7. 是否存在硬膜外置管的"理想"脊柱间隙？

8. TEA 对患者预后的影响？

生率的方法。相对于心脏手术高风险事件（即死亡和中风），硬膜外麻醉相关截瘫的风险非常低。

Ho 等使用现已发表的数据计算预测风险，估测椎管内麻醉心脏手术后形成椎管内血肿的最小和最大风险，结果显示，脊髓麻醉出现椎管内血肿的风险介于 1：3600 到 1：220 000 之间；TEA 心脏手术后出现椎管内血肿的风险介于 1：1500 到 1：150 000 之间。2018 年，Horlocker 等发表了在接受抗血小板药物和低分子肝素（LMWH）治疗的患者中应用椎管内阻滞的指南。目前推荐，如果 7 天内使用了强效抗血小板药物（如噻吩并吡啶衍生物），或氯吡格雷停药未达 7 天以上，以及噻氯匹定停药少于 10 ～ 14 天，则应尽量避免使用局部麻醉，进行抗凝治疗患者禁用椎管内阻滞麻醉。当穿刺过程中有出血时，建议治疗性肝素化时间推迟至少 1 h，以降低并发症风险。自 2010 年以来，随着血小板腺苷二磷酸受体抑制剂（如替格瑞洛）、凝血因子 Xa 抑制剂（如利伐沙班和阿哌沙班）和直接凝血酶抑制剂（如达比加群）的推出，抗血小板治疗患者的围术期管理变得更加复杂。表 38-1 总结了目前的围术期管理建议。

考虑 TEA 操作后血肿形成风险是一些医疗中心在心脏手术中更倾向于选择脊髓麻醉 / 镇痛的原因。在脊髓麻醉时，使用更细的针头，并且无置管和拔除导管的操作，这些环节都是降低腰麻后硬膜外血肿风险的有关因素。

椎管内阻滞的绝对禁忌证包括患者拒绝、局部或全身感染、失代偿主动脉瓣狭窄和凝血功能障碍。在临床实践中，凝血功能障碍的定义是血小板计数 $< 100 \times 10^9 \text{ L}^{-1}$、INR $> 1.2$ 或 APTT $> 45$ s。大部分接受择期心脏手术的患者需要在手术前 5 ～ 10 天停用阿司匹林和其他抗血小板药物。抗血小板治疗对硬膜外麻醉相关风险程度造成的影响目前尚不明确。应在术前 3 ～ 4 天停用口服抗凝药物，并确认 INR 恢复到正常范围。不能停用口服抗凝药的患者，不应进行 TEA。目前推荐硬膜外置管与注射普通肝素的最小安全时间间隔为 1 ～ 12 h 不等。

目前，尚无穿刺中椎管内出血的最佳处理方案指南。临床实践情况各不相同，必要时，暂停 TEA 并推迟手术 24 h。基于血液在 10 ～ 12 min 内凝结且肝素不能溶栓的原理，也有人选择椎管内出血后继续行硬膜外麻醉，然后开始手术。理论上，拔除硬膜外导管后仍存在出血风险。因此，应在实验室检查确认凝血功能正常后拔除硬膜外导管。使用普通肝素的患者通常在最后一次用药后至少 4 h，或在接受 LMWH 前 1 h 拔除硬膜外导管。在一些医疗中心，口服抗凝药物的恢复使用推迟至硬膜外导管拔除后。

椎管内血肿可能伴随的神经系统后遗症范围包括从感觉模糊和运动症状到截瘫等不同程度的临床表现。这些神经功能缺失症状的出现以及表现程度可能在停止阻滞和拔除硬膜外导管后才能被观察到。如有疑虑，应紧急进行 CT 或 MRI 进行排查，同时请神经科会诊。

**表 38-1 椎管内阻滞前新型口服抗凝药的停药时间建议**

| 药物 | 作用机制 | 行阻滞前停药时间（天） |
| --- | --- | --- |
| 氯吡格雷 | ADP 受体抑制剂 | 7 |
| 噻氯匹定 | ADP 受体抑制剂 | 10 |
| 替格瑞洛 | ADP 受体抑制剂 | 5 ～ 7 |
| 利伐沙班 | Xa 凝血因子抑制剂 | 3 |
| 阿哌沙班 | Xa 凝血因子抑制剂 | 3 |
| 达比加群 | 直接凝血酶抑制剂 | 5 |

## 胸骨旁阻滞和椎旁阻滞

尽管心脏术后进行胸骨旁神经阻滞在一些医疗中心已经是常规临床处理，但在文献中的报道仍较少。在皮肤缝合前，沿胸骨缘（深至肋间膜后）注射0.25% 无防腐剂等比重丁哌卡因（总量40～50 ml，可加肾上腺素），可阻断肋间神经前皮支6～10 h。患者有凝血功能异常时，可考虑采用胸骨旁神经阻滞提供术后镇痛。

椎旁阻滞多用于胸科手术的围术期镇痛，而在心脏麻醉中的应用较少。椎旁间隙位于肺壁层胸膜前方，肋间内肌后方。通过硬膜外针将小口径导管经皮置入至胸椎（T3～T5）横突上方。与TEA一样，椎旁间隙是通过进针后"阻力消失"进行定位。单次给药剂量（如0.5% 丁哌卡因5～10 ml）后，予以局麻药物持续输注量（如0.1% 丁哌卡因6～8 ml·h⁻¹）。单侧阻滞可用于经前侧开胸的心脏微创手术。尽管持续椎旁阻滞可提供良好的术后镇痛并缩短气管插管时间，但椎旁间隙置管位置确认的难度较大、操作困难、失败率较高，这些因素限制了该项技术的适用性。

## 关键点

- 局部麻醉相关的心脏交感神经阻滞、良好的术后镇痛、应激反应的抑制和炎症反应的变化，可改善患者预后。
- 全身麻醉联合局部麻醉可减少心脏手术后患者发生谵妄的风险。
- 微创心脏手术的发展促使局部阻滞技术重新成为麻醉医师的关注点。
- 即使在意识消失的抗凝患者中进行TEA不再是禁忌，但由于其致截瘫的风险尚不明确，大多数麻醉医师仍不会选择TEA。
- 尚无穿刺后出血的最佳管理策略。
- TEA或脊髓麻醉优于α和β肾上腺素能受体联合阻滞剂的效果，但是尚需要前瞻性、随机性的多中心研究证明。

## 扩展阅读

Almoustadi WA, Lee TW, Klein J, *et al.* The effect of total spinal anesthesia on cardiac function in a large animal model of brain death. *Can J Physiol Pharmacol* 2012; 90: 1287–93.

Benzon HT, Avram MJ, Green D, Bonow RO. New oral anticoagulants and regional anaesthesia. *Br J Anaesth* 2013;111(Suppl 1): 196–113.

Cantó M, Sánchez MJ, Casas MA, Bataller ML. Bilateral paravertebral blockade for conventional cardiac surgery. *Anaesthesia* 2003; 58: 365–70.

Chaney MA. Intrathecal and epidural anesthesia and analgesia for cardiac surgery. *Anesth Analg* 2006; 102: 45–64.

Ho AM, Chung DC, Joynt GM. Neuraxial blockade and hematoma in cardiac surgery: estimating the risk of a rare adverse event that has not (yet) occurred. *Chest* 2000; 117: 551–5.

Horlocker TT, Vandermeulen E, Kopp SL, *et al.* Regional anesthesia in the patient receiving antithrombotic or thrombolytic therapy: American Society of Regional Anesthesia and Pain Medicine evidence-based guidelines (fourth edition). *Reg Anesth Pain Med* 2018; 43: 263–309.

Kowalewski RJ, MacAdams CL, Eagle CJ, Archer DP, Bharadwaj B. Anaesthesia for coronary artery bypass surgery supplemented with subarachnoid bupivacaine and morphine: a report of 18 cases. *Can J Anaesth* 1994; 41: 1189–95.

Lee TW, Kowalski S, Falk K, *et al.* High spinal anesthesia enhances anti-inflammatory responses in patients undergoing coronary artery bypass graft surgery and aortic valve replacement: randomized pilot study. *PLoS One* 2016; 11: e0149942.

Lee TWR, Jacobsohn E. Spinal anesthesia in cardiac surgery. *Tech Reg Anesth Pain Manag* 2008;12: 54–6.

Petropolis A, Maguire D, Grocott H, *et al.* High Spinal Anesthesia and Delirium Incidence After Cardiac Surgery. CCCF ePoster library. Oct 27, 2015; 117369. https://cccf.multilearning.com/cccf/2015/eposter/117369/andrea.petropolis.high.spinal.anesthesia.and.delirium.incidence.after.cardiac.html (accessed December 2018).

Svircevic V, van Dijk D, Nierich AP, *et al.* Meta-analysis of thoracic epidural anesthesia versus general anesthesia for cardiac surgery. *Anesthesiology* 2011; 114: 271–82.

Tabatabaie O, Matin N, Heidari A, *et al.* Spinal anesthesia reduces postoperative delirium in opium dependent patients undergoing coronary artery bypass grafting. *Acta Anaesthesiol Belg* 2015; 66: 49–54.

# 39 心脏手术后疼痛管理

原著　Siân I. Jaggar and Helen C. Laycock

许芳婷　译　郭克芳　王　锷　审校

心脏手术的术后疼痛非常常见。75% 的心脏手术患者在回忆心脏重症监护室经历时，表示有中至重度疼痛的经历。术后疼痛可对 50% 以上的患者产生显著的心理和生理学影响，并可能发展为慢性疼痛。充分的术后疼痛治疗对患者术后康复至关重要。

## 疼痛生理学

疼痛是一种令人不适的感官和情绪体验，通常伴有明确或潜在的组织损伤，是外周与中枢反应的整合过程。疼痛的调控与整合表达具有个体化特点，从而反映出刺激与机体反应的关系。

痛觉感受器是初级感觉神经元的外周投射，对包括热和酸在内的物理和化学刺激很敏感。这些直接激活神经元离子通道，产生动作电位（AP）。此外，手术后产生的炎症介质通过降低 AP 的阈值，从而间接使痛觉感受器对随后的刺激更加敏感。

一级神经元通过以下途径完成动作电位至脊髓背角的传导：

- Aβ 神经纤维——传导触觉；
- Aδ 神经纤维——传导定位准确的锐痛；
- C 神经纤维——传导难以定位的钝痛。

大部分的二级神经元，从脊髓背角传导冲动至中脑，在上升的脊髓丘脑通路前产生交叉，中脑纤维投射至感知疼痛的大脑感觉皮质。这一过程通过既往形成的经验以及中枢系统和脊髓中有害和抑制冲动信号的平衡进行调控，在此阶段产生的病理改变可能与发展为慢性疼痛有关。

## 心脏手术后疼痛的原因

常规心脏手术会产生躯体、内脏和神经性疼痛（框 39-1）。

躯体疼痛：由皮肤、肌肉和骨骼引起的浅表或深层疼痛。刺激真皮神经末梢会引起定位准确的局部浅表锐痛。相比之下，来自肌肉的深层疼痛是难以定位的钝痛。

内脏疼痛：来自深层的内部组织，是典型的弥漫性、难以定位的疼痛，与自主神经紊乱相关（如恶心、出汗）。传入神经与自主神经投射伴行，并在脊髓层面汇聚，这就导致了与相关内脏共有胚胎起源的皮肤区域出现牵涉疼痛。在心脏方面，确切的牵涉疼痛位于颈部和手臂（如迷走神经、颈交感神经和胸 5 神经节）。

神经性疼痛：为神经组织病理改变的结果（中枢或外周）。常伴有阳性症状（痛觉过敏、痛觉超敏）和（或）阴性症状（包括感觉缺失、感觉减退或痛觉减退）。

常见的心脏手术切口涉及颈椎、胸椎和腰椎的皮肤区域（图 39-1）。最初，疼痛发生在切口和引流管处。随着时间的推移，它可能会变成更广泛的躯干和肢体疼痛，尤其是乳内动脉导管处。

心脏手术后疼痛相关的生理和心理影响总结在表 39-1 中。

---

**框 39-1　心脏手术后疼痛的类型和来源**

**躯体**

皮肤切口

引流和插管的部位

组织回缩和切割

胸骨和肋骨骨折与脱位

关节损伤（胸锁关节、肩锁关节、肋椎关节、颈胸关节突）

**内脏**

心包

胸膜

心肌（局部缺血）

膈肌

**神经性**（来自患者体位、移植血管获取和胸骨回缩）

外周神经损伤（如胫神经、隐神经）

神经丛损伤（如臂丛）

## 急性疼痛管理

几乎所有的心脏手术患者都经历过手术切口、医疗检查设备和侵入性操作所带来的疼痛。许多患者患有与慢性疼痛相关的疾病（如糖尿病、关节炎、心力衰竭）。因此，在术前制定镇痛计划时必须将这些因素纳入考量。

使用经验证的可靠工具定期评估疼痛，可以改善患者预后。它既可以提醒工作人员注意疼痛的存在，也可对干预措施进行评估。自我评估工具（包括数字评分、语言评分、视觉模拟或描述量表）疼痛评估的金标准，这些工具同样适用于不能用语言表达病情的患者。无法进行自我评价的患者应当采用经 ICU 患者应用并验证可行的方法进行评估，如重症监护疼痛观察工具。

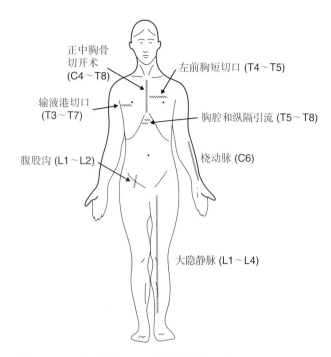

图 39-1　心脏手术切口和相关的皮肤区域

表 39-1　心脏手术后疼痛的影响

| 系统 | 不良后果 |
| --- | --- |
| 心血管系统 | ↑收缩变时性 |
| | ↑收缩变力性 |
| | ↑血压 |
| | ↑$O_2$需求和↓$O_2$供应 |
| | →心肌缺血、心律失常 |
| 呼吸系统 | ↑呼吸频率和↓潮气量→ |
| | ↑呼吸做功 |
| | 肺不张 |
| | 咳嗽减弱，分泌物滞留 |
| | ↑感染风险 |
| 中枢神经系统 | 疲惫、定向障碍、焦虑 |
| | ↓满足感 |
| 外周神经系统 | ↑慢性疼痛的风险 |
| 消化系统 | 恶心、呕吐、厌食 |
| 其他 | 高凝状态→↑深静脉血栓和移植物狭窄 |
| | 伤口愈合差 |
| | ↓葡萄糖耐量 |
| | 免疫功能改变→↑感染风险 |
| | 电解质失衡→↑心律失常风险 |
| | ↑停留时间 |
| 精神方面 | 焦虑 |
| | 抑郁 |
| | 紧张 |

急性疼痛管理应当包括以下几方面。

预防措施：注意患者体位、切口的选择和手术技术，最大限度地减小术后疼痛的风险。手臂内旋比外旋更能减少肩痛的发生率。应避免发生骨折和胸骨的过度牵拉，尤其是在获取乳内动脉时。使用内镜技术获取移植血管可减少切口疼痛。

患者与医护人员的沟通：术后完全无痛可能是不现实的，但术前讨论术后疼痛的预测和制订管理计划是非常重要的环节。对于已有慢性疼痛的患者而言，确定术后疼痛管理计划的可行性和患者可接受度尤为重要，将讨论形成的计划制作成文件并传达给所有相关护理人员，确保术后护理的一致性。

药物管理：慢性术后疼痛是一个新兴的研究领域，被认为与急性疼痛后的神经可塑性和长期的神经生理变化相关。因此，有效的急性疼痛管理可提高术后早期的舒适度并且减少慢性疼痛的风险。

中至重度疼痛最好使用阿片类药物进行处理。中枢和外周阿片类受体的激活可抑制神经递质的释放和反应。此类药物的其他优点与迷走神经张力增加相关。尽管可使用多种给药途径，然而患者自控给药比护理人员控制给药的效果更好。静脉滴注时，常规药物（如瑞芬太尼、芬太尼、吗啡、羟考酮）疗效相似。因此，药物的选择应基于患者的并存疾病与药物的副作用。副作用通常与剂量相关，可以通过滴定效果或选择不同的药物（阿片类药物的转换）来减少这些副作用。

利用药物协同作用促进阿片类药物用量的减少，这种"多模式"的方法应当被纳入考量。在大多数患者中，术后使用对乙酰氨基酚是相对安全的。目前，非甾体抗炎药在术后早期的应用很少，它们的副作用令人担忧（胃肠道出血和肾功能不全的风险）。在特定的心脏病人群中，它们与死亡、再发心肌梗死和心力衰竭的风险增加相关。当阿片类药物和对乙酰氨基酚不足时，可考虑的辅助药物包括 α 受体激动剂（如可乐定）、N- 甲基 -D- 天冬氨酸受体拮抗剂和 $\alpha_2\delta$ 配体（如加巴喷丁或普瑞巴林，以降低急性疼痛评分和阿片类药物消耗，以及术后 3 个月的疼痛）。

无法证明椎管内阻滞对心脏手术后的并发症发病率和死亡率有何影响。尽管有荟萃分析结果提示，胸段硬膜外镇痛可以减少术后并发症，但对硬膜外血肿的担忧限制了胸段硬膜外镇痛的使用。无论是在心脏手术中进行伤口局部浸润，还是使用导管进行区域神经阻滞，几乎都没有令人信服的证据。然而，外周局部阻滞对提供即时的术后镇痛有益。

## 非药物干预

以下这些成本低、实施简单的措施比预期更能提高患者的舒适度。

- 注意体位，护理受压区域，减小管线、引流管和导管的张力。
- 让患者能够与亲朋好友进行社交互动。
- 心理干预包括主动放松、意象引导、音乐治疗。
- 物理治疗可以减少与条件反射和组织挛缩相关的疼痛。
- 经皮神经电刺激（TENS）和针灸有时可使患者受益。

虽然有些措施缺乏证据支持，但它们几乎没有副作用，可作为药物治疗的辅助方法。

## 慢性疼痛管理

手术部位持续疼痛 3 个月以上被称为术后慢性疼痛。心脏手术后慢性疼痛的发生率接近 50%，最常见的部位是胸骨，其他部位包括颈部、肩部、背部和旁路移植手术获取桥血管的位置。其中，多部位并存疼痛很常见。

## 胸骨切开术后慢性疼痛

指胸骨切开术后新发的、非心源性的躯体、内脏和（或）神经性疼痛。年轻患者发生此类疼痛的风险更大，其原因是多方面的，主要包括以下几点：

- 外科组织破坏（如肋骨骨折、肋间神经损伤）；
- 瘢痕形成；
- 胸骨或旁路移植血管获取处的感染；
- 胸骨固定钢丝；
- 肋骨软骨分离。

## 隐神经痛

股神经的感觉神经末梢（L2 ~ L4）支配腿的前内侧，与大隐静脉密切相关。在手术过程中，神经的连续性可能受到破坏。隐神经痛可产生复杂的症状，包括轻触和针刺感觉缺失，伴随隐神经分布区域的痛觉过敏和疼痛。

尽管有些患者似乎对急性和慢性疼痛更易感，但大量证据表明，严重的术后急性疼痛与术后慢性疼痛高度相关。框 39-2 总结了一些危险因素。

对患有慢性疼痛的心脏外科患者与其他慢性疼痛患者在管理上没有什么不同，其主要目的是：

- 确定疼痛的种类（如肌肉骨骼痛或神经性疼痛）；
- 排除可能的新诊断（如复发性心绞痛、颈椎病、骨髓瘤）；
- 制订治疗计划。

通过详细询问病史，了解患者的症状、疾病对生活质量的影响、加重和缓解因素以及既往治疗效果。药物治疗旨在避免使用阿片类药物（或尽量减少剂量），还应包括心理支持、理疗和分级康复锻炼。辅助治疗包括局部麻醉浸润、神经阻滞（如肋间神经阻滞）、局部阻滞（如硬膜外）和其他辅助措施（如 TENS、针灸）。

**框 39-2　心脏手术后慢性疼痛的危险因素**

- 围术期镇痛不良
- 获取乳内动脉
- 年龄 < 60 岁
- 女性
- 体重指数 > 25 kg · m$^{-2}$
- 术前心绞痛
- 已经存在的关节炎

## 慢性顽固性心绞痛

在接受冠状动脉造影术的患者中，高达10%患者的冠状动脉无法进行血运重建。在最大剂量的药物治疗下仍然存在的心绞痛被称为慢性难治性心绞痛（CRA），实质上是一种神经病理性疼痛综合征。心肌缺血导致慢性交感神经张力升高，产生心肌氧供不平衡和心肌营养不良的恶性循环。CRA患者需要频繁的住院治疗，干预措施包括改变危险因素以及应用经过验证的稳定可靠的心绞痛循证医学疗法。新的药物干预措施包括晚期钠电流的抑制（雷诺嗪）和代谢调节（曲美他嗪）。非药物治疗包括激光心肌血运重建术（经心肌和经皮）、高位胸段硬膜外镇痛和脊髓电刺激。

## 关键点

- 心脏手术的患者会对死亡、残疾和术后疼痛产生担忧情绪。
- 了解急性和慢性疼痛的病理生理学可以帮助制定合理的管理策略。
- 急性疼痛控制不佳与发病率和死亡率的增长有关。
- 多模式镇痛可以提供最佳的镇痛效果。
- 脊髓刺激可降低慢性难治性心绞痛患者的再入院频率，提高患者的生活质量。

## 扩展阅读

Barr J, Fraser GL, Puntillo K, *et al.* Clinical practice guidelines for the management of pain, agitation, and delirium in adult patients in the intensive care unit. *Crit Care Med* 2013; 41: 263–306.

Gélinas C. Management of pain in cardiac surgery ICU patients: have we improved over time? *Intensive Crit Care Nurs* 2007; 23: 298–303.

Gélinas C, Fillion L, Puntillo KA, Viens C, Fortier M. Validation of the critical-care pain observation tool in adult patients. *Am J Crit Care* 2006; 15: 420–7.

Henry TD, Satran D, Jolicoeur EM. Treatment of refractory angina in patients not suitable for revascularization. *Nat Rev Cardiol* 2014; 11: 78–95.

Holdcroft A, Jaggar S (eds.). *Core Topics in Pain.* Cambridge: Cambridge University Press; 2005.

Lahtinen P, Kokki H, Hynynen M. Pain after cardiac surgery: a prospective cohort study of 1-year incidence and intensity. *Anesthesiology* 2006; 105: 794–800.

Mueller XM, Tinguely F, Tevaearai HT, *et al.* Pain location, distribution, and intensity after cardiac surgery. *Chest* 2000; 118: 391–6.

Reimer-Kent J. From theory to practice: preventing pain after cardiac surgery. *Am J Crit Care* 2003; 12: 136–43.

van Gulik L, Janssen LI, Ahlers SJ, *et al.* Risk factors for chronic thoracic pain after cardiac surgery via sternotomy. *Eur J Cardiothorac Surg* 2011; 40: 1309–13.

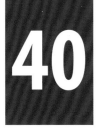

# 40　感　染

原著　Hannah McCormick, Judith A. Troughton

彭　玲 译　朱　涛　郭克芳 审校

对于从事心外科手术的专业人员来说，了解心脏外科相关的感染及防治知识非常重要。

## 感染性心内膜炎

发病率为 3 ~ 7/10 万人年。目前，已知的感染性心内膜炎危险因素包括年龄、结构性心脏病、人工瓣膜或装置以及心内膜炎病史，血管内长期置入导管或静脉药物滥用也是危险因素。

感染性心内膜炎可表现为急性或亚急性两种类型，常见临床表现包括发热和新发心脏杂音。改良的杜克诊断标准（Modified Duke criteria）如框 40-1 所示。

经验性治疗基于可能的致病微生物（框 40-2）以及患者特定因素，如耐药微生物定殖。心内膜炎的抗微生物治疗因病原体而异，因此必须进行病原体培养。血清学检测有助于检出无法培养的微生物（如巴尔通体、贝纳柯克斯体和布鲁氏菌）。如果未确定致病微生物，则根据特定患者的流行病学、致病风险因素和对切除组织进行 16s 核糖体 RNA 分析，决定抗生素的选择使用。

最近，分枝杆菌嵌合体被认为是心脏直视手术患者感染性心内膜炎的原因之一，常规培养方法不能检测到致病微生物。因此，对于培养阴性的人工瓣膜置换术后感染性心内膜炎或血管内移植物感染的患者，应寻求专家建议。

自体瓣膜感染性心内膜炎的治疗时间从 2 周至 8 周不等，取决于病原体。人工瓣膜感染性心内膜炎的治疗时间至少为 6 周。

对于真菌感染、耐药菌感染、病史较长的菌血症、栓塞事件和左心革兰氏阴性心内膜炎，建议进行

---

**框 40-1　改良的杜克诊断标准**

| 主要标准 | ● 血液培养阳性 |
| --- | --- |
| | 间隔 > 12 h，2 次培养阳性；或 1 h 内 3 ~ 4 次培养结果多数为阳性 |
| | 贝纳柯克斯体单次血培养阳性或抗 1 相免疫球蛋白 G 滴度 > 1800 |
| | ● 超声心动图： |
| | 在没有其他解剖学解释的情况下，在瓣膜或其支撑结构上出现反流束或植入物上的活动性赘生物 |
| | 脓肿 |
| | 人工瓣膜置换术后缝线裂开或出现新的反流（瓣膜置换患者 TOE） |
| | ● 心内膜受累证据 |
| 次要标准 | ● 存在危险因素 |
| | ● 发热 |
| | ● 不符合主要标准的血培养阳性结果或感染的血清学证据 |
| | ● 血管表现： |
| | 栓塞现象（动脉、肺）、结膜出血、詹韦损害、真菌性动脉瘤、颅内出血 |
| | ● 免疫学表现： |
| | 肾小球肾炎、奥斯勒结节、罗特斑、类风湿因子阳性 |

临床诊断：符合 2 个主要标准，或 1 个主要标准加上 3 个次要标准，或 5 个次要标准

**框 40-2 感染性心内膜炎病原学**

链球菌属

金黄色葡萄球菌

肠球菌属

凝固酶阴性葡萄球菌

HACEK（嗜血杆菌属、凝聚杆菌属、人心脏杆菌属、侵蚀艾肯菌、金氏菌属）

培养阴性

真菌

多种微生物

其他

---

外科会诊。如果在治疗期间进行手术，除非发现脓肿或瓣膜培养呈阳性，否则治疗持续时间不变，以手术日为治疗第 1 天计算。

感染性心内膜炎管理指南（AHA 2015，ESC 2015）推荐以多学科团队协作方式治疗该病，这反映了该病相关并发症较多的特点。

## 感染性心内膜炎的预防

对于感染性心内膜炎采取预防措施的必要性意见不一。NICE 指南（2008 年发布，2016 年 7 月更新）建议，高危手术无需预防，只有在感染部位进行手术时才需要采取预防措施。自 2008 年以来的一些研究表明，感染性心内膜炎发病率有所增加，但尚未确定与 NICE 指南之间是否有因果关系。与 NICE 指南不同，ESC（2015）继续推荐对牙龈或根尖区域操作、损伤口腔黏膜手术的患者进行预防，此类患者被定义为高风险患者。

## 手术部位感染（SSI）

SSI 是英国最常见的医疗相关感染之一。SSI 常发生在手术操作的解剖区域内，多见于术后 30 天内发病。SSI 的常见部位包括以下三部分。

- 浅表部位：仅限于皮肤和皮下组织。
- 深部：累及肌肉和筋膜。
- 器官 / 腔隙：涉及手术期间打开或进行操作的解剖结构部位，如骨、纵隔、心肌。

如有植入物，深部和器官 / 腔隙 SSI 也包括术后 1 年内发生的感染。

涉及的病原体可能是内源性的（患者体内菌群）或外源性的（来自物理环境或手术团队人员）。

对发生 SSI 有影响的因素包括患者相关因素（如年龄、营养状况）、手术相关因素（如手术时程、异物）。

### 术中预防性应用抗生素

预防性应用抗生素是预防术后 SSI 的重要措施。为了有效预防感染，从切皮到伤口愈合这段时间内，血清和靶组织中的抗生素浓度必须达到杀灭病原菌的水平。当过早或过晚使用预防性抗生素时，SSI 发生率增加；应在切皮前 1 h 或更短时间内应用。

对于心脏节律管理设备植入术、心脏直视手术和介入性心脏导管装置植入术，建议使用预防性扩生素。

对多数类型的外科手术来说，单次给药就足够了。但有证据表明，心脏手术使用的预防性抗生素延长至术后 48 h，可降低感染发病率。

术中是否需要更进一步使用抗生素，取决于手术时间、失血量和抗生素半衰期。术中应在 2 个半衰期内再次使用预防性抗生素，也有建议在一个半衰期内重复。

关于"最佳"预防性应用抗生素方案，目前还没有达成共识。由于最常见的病原体是金黄色葡萄球菌，故用药方案应确保对该病原体有针对性，并符合当地常见病原体的耐药情况。

在使用糖肽类抗生素或氟氯西林等窄谱抗生素时加入庆大霉素，可覆盖革兰氏阴性菌。

### 纵隔炎

胸骨切开手术后发生纵隔炎是一种非常严重的并发症，死亡率高达 47%。符合以下任何一项即可诊断。

- 从纵隔组织或液体中检测到病原体。
- 手术所见的纵隔炎。
- 发热、胸痛或胸骨不稳定，伴脓性分泌物或影像学显示纵隔增宽。

纵隔炎源于患者自身菌群、手术区域污染或继发于胸骨伤口感染。发病率从 0.4% ~ 5% 不等。

最常见的病原体是革兰氏阳性菌，主要为金黄色葡萄球菌。由革兰氏阴性菌引起的感染不常见，并且与其他部位的感染有关（如肺炎）。

关于纵隔炎的危险因素或其在发病机制中所起的作用，目前还没有普遍共识。这些因素包括以下几点：

- 肥胖；
- 糖尿病；
- 既往胸骨切开术；

- 手术时间长；
- 其他部位感染。

微生物学样本应包括血培养样本、伤口组织或伤口分泌物。在培养结果出来之前，治疗措施包括外科清创术和应用广谱抗生素。

治疗持续时间取决于病原体、胸骨受累范围和治疗反应，持续时间可能为数周至数月不等。

### 胸骨骨髓炎

胸骨骨髓炎与纵隔炎有关，或可为慢性过程，表现为术后数周至数月出现的胸骨不稳定或窦道。治疗包括外科清创和长期抗菌治疗。最重要的是要在开始治疗前获得高质量样本（如骨骼、组织），从而可以尽可能针对病原体进行窄谱治疗。

## 其他术后感染

### 植入装置感染

植入装置感染可出现在术后早期，也可发生在术后数月至数年。最常见的致病微生物是葡萄球菌，其次是链球菌、肠球菌和革兰氏阴性菌，但高达 15% 感染患者的病原学培养结果为阴性。如果心脏可植入装置患者血培养为金黄色葡萄球菌阳性，或为其他病原微生物多重阳性血培养结果，则应考虑发生了心脏植入装置感染。感染发生在以下位置：（起搏器或 LVAD）装置囊袋、导线或心脏瓣膜。最佳治疗要求取出植入装置并使用抗生素。如果由于各种情况无法取出植入装置，可以尝试在保留装置情况下使用抗生素。如果该治疗策略失败，则需考虑长期使用抗菌药物。

### 呼吸机相关性肺炎（VAP）

呼吸机相关性肺炎（VAP）是指患者在机械通气 48 h 后发生肺炎，目前尚无通用的诊断标准。入院 4 天内 VAP 通常由社区获得性病原体（如肺炎链球菌、流感嗜血杆菌）引起，入院 4 天后的 VAP 则由医院获得性病原体（如金黄色葡萄球菌、铜绿假单胞菌）引起。抗生素治疗方案应根据治疗 7 天后的临床反应进行相应调整。

目前已经推出"VAP 护疗方案"，该方案由一组干预措施组成，当协同应用时，可降低 VAP 发病率。这些干预措施包括以下几点。

- 评估镇静情况，如果情况允许，每天停用镇静

一次。
- 每日评估是否可以脱机和拔管。
- 半卧位（头高 30°）。
- 如果通气机械超过 48 h，进行声门下分泌物引流。

### 艰难梭菌感染

感染艰难梭菌患者的病死率为 8%。危险因素包括抗生素暴露、质子泵抑制剂和既往艰难梭菌感染史。根据白细胞计数、乳酸浓度、肾功能、血压、体温、大便次数和腹部检查综合结果，对轻、中度患者推荐口服甲硝唑，对重度患者推荐口服万古霉素。非达霉素是一种新型抗菌药物，可减少艰难梭菌感染复发。辅助治疗包括应用免疫球蛋白和粪菌移植。

## 抗生素耐药与管理

由于以下因素可能导致感染多重耐药菌，预后较差。

- 治疗延迟。
- 敏感抗生素的药效低于对病原体已经产生耐受的药物。
- 抗生素的毒性。

合理使用抗生素、感染预防措施以及有控制地应用抗生素，是防止产生多重耐药菌及其传播的关键措施。"聪明地开始，然后专注（Start Smart then Focus）"方案提出次级护理框架，它推荐迅速启动抗生素治疗，但强调治疗前需要进行培养，并根据 48 ~ 72 h 后的临床情况和培养结果，对是否继续应用抗菌治疗、给药途径和抗生素类型选择进行动态评估。

两种主要的感染防控策略如下。

- 早期检测耐药菌及其致病条件。例如，对可能发生耐甲氧西林金黄色葡萄球菌感染的患者进行提前筛查。
- 预防交叉感染，包括患者隔离和勤洗手。

## 关键点

- 对感染性心内膜炎预防措施的观点尚存分歧。
- SSI 是最常见的医院获得性感染类型之一，对手术相关环节采取预防措施非常重要。
- 预防感染、控制性应用以及合理应用抗生素是防止出现耐药微生物及其传播的重要措施。

# 扩展阅读

Baddour LM, Wilson WR, Bayer AS, *et al.* Infective endocarditis in adults: diagnosis, antimicrobial therapy, and management of complications: a scientific statement for healthcare professionals from the American Heart Association. *Circulation* 2015; 132: 1435–86.

Centre for Clinical Practice at NICE. Clinical guideline CG64. *Prophylaxis against Infective Endocarditis: Antimicrobial Prophylaxis against Infective Endocarditis in Adults and Children Undergoing Interventional Procedures.* London: National Institute for Health and Care Excellence (UK); updated July 2016.

Kohler P, Kuster SP, Bloemberg G, *et al.* Healthcare-associated prosthetic heart valve, aortic vascular graft, and disseminated *Mycobacterium chimaera* infections subsequent to open heart surgery. *Eur Heart J* 2015; 36: 2745–53.

National Collaborating Centre for Women's and Children's Health, commissioned by the National Institute for Health and Clinical Excellence. *Surgical Site Infection Prevention and Treatment of Surgical Site Infection.* London: RCOG Press; 2008.

Public Health England. Start smart then focus: antimicrobial stewardship toolkit for English hospitals. London: Public Health England; March 2015. www.gov.uk/government/publications/antimicrobial-stewardship-start-smart-then-focus (accessed December 2018).

Public Health England. Updated guidance on the management and treatment of *Clostridium difficile* infection. London: Public Health England; May 2013. www.gov.uk/government/publications/clostridium-difficile-infection-guidance-on-management-and-treatment (accessed December 2018).

Sandoe JAT, Barlow G, Chambers JB, *et al.* Guidelines for the diagnosis, prevention and management of implantable cardiac electronic device infection. Report of a joint working party project on behalf of the British Society for Antimicrobial Chemotherapy (BSAC, host organization), British Heart Rhythm Society (BHRS), British Cardiovascular Society (BCS), British Heart Valve Society (BHVS) and British Society for Echocardiography (BSE). *J Antimicrob Chemother* 2015; 70: 325–59.

Scottish Intensive Care Society Audit Group. *VAP Prevention Bundle Guidance for Implementation.* Edinburgh: NHS National Services Scotland; 2008.

Scottish Intercollegiate Guidelines Network (SIGN). *Antibiotic Prophylaxis in Surgery.* Edinburgh: SIGN publication no.104; 2008. Available from www.sign.ac.uk.

The Task Force for the Management of Infective Endocarditis of the European Society of Cardiology (ESC). 2015 ESC Guidelines for the management of infective endocarditis. *Eur Heart J* 2015; 36: 3075–128.